当代中医专科专病诊疗大系

心血管系统疾病诊疗全书

主审　陈可冀　王阶

主编　庞国明　翟玉民　李军　顾月星

中国健康传媒集团

中国医药科技出版社

内 容 提 要

　　本书共分为基础篇、临床篇和附录三大部分，基础篇主要介绍了心血管系统疾病的相关理论知识，临床篇详细介绍了常见心血管系统疾病的中西医认识、诊治、预防调护、研究进展等内容，附录包括临床常用检查参考值、开设心血管系统疾病专病专科应注意的问题。全书内容丰富，言简意赅，重点突出，具有极高的学术价值和实用价值，适合中医临床工作者学习阅读参考。

图书在版编目（CIP）数据

　　心血管系统疾病诊疗全书 / 庞国明等主编 . — 北京：中国医药科技出版社，2024.1
　　（当代中医专科专病诊疗大系）
　　ISBN 978-7-5214-4182-6

　　Ⅰ.①心…　Ⅱ.①庞…　Ⅲ.①心脏血管疾病—中医诊断学 ②心脏血管疾病—中医治疗法　Ⅳ.① R259.4

　　中国国家版本馆 CIP 数据核字（2023）第 200772 号

美术编辑　陈君杞
版式设计　也　在

出版　**中国健康传媒集团** | 中国医药科技出版社
地址　北京市海淀区文慧园北路甲 22 号
邮编　100082
电话　发行：010-62227427　邮购：010-62236938
网址　www.cmstp.com
规格　787×1092mm $^{1}/_{16}$
印张　14 $^{1}/_{2}$
字数　353 千字
版次　2024 年 1 月第 1 版
印次　2024 年 1 月第 1 次印刷
印刷　北京盛通印刷股份有限公司
经销　全国各地新华书店
书号　ISBN 978-7-5214-4182-6
定价　**138.00** 元

获取新书信息、投稿、
为图书纠错，请扫码
联系我们。

朱恪材　朱章志　朱智德　乔树芳　任　文　刘　明
刘　洋　刘　辉　刘三权　刘仁毅　刘世恩　刘向哲
刘杏枝　刘佃温　刘建青　刘建航　刘树权　刘树林
刘洪宇　刘静生　刘静宇　闫金才　闫清海　闫惠霞
许凯霞　孙文正　孙文冰　孙永强　孙自学　孙英凯
纪春玲　严　振　苏广兴　李　军　李　扬　李　玲
李　洋　李　真　李　萍　李　超　李　婷　李　静
李　蔚　李　慧　李　鑫　李小荣　李少阶　李少源
李永平　李延萍　李华章　李全忠　李红哲　李红梅
李志强　李启荣　李昕蓉　李建平　李俊辰　李恒飞
李晓雷　李浩玮　李燕梅　杨　荣　杨　柳　杨　楠
杨克勤　连永红　肖　伟　吴　坚　吴人照　吴志德
吴启相　吴维炎　何庆勇　何春红　冷恩荣　沈　璐
宋剑涛　张　芳　张　侗　张　挺　张　健　张文富
张亚军　张国胜　张建伟　张春珍　张胜强　张闻东
张艳超　张振贤　张振鹏　张峻岭　张理涛　张琼瑶
张攀科　陆素琴　陈　白　陈　秋　陈太全　陈文一
陈世波　陈忠良　陈勇峰　邵丽黎　武　楠　范志刚
林　峰　林佳明　杭丹丹　卓　睿　卓进盛　易铁钢
罗　建　罗试计　和艳红　岳　林　周天寒　周冬梅
周海森　郑仁东　郑启仲　郑晓东　赵　琰　赵文霞
赵俊峰　赵海燕　胡天赤　胡汉楚　胡穗发　柳忠全
姜树民　姚　斐　秦蔚然　贾虎林　夏淑洁　党中勤
党毓起　徐　奎　徐　涛　徐林梧　徐雪芳　徐寅平
徐寒松　高　楠　高志卿　高言歌　高海兴　高铸烨
郭乃刚　郭子华　郭书文　郭世岳　郭光昕　郭欣璐
郭泉滢　唐红珍　谈太鹏　陶弘武　黄　菲　黄启勇
梅荣军　曹　奕　崔　云　崔　菲　梁　田　梁　超
寇绍杰　隆红艳　董昌武　韩文朝　韩建书　韩建涛
韩素萍　程　源　程艳彬　程常富　焦智民　储浩然

曾凡勇　曾庆云　温艳艳　谢卫平　谢宏赞　谢忠礼
靳胜利　雷　烨　雷　琳　鲍玉晓　蔡文绍　蔡圣朝
臧　鹏　翟玉民　翟纪功　滕明义　魏东华

编　　委（按姓氏笔画排序）

丁　蕾　丁立钧　于　秀　弓意涵　马　贞　马玉宏
马秀萍　马青侠　马茂芝　马绍恒　马晓冉　王　开
王　冰　王　宇　王　芳　王　丽　王　辰　王　明
王　凯　王　波　王　珏　王　科　王　哲　王　莹
王　桐　王　夏　王　娟　王　萍　王　康　王　琳
王　晶　王　强　王　稳　王　鑫　王上增　王卫国
王天磊　王玉芳　王立春　王兰柱　王圣治　王亚莉
王成荣　王伟莉　王红梅　王秀兰　王国定　王国桥
王国辉　王忠志　王育良　王泽峰　王建菊　王秋华
王彦伟　王洪海　王艳梅　王素利　王莉敏　王晓彤
王银姗　王清龙　王鸿燕　王琳樊　王瑞琪　王鹏飞
王慧玲　韦　溪　韦中阳　韦华春　毛书歌　孔丽丽
双振伟　甘陈菲　艾春满　石国令　石雪枫　卢　昭
卢利娟　卢桂玲　叶　钊　叶　林　田丽颖　田静峰
史文强　史跃杰　史新明　冉　靖　丘　平　付　瑜
付永祥　付保恩　付智刚　代立媛　代会容　代珍珍
代莉娜　白建乐　务孔彦　冯　俊　冯　跃　冯　超
冯丽娜　宁小琴　宁雪峰　司徒小新　皮莉芳　刑益涛
邢卫斌　邢承中　邢彦伟　毕宏生　吕　雁　吕水林
吕光霞　朱　保　朱文胜　朱盼龙　朱俊琛　任青松
华　刚　伊丽娜　刘　羽　刘　佳　刘　敏　刘　嵘
刘　颖　刘　熠　刘卫华　刘子尧　刘红灵　刘红亮
刘志平　刘志勇　刘志群　刘杏枝　刘作印　刘顶成
刘宗敏　刘春光　刘素云　刘晓彦　刘海立　刘海杰
刘继权　刘鹤岭　齐　珂　齐小玲　齐志南　闫　丽
闫慧青　关运祥　关慧玲　米宜静　江利敏　江铭倩

3

汤建光	汤艳丽	许 亦	许 蒙	许文迪	许静云
农小宝	农永栋	阮志华	孙 扶	孙 畅	孙成铭
孙会秀	孙治安	孙艳淑	孙继建	孙绪敏	孙善斌
杜 鹃	杜云波	杜欣冉	杜梦冉	杜跃亮	杜璐瑶
李 伟	李 柱	李 勇	李 铁	李 萌	李 梦
李 霄	李 馨	李丁蕾	李又耕	李义松	李云霞
李太政	李方旭	李玉晓	李正斌	李帅垒	李亚楠
李传印	李军武	李志恒	李志毅	李杨林	李丽花
李国霞	李钍华	李佳修	李佩芳	李金辉	李学军
李春禄	李茜羽	李晓辉	李晓静	李家云	李梦阁
李彩玲	李维云	李雯雯	李鹏超	李鹏辉	李满意
李增变	杨 丹	杨 兰	杨 洋	杨文学	杨旭光
杨旭凯	杨如鹏	杨红晓	杨沙丽	杨国防	杨明俊
杨荣源	杨科朋	杨俊红	杨济森	杨海燕	杨蕊冰
肖育志	肖耀军	吴 伟	吴平荣	吴进府	吴佐联
员富圆	邱 彤	何 苗	何光明	何慧敏	佘晓静
辛瑶瑶	汪 青	汪 梅	汪明强	沈 洁	宋震宇
张 丹	张 平	张 阳	张 苍	张 芳	张 征
张 挺	张 科	张 琼	张 锐	张大铮	张小朵
张小林	张义龙	张少明	张仁俊	张欠欠	张世林
张亚乐	张先茂	张向东	张军帅	张观刚	张克清
张林超	张国妮	张咏梅	张建立	张建福	张俊杰
张晓云	张雪梅	张富兵	张腾云	张新玲	张燕平
陆 萍	陈 娟	陈 密	陈子扬	陈丹丹	陈文莉
陈央娣	陈立民	陈永娜	陈成华	陈芹梅	陈宏灿
陈金红	陈海云	陈朝晖	陈强松	陈群英	邵玲玲
武 改	苗灵娟	范 宇	林 森	林子程	林佩芸
林学英	林学凯	尚东方	呼兴华	罗永华	罗贤亮
罗继红	罗瑞娟	周 双	周 全	周 丽	周 剑
周 涛	周 菲	周延良	周红霞	周克飞	周丽霞

周解放　岳彩生　庞　鑫　庞国胜　庞勇杰　郑　娟
郑　程　郑文静　郑雅方　单培鑫　孟　彦　赵　阳
赵　磊　赵子云　赵自娇　赵庆华　赵金岭　赵学军
赵晨露　胡　斌　胡永昭　胡欢欢　胡英华　胡家容
胡雪丽　胡筱娟　南凤尾　南秋爽　南晓红　侯浩强
侯静云　俞红五　闻海军　娄　静　娄英歌　宫慧萍
费爱华　姚卫锋　姚沛雨　姚爱春　秦　虹　秦立伟
秦孟甲　袁　玲　袁　峰　袁帅旗　聂振华　栗　申
贾林梦　贾爱华　夏明明　顾婉莹　钱　莹　徐艳芬
徐继国　徐鲁洲　徐道志　徐耀京　凌文津　高　云
高美军　高险峰　高嘉良　高韶晖　郭士岳　郭存霞
郭伟杰　郭红霞　郭佳裕　郭晓霞　唐桂军　桑艳红
接传红　黄　姗　黄　洋　黄亚丽　黄丽群　黄河银
黄学勇　黄俊铭　黄雪青　曹正喜　曹亚芳　曹秋平
龚长志　龚永明　崔伟峰　崔凯恒　崔建华　崔春晶
崔莉芳　康进忠　阎　亮　梁　伟　梁　勇　梁大全
梁亚林　梁增坤　彭　华　彭丽霞　彭贵军　葛立业
葛晓东　董　洁　董　赟　董世旭　董俊霞　董德保
蒋　靖　蒋小红　韩圣宾　韩红卫　韩丽华　韩柳春
覃　婕　景晓婧　嵇　朋　程　妍　程爱俊　程常福
曾永蕾　谢圣芳　靳东亮　路永坤　詹　杰　鲍陶陶
解红霞　窦连仁　蔡国锋　蔡慧卿　裴　晗　裴琛璐
廖永安　廖琼颖　樊立鹏　滕　涛　潘文斌　薛川松
魏　佳　魏　巍　魏昌林　瞿朝旭

编撰办公室主任　高　泉　王凯锋

编撰办公室副主任　王亚煌　庞　鑫　张　侗　黄　洋

编撰办公室成员　高言歌　李方旭　李丽花　许　亦　李　馨
　　　　　　　　　李亚楠

5

《心血管系统疾病诊疗全书》
编 委 会

坚持中医思维　彰显特色优势
提高临床疗效　服务人民健康

王　序

中医药学是中华民族的伟大创造，是中国古代科学的瑰宝，也是打开中华文明宝库的钥匙，为中华民族的繁衍生息作出了巨大贡献。党和政府历来高度重视中医药工作，特别是党的十八大以来，以习近平同志为核心的党中央把中医药工作摆在了更加突出的位置，中医药改革发展取得了显著成绩。2019年10月20日发布的《中共中央 国务院关于促进中医药传承创新发展的意见》指出，传承创新发展中医药是新时代中国特色社会主义事业的重要内容，是中华民族伟大复兴的大事，对于坚持中西医并重，打造中医药和西医药相互补充协调发展的中国特色卫生健康发展模式，发挥中医药原创优势、推动我国生命科学实现创新突破，弘扬中华优秀传统文化、增强民族自信和文化自信，促进文明互鉴和民心相通、推动构建人类命运共同体具有重要意义。

传承创新发展中医药，必须发挥中医药在维护和促进人民健康中的重要作用，彰显中医药在疾病治疗中的独特优势。中医专科专病建设是坚持中医原创思维，突出中医药特色优势，提高临床疗效的重要途径和组成部分。长期以来，国家中医药管理局高度重视和大力推动中医专科专病的建设，从制定中长期发展规划到重大项目、资金安排，都将中医专科专病建设作为重要任务和重点工作进行安排部署，并不断完善和健全管理制度与诊疗规范。经过中医药界广大专家学者和中医医务工作者长期不懈的努力，全国中医专科专病建设取得了显著的成就。

实践表明：专科专病建设是突出中医药特色优势，遵循中医药自身发展规律和前进方向的重要途径；是打造中医医院核心竞争力，实现育名医、建名科、塑名院之"三名"战略的必由之路；是提升临床疗效和诊疗水平的重要手段；是培养优秀中医临床人才，打造学科专科优秀团队的重要平台；是推动学术传承创新、提升科研能力水平、促进科技成果转化的重要途径；是各级中医医院、中西医结合医院提升社会效益和经济效益的有效举措。

事实证明：中医专科专病建设的学术发展、传承创新、经验总结和推广应用，对建设综合服务功能强、中医特色突出、专科优势明显的现代中医医院和中医专科医院，建设国家中医临床研究基地，创建国家和区域中医（专科）诊疗中心及中西医结合旗舰医院，提升基层中医药特色诊疗水平和综合服务能力等方面都发挥着不可替代的基础保障和重要支撑作用。

《中共中央 国务院关于促进中医药传承创新发展的意见》对彰显中医药在疾病治疗中的优势，加强中医优势专科专病建设作出了规划和部署，强调要做优做强骨伤、肛肠、儿科、皮科、妇科、针灸、推拿以及心脑血管病、肾病、周围血管病、糖尿病等专科专病，要求及时总结形成诊疗方案，巩固扩大优势，带动特色发展，并明确提出用 3 年左右时间，筛选 50 个中医治疗优势病种和 100 项适宜技术等任务要求。2022 年 3 月国务院办公厅发布的《"十四五"中医药发展规划》也强调指出，要开展国家优势专科建设，以满足重大疑难疾病防治临床需求为导向，做优做强骨伤、肛肠、儿科、皮肤科、妇科、针灸、推拿及脾胃病、心脑血管病、肾病、肿瘤、周围血管病、糖尿病等中医优势专科专病。要制定完善并推广实施一批中医优势病种诊疗方案和临床路径，逐步提高重大疑难疾病诊疗能力和疗效水平。可以说《当代中医专科专病诊疗大系》（以下简称《大系》）的出版，是在促进中医药传承创新发展的新形势下应运而生，恰逢其时，也是贯彻落实党中央国务院决策部署的具体举措和生动实践。

《大系》是由享受国务院政府特殊津贴专家、全国第六批老中医药学术继承指导老师、全国名中医，第十三届和十四届全国人大代表庞国明教授发起，并组织全国中医药高等院校和相关的中医医疗、教学科研机构 1000 余名临床各科专家学者共同编著。全体编著者紧紧围绕国家中医药事业发展大局，根据国家和区域中医专科医疗中心建设、国家重点中医专科建设，以及省、市、县中医重点与特色专科建设的实际需要，坚持充分"彰显中医药在疾病治疗中的优势"，坚持"突出中医思维，彰显特色主线，立足临床实用，助提专科内涵，打造品牌专科集群"的编撰宗旨。《大系》共 30 个分册，由包括国医大师和院士在内的多位专家学者分别担任自己最擅长的专科专病诊疗全书的主审，为各分册指迷导津、把关定向。由包括全国名中医、岐黄学者在内的 100 多位各专科领域的学科专科带头人分别担任各分册主编。经过千余名专家学者异域同耕，历尽艰辛，寒暑不辍，五载春秋，终于成就了《大系》。《大系》的隆重出版不仅是中医特色专科专病建设的一大成果，也是中医药传承精华，守正创新进程中的一件大事，承前启后，继往开来，难能可贵，值得庆贺！

在 2020 年"全国两会"闭幕后，庞国明同志将《大系》的编写大纲、体例及《糖尿病诊疗全书》等书稿一并送我，并邀我写序。我不是这方面的专家，也未能尽览《大系》的全稿，但作为多年来推动中医专科专病建设的参与者和见证人，仅从大纲、体例、样稿及部分分册书稿内涵质量看，《大系》坚持了持续强化中医思维和中医专科专病特色优势的宗旨，突出了坚持提高临床疗效和诊疗水平及注重实践、实际、实用的原则。尽管我深知中医专科专病建设仍然不尽完善，做优做强专科专病依然任重道远。但我相信，《大系》的出版必将为推动我国的中医专科专病建设和进一步彰显中医药在疾病治疗中的独特优势，为充分发挥中医药在维护和促进人民健康中的重要作用，产生重大而深远的影响。

故乐以此为序。

国家中医药管理局原局长
第六届中华中医药学会会长　王明德

2023 年 3 月 18 日

陈 序

　　由我国优秀的中医学家、全国名中医庞国明教授等一批富有临床经验的中医药界专家们共同协力合作，以传承精华、守正创新为宗旨，以助力国家中医专科医学中心、专科医疗中心、专科区域诊疗中心、优势专科、重点专科、特色专科建设为目标，编撰并将出版的这套《当代中医专科专病诊疗大系》丛书（以下简称《大系》），是在 2000 年、2016 年由中国医药科技出版社出版《大系》第一版、第二版的基础上，以服务于当今中医专科专病建设、突出中医特色、强化中医思维、彰显中医专科优势为出发点和落脚点，对原书进行了修编补充、拾遗补阙、完善提升而成的，丛书名由第一版、第二版的《中国中西医专科专病临床大系》更名为《当代中医专科专病诊疗大系》。其内容涵盖了内科、外科、妇科、儿科、急诊、皮肤以及骨科、康复、针灸等 30 个学科门类，实属不易！

　　该丛书的特点，主要体现在学科门类较为齐全，紧密结合专科专病建设临床实际需求，融古贯今，承髓纳新，突出中医特色，既尊重传统，又与时俱进，吸收新进展、新理论和新经验，是一套理论联系实际、贴合临床需要，可供中医、中西医结合临床、教学、科研参考应用的一套很好的工具书，很是可贵，值得推荐。

　　今国明教授诚邀我在为《大系》第一版、第二版所写序言基础上，为新一版《大系》作序，我认为编著者诸君在中华中医药学会常务理事兼慢病分会主任委员、中国中医药研究促进会专科专病建设工作委员会会长庞国明教授的带领下，精诚团结、友好合作，艰苦努力多年，立足中医专科专病建设，服务于临床诊疗，很接地气，完成如此庞大巨著，实为不可多得，难能可贵，爱乐为之序。

中国科学院院士
国医大师　陈可冀

2023 年 9 月 1 日

王 序

传承创新发展中医药，是新时代中国特色社会主义事业的重要内容，《中共中央 国务院关于促进中医药传承创新发展的意见》明确指出"彰显中医药在疾病治疗中的优势，加强中医优势专科建设"。因此，对中医专科专病临床研究进行系统整理、加以提高，以窥全貌，就显得十分重要。

2000 年，以庞国明主任医师、林天东国医大师等共同担任总主编，组织全国 1000 余位临床专家编撰的《中国中西医专科专病临床大系》发行海内外，影响深远。二十年过去，国明主任医师再次牵头启动《大系》修编工程，以"传承精华，守正创新"为宗旨，以助力建设国家、省、市、县重点专科与特色专科为目标，丰富更新了大量内容和取得的成就，反映了中医专科研究与发展的进程，具有较强的时代性、实用性，并将书名易为《当代中医专科专病诊疗大系》，凡三十个分册，每册篇章结构，栏目设计令人耳目一新。

学无新，则无以远。这套书立意明确，就其为专科专病建设而言，无疑对全国中医、中西医结合之临床、教学、科研工作，具有重要的参考意义。编书难，编大型专著尤难，编著者们在繁忙的医疗、教学、科研工作之余，倾心打造的这部巨著必将功益杏林，更希望这部经过辛勤汗水浇灌的杏林之树（书）"融会新知绿荫蓬，今年总胜去年红"。中医之学路迢迢，莫负春光常追梦，当惜佳时再登高。

中国工程院院士

国医大师

北京中医药大学终身教授 王琦

2023 年 7 月 20 日于北京

打造中医品牌专科　带动医院跨越发展

——代前言

"工欲善其事，必先利其器。"同样，肩负着人民生命健康和健康中国建设重任的中医、中西医结合工作者，也必当首先要有善其事之利器，即过硬的诊疗技术和解除亿万民众病痛的真本领。《当代中医专科专病诊疗大系》丛书（以下简称《大系》），就是奉献给广大中医、中西医结合专科专病建设和临床诊疗工作者"利器"的载体。期望通过她的指迷导津、方向引领，把专科建设和临床诊疗效果推向一个更加崭新的阶段；期望通过向她的问道，把自己工作的专科专病科室，打造成享誉当地乃至国内外的品牌专科，实施品牌专科带动战略、促助医院跨越式发展，助力中医药事业振兴发展。

专科专病科室是相对于传统模式下的大内科、大外科等科室名称而言的。应当指出的是，专科专病科室亦不是当代人的发明，早在《周礼·天官冢宰》就有"凡邦之有疾病者……则使医分而治之"。"分而治之"就是让精于专科专病研究的医生去分别诊疗。因此，设有"食医""疾医""疡医"等专科医生，只不过是没把"专科专病"诊疗分得那么细和进行广泛宣传罢了。从历代医家著述和学术贡献看，亦可以说张仲景、华佗、叶天士等都是专科专病的诊疗大家。因仲景擅伤寒、叶天士擅温病、华佗擅"开颅术"等，后世与近代的医学家们更是以擅治某病而誉满华夏，如焦树德擅痹病、任继学擅脑病等。因此，诸多名医先贤大家们多是专科专病诊疗的行家里手。

那么，进入 21 世纪以来，为什么说加强中医专科专病建设的呼声一浪高过一浪呢？究其原因大致有四：

首先是振兴中医事业发展、突出中医特色优势的需要。20 世纪 80 年代以后的中医界提出振兴中医的口号，国家也制定了相应的政策，中医事业得到了快速发展。但需要做的事还有很多很多。通过专科专病建设，可以培育、造就一大批高水平的中医、中西医结合专业人才，突出中医特色，总结实用科学的临床经验，推动中医、中西医结合专科专病的深入研究，助力中医药事业振兴发展！

第二是促进中西医协同、开拓医疗新领域的需要。中医、西医、中西医结合是健康中国建设中的三支主要力量，尽管中西医结合在某些领域和某些课题的研究方面取得了一些重大成就和进展，但仍存在着较浅层次"人为"结合的现象，而深层次的基础医学、临床医学等有机结合方面还有大量工作要做。同时，由于现在一些医院因人、财、物等条件的限制，也很难全面开展中西医结合的研究和临床实践。而通过开展专科专病建设，从某些病的基础、临床、药物等系统研究着手，或许将成为开展中西医协同、中西医结合的突破口，逐步建立起基于实践、符合实际的中西医协同、中西医结合的诊疗新体系，以开拓中医、中西医结合临床、教学、科研工作的新领域，实现真正意义上的中西医协同、中西医结合。

第三是服务于健康中国建设和人民大众对中医优质医疗日益增长新要求的需要。随着经济社会的发展和现代科学技术的进步，传统的医疗模式已满足不了人民群众医疗保健的需要，广大民众更加渴望绿色的、自然的、科学的、高效的和经济便捷的传统中医药。因此，开展中医专科专病诊疗，可以引导病人的就医趋向，便于病人得到及时、精准、有效的诊治；专科专病科室的开设，易于积累临床经验、聚焦研究方向、多出研究成果，必将大大促进中医医疗、医药、器械研发的进程，加快满足人民群众对中医药日益增长的医疗保健需求的步伐。

第四是提高两个效益的需要。目前有不少中医、中西医结合医院，尤其是市、县（区）级中医院，在当代医疗市场的激烈竞争中显得"神疲乏力"、缺少建设与发展中的"精气神"，竞争不强的原因虽然是多方面的，但没有专科特色、没有品牌专科活力是其重要的原因之一。"办好一个专科，救活一家医院，带动跨越发展"，已被许许多多中医、中西医医院的实践所证实。可以说，没有品牌专科的医院，是不可能成为快速发展的医院，更不可能成为有特色医院的。加强专科专病建设的实践表明：通过办好专科专病科室，能够快速彰显医院的专业优势与特色优势；能够快速提高医院的知名度，形成品牌影响力；能够快速带动医院经济效益和社会效益的提升；能够快速带动和促进医院的跨越式发展。

有鉴于上述四点，《大系》丛书，应运而生、神采问世，冀以成为全国中医、中西医结合专科专病建设工作者的良师益友。

《大系》篇幅宏大，内容精博，内涵深邃，覆盖面广，共 30 个分册。每分册分基础篇、临床篇和附录三大部分。基础篇主要对该专科专病国内外研究现状、诊疗进展以及提高临床疗效的思路方法等进行了全面阐述；临床篇是每分册的核心，以病为纲，分列条目，每个病下设病因病机、临床诊断、鉴别诊断、临床治疗、预后转归、预防调护、专方选要、研究进展等栏目，辨证论治、理法方药一线贯穿，使中医专科专病的诊疗系统化、规范化、特色化；附录介绍临床常用检查参考值和专科建设的注意事项（数字资源），对读者临床诊疗具有重要参考价值。

《大系》新全详精，实用性强。参考国内外书籍、杂志等达十万余册，涉及方药数万种，名医论点有出处，方药选择有依据，多有临床验证和研究报告，详略有序，条理清晰，充分反映了当代中医、中西医结合专科专病的临床实践和研究成果概况，其中不乏知名专家的精辟论述、新创方药和作者的独到见解。为了保持其原貌，《大系》各分册中所收集的古方、验方等凡涉及国家规定的稀有禁用中药没有做删改，特请读者在实际使用时注意调换药物，改换替代药品，执行国家有关法规。

本《大系》业已告竣，她是国内 1000 余位专家、学者、编者辛苦劳动的成果和智慧的结晶。她的出版，必将对弘扬祖国中医药学，开展中医、中西医结合专科专病建设，深入开展中医、中西医结合之医疗、教学、科研起到积极的推动作用，并为中医药事业的传承精华、守正创新和人类的医疗卫生保健事业做出积极贡献。

鉴于该《大系》编著带有较强的系统性、艰巨性、广泛性以及编者的认知差别，书中难免存在一些问题，真诚希望读者朋友不吝赐教，以便修订再版。

庞国明

2023 年 7 月 20 日于北京

编写说明

　　心血管系统疾病是临床常见病、多发病，也是当前危害人类健康的主要疾病之一。据统计，近年来心血管系统疾病的发病率有着明显上升趋势，受到国内外的普遍重视。本书是《当代中医专科专病诊疗大系》丛书之一，全面地介绍了心血管系统疾病在中西医诊疗方面的新理论、新学说、新认识和新方法，以及近年来在理论研究和临床研究方面的新成果。该书除阐述每种疾病的病因病机、诊断、鉴别诊断、辨病辨证治疗、中医特色疗法外，还重点介绍了提高疗效应注意的有关事项、医家的临床经验、研究进展等。

　　目前，针对中西医结合治疗心血管系统疾病的研究开展非常广泛。本书中西医并重，突出中医特色，收集了中西医诊治心血管系统疾病的新进展，是对心血管系统疾病诊疗的重要总结，同时也是为医学院校师生及从事相关临床、教学、科研工作者提供的一部实用教科书和参考书。

　　本书编者都是从事临床、教学、科研一线的医学工作者。他们在繁忙的工作之余，查阅了近10年内大量国内外中西医文献，对新理论、新观点、新技术、新经验、新成果、新进展等进行了深入的挖掘和整理，付出了艰辛的劳动。

　　需要说明的是，书中部分方剂涉及麝香、穿山甲等禁用、慎用中药，为保留方剂原貌，未予修改，临床使用时应选择相应的替代品。此外，一些方剂运用了古代剂量单位或含有有毒药物，现代临床应用时需参考《中华人民共和国药典》（2020年版）用药要求及患者实际身体情况，斟酌用量，灵活谨慎使用。

　　心血管系统疾病的发展日新月异，必将有部分新进展未能收集于书内，有待今后修订时进一步充实。尽管如此，本书仍不失为目前在心血管系统疾病诊疗方面较为系统、较为完整的一部著作。然而，由于编写时间比较仓促，加之经验不足，本书不可避免地存在缺点和疏漏，因此，殷切希望广大读者提出宝贵意见，我们将在再版时修订完善，使之更加适合临床查阅。

编委会

2023 年 6 月

目　录

基础篇

临床篇

附录

数字资源

基础篇

第一章 国内外研究现状及前景

第一节 现状与成就

心血管系统疾病是威胁人类健康的常见病之一，为我国居民的首要死因，且目前发病率仍处于持续上升阶段。据统计，心血管系统疾病的流行病学特征有：①发病率和死亡率迅速增长；②发病和死亡有明显的地区差异；③目标人群转向中青年；④农村死亡率接近或超过了城市。迄今为止，心血管相关危险因素已发现有300余种，大致可分为主要（传统）危险因素、潜在危险因素、社会经济/心理行为因素三类。传统危险因素包括年龄、性别（男性）、家族史、吸烟、高血压、糖尿病、脂代谢紊乱；潜在危险因素包括肥胖、胰岛素抵抗、糖代谢异常、凝血因子升高、慢性炎症、睡眠呼吸障碍；社会经济/心理行为因素包括不健康饮食、饮酒、缺乏体力活动、职业变动、精神紧张等。随着研究逐渐深入，不断有新的危险因素被报道，如高敏C反应蛋白（hs-CRP）、纤维蛋白原、脂蛋白a、同型半胱氨酸、脂蛋白相关性磷脂酶A2等，这些危险因素的发现为心血管系统疾病的防治提出了新的要求。

心血管系统疾病的发生是多种危险因素共同作用的结果，不仅仅取决于某一个危险因素的严重程度，更取决于个体同时具有危险因素的数目、程度及其持续作用时间。流行病学研究结果表明，心血管相关危险因素在我国人群中的聚集现象普遍存在，危险因素之间的交互作用常可使心血管系统疾病风险成倍增加。因此，在防治心血管系统疾病的过程中控制某单一危险因素是远远不够的，应综合控制总体危险因素。目前认为，除了年龄、家族史和性别等遗传因素不可改变外，其他危险因素（尤其是行为因素）都是可改变的。充分认识、积极控制危险因素的流行与变化趋势，对于降低心血管系统疾病的发病率、提高生活质量有着十分重要的意义。

病证结合模式是中西医结合治疗心血管系统疾病的最佳切入点，该模式是半个多世纪以来中医、西医及中西医结合医学实践的总结，是两种医学体系交叉融合的良好体现，能够充分发挥西医学辨病及中医学辨证的优势，从中西医两个角度综合全面把握疾病的全部特征。该模式的研究内容极为广泛，包括基于病证结合的诊断研究（证候诊断研究、证候分布规律研究、证候演变规律研究）、基于病证结合的中医药干预性研究、基于病证结合的疗效评价研究，以及基于病证结合的中药新药研发等。

中医药的多组分、多靶点特性决定了其不仅作用于疾病的单一靶点，而是通过整体综合调治发挥保护效应。如在冠心病的临床实践中，中医药的作用可能表现在促进治疗性血管新生、稳定斑块、抑制炎症、抑制血小板聚集、缓解症状、提高生活质量等方面。①治疗性血管新生：主要针对中、小动脉的闭塞或者狭窄，运用活血化瘀中药、复方可以起到改善缺血区侧支循环、促进微细血管新生作用。②稳定斑块：不稳定性动脉粥样硬化斑块的存在是导致急性心肌梗死、不稳定型心绞痛等疾病发生的主要原因。研究发现，通心络胶囊、银杏叶片等中成药具有良好的稳定斑块、降脂、抑制炎症作用，且通心络胶囊的稳定斑块作用呈现出一定的量效关系。③抑制炎症：C反应蛋白（CRP）是重要的炎症指标，既可以反映动脉粥样硬化程度，又参与其形成过程。因此，CRP升高被认为是心血管系统疾病的危险因素之一，心脏的一级和二级预防可以从降低CRP的治疗中受益。炎症反应可引发易损斑块破裂，进而出现血小板聚集和血栓形成的系列病理变化，结合中医学有关瘀毒致病的理论，有学者提出了"毒、瘀致易损斑块破裂"的新观点，临床研究也证实活血解毒方药具有较好的抑制炎症作用。④抑制血小板聚集：研究发现，活血化瘀中成药如血府逐瘀制剂、通心络胶囊、芎芍胶囊等均有一定的抑制血小板活化因子表达和血小板聚集作用。⑤缓解症状、提高生活质量：通过运用整体观念及辨证论治方法，中医药在临床治疗中显示出具有较好的改善心绞痛症状、缓解发作程度、改善心肌缺血状态等作用。⑥其他保护效应：如保护血管内皮、改善血液流变学指标、降低血脂水平、诱导内源性保护机制等。

"治未病"的概念最早见于《素问·四气调神大论篇》："是故圣人不治已病治未病，不治已乱治未乱，此之谓也。"具体包括未病先防、既病防变和瘥后防复，这与现代预防医学思想不谋而合。①未病先防：血脂康是由中药红曲提取物制成的具有降脂作用的中成药。多项研究表明，使用血脂康胶囊对冠心病进行二级预防能够显著降低死亡率及非致死性心肌梗死发生率，显著减少冠心病手术治疗率。②既病防变：临床研究发现，速效救心丸能够维持冠状动脉临界病变的斑块稳定性。速效救心丸能够降低基质金属蛋白酶9（MMP-9）、可溶性CD40配体（sCD40L）和hs-CRP水平，增强斑块CT值、改善斑块成分、缩小斑块体积、降低直径狭窄率，从而抑制血管重构、稳定斑块、延缓动脉粥样硬化

发生。③瘥后防复：关于芎芍胶囊对冠心病介入治疗术后再狭窄的研究显示，使用芎芍胶囊治疗者冠脉造影再狭窄发生率与主要心脏不良事件发生率明显降低。另外，通冠胶囊、通心络胶囊等中成药也显示出较好的临床价值。

第二节　问题与对策

一、临床疗法仍存在缺陷

目前，心血管系统疾病的临床治疗方法有药物治疗、介入治疗、外科手术三种。药物治疗有西药、中药，西药有硝酸酯类、β受体拮抗剂、钙通道阻滞药等，剂型有片剂、针剂、贴膜剂，疗效确切，但存在不同程度的不良反应，特别是长期大量应用时不良反应常较为严重。

心脏介入疗法日趋成熟，给冠心病的诊断及治疗带来了一场革命性变化，目前介入治疗已成为冠心病最基本的治疗方法之一。然而，与经皮冠状动脉介入治疗（PCI）技术的快速发展不相适应的是，对冠心病介入治疗决策的科学研究相对滞后，使其存在不规范性、随意性。同时存在血运重建后心肌组织无复流、心室重构、支架内再狭窄、心肌损伤、心肌顿抑和缺血再灌注损伤等局限性，西医尚无有效的方法。慢性心力衰竭（CHF）的治疗自20世纪90年代以来有着令人瞩目的转变：从短期血流动力学、药理学措施转为长期的、修复性的策略，目的是改变心脏的生物学性质。心力衰竭的治疗目标不仅仅是改善症状、提高生活质量，更重要的是防止和延缓心肌重构的发展，从而降低死亡率和住院率。西医学对心力衰竭的防治除急性心力衰竭发作时药物急救处理外，目前对于慢性心力衰竭及其进行性加重尚无有效防治措施。而对于心力衰竭并发严重心律

失常及猝死，西医学采取心脏再同步化治疗、植入心律转复除颤器等方法，虽然对改善症状和预防猝死有一定的作用，但是由于其价格昂贵而不能普及。

冠心病的基因治疗还存在诸多需要深入研究探讨的问题，例如治疗基因的筛选、载体的选择、疾病机制与基因治疗的关联性、载体导入途径等，而对于已经构建的载体，还需要探讨载体安全性、载体剂量、导入途径和治疗方案等问题。虽然仍存在亟须解决的科学问题，但冠心病的基因治疗研究已经取得了令人瞩目的进展。目前常用的药物治疗和血管重建术都不能从根本上阻止冠心病的发展，而随着基因科学的发展和日趋成熟，基因治疗将成为治疗冠心病的另一有效手段。基因治疗可涉及冠心病的各个方面，包括动脉粥样硬化的基因治疗、血管生成的基因治疗和血管成形术后再狭窄的基因治疗等。其中血管生成的基因治疗目前发展最快，已经大量应用于临床试验，可望成为未来疾病治疗中最可行的领域。寻找新的治疗基因、更理想的基因载体、更安全有效的基因转移途径仍然是进一步研究的重点，与其他传统或新兴治疗手段的结合也将是基因治疗在临床应用的重要方式，具有广阔的应用前景。

中医药治疗具有一定的优势，如何发挥中医药特色和优势、提高学术水平、保障人类健康是目前医学领域的重要课题。

二、心脏康复治疗的发展问题

我国心血管系统疾病康复医疗工作起步较晚且发展不平衡，有些地区甚至没有心脏康复治疗的意识和概念。因此提高对心脏康复治疗的认识，积极开展工作，并不断提高工作水平，造福于患者，是医务工作者的重要任务之一。现代心脏康复医学中的功能评定、运动疗法、健康教育、心理辅导等均有其循证医学的基础，随着当代医学由单纯的生物医学模式向生物-心理-社会医学模式转化和循证医学的不断完善，心脏康复医学必将越来越受重视，并且将在临床实践中充分发挥其不可替代的作用。目前，冠心病康复治疗还存在着很多问题。如参与率低，医护人员、社会和患者及其家属普遍对康复治疗的重要性和具体实施方案了解不足，康复方案本身不完善，缺乏保障康复及二级预防顺利进行的工作网络等。

我国心脏康复模式应该充分考虑国情，发挥中医传统康复疗法优势，同时吸收、借鉴现代科学技术和先进文明成果，形成中西医结合心脏康复模式。广泛开展中西医结合心脏康复治疗将有利于调动医务人员和患者的积极性，在社区、家庭广泛开展心脏康复工作，充分利用国内医药资源，低成本、高效益地提高心脏康复效果。但目前仍需进一步探索心脏康复影响冠心病的病理生理学基础、心脏康复防治冠心病的应用前景，研究运动方式（如等长、等张运动）、运动频率、运动持续时间的干预作用，并进行康复运动定量化和运动疗效评估标准化等研究。日后，随着医学与现代科学技术不断深入结合、生物科学技术不断发展、研究手段从宏观到微观，以及分子生物学研究水平的逐步提高，采用国际通行的诊断检测方法和科学评价标准，进行前瞻性、大样本、多中心、随机对照的研究，制订不同证型的个体化方案，将使心脏综合性康复防治心血管系统疾病有新的突破。

三、中医药现代化研究仍需进一步深入

在病证结合模式、治未病战略及整体综合调治战略指导下，运用中西医结合方法治疗心血管系统疾病已经取得了一定的

成绩，获得了一批具有创新性的研究成果。但是，如下问题还需要进一步研究探讨。

（1）中药具有较好的长效保护效应，而即刻效应不甚明显，往往需要长期服药之后方能显现出整体综合的保护作用，这也与中医药本身所具有的多靶点、多组分特性有关。在病证结合模式指导下，应进一步加强能够直接作用于心血管系统疾病关键靶点的中药研究。

（2）在传统复方中，配伍层次复杂、成分众多，作用机制、作用环节及靶点还不明确。组分配伍有望能够成为解决这一瓶颈问题的关键，突破传统的饮片配伍层次。

（3）世界卫生组织（WHO）曾指出："世界要以开放的头脑接受传统医药，而传统医药要被广泛接受依赖于疗效的肯定，其中的关键环节在于研究方法的科学性。"当前中医学的研究方法虽然已经取得很大进步，但是由于中医药的特异性及临床研究条件的限制，中医药学治疗心血管系统疾病的循证医学研究仍然有待进一步提高。

针对以上问题，可通过下列四方面措施进行解决。①应进一步整理中医心系疾病的古代文献，追溯各学派源流，完善基础理论体系，并与现代科学技术结合，运用现代技术语言和研究方法，使中医学的传统理论得以现代阐释；同时寻找出与西医学的生理学和病理生理学相关的框架范畴，做好传统理论的创新。②挖掘能够有效治疗心血管系统疾病的单味中药、中药复方及非药物疗法，加快现代制剂方法的研究应用，积极寻求中医传统治疗方法在临床中更加便捷、能够多通道使用的技术创新。③深化中医心血管系统疾病治疗学的发展，运用现代检测、治疗技术，将宏观辨证与微观辨证有机结合，使"证"的辨识具有客观性，形成中医临床应用标准，从而更加适合临床掌握。④加强与企业的合作，产、学、研相结合，促进科研成果转化，从而提高中医学术水平和临床疗效，促进学术及产业的发展。

第三节　前景与思考

20世纪以来，人类在防治心血管系统疾病方面取得了重大进展。特别是近20年，各种新药、新技术、新疗法相继开发应用。流行病学、影像学和基因诊断治疗技术的发展都为人类健康做出了巨大贡献，心脏介入诊疗技术和循证医学的兴起更开创了防治心血管系统疾病的新纪元。但是，由于工业化水平的提高和人们对高质量生存环境的依赖，对于高血压、冠心病等严重威胁着人类健康的慢性心血管系统疾病在临床上仍然需要探索疗效更佳、不良反应更少的新技术、新疗法。但某些新技术在发展和普及的同时又带来一些更为棘手的新问题，如血管再狭窄（RS）等，对于心血管系统疾病防治领域的研究仍然任重道远。临床医学家应主动与物理学家、化学家、生物学家和生物医学工程学家进行更为广泛的交流与合作，使临床诊疗技术在未来有着更大的发展和更新的突破。

一、新型无创检查技术的开发

开发新型的无创检查技术，有利于现代科技对介入技术和器械的不断改进和创新，以便及早发现易损斑块并在斑块破裂之前进行干预。利用基因工程技术，做好基因筛查与基因治疗，在发病前预测危险因子、及早进行干预，并在发病后获取药用蛋白质或多肽用于治疗。冠状动脉磁共振血管成像（MRA）极具挑战性，至今仍处于临床前期研究中，尚未实现广泛的临床应用。随着3.0T系统及并行采集技术的应用，一次扫描获得三维的全心冠脉影像成为现实。由于多排探测器螺旋CT

（MDCT）的飞速发展，冠状动脉 MRA 目前还无法和冠状动脉计算机体层血管成像（CTA）相提并论。MRA 对冠状动脉病变的显示能力还仅限于主干的近、中段，但其主要优势是无电离辐射和无碘对比剂注射。磁共振成像（MRI）可以将解剖、功能信息与分子影像相结合，在疾病进程随访和疗效检测方面将有重要意义。目前，3.0T 的高场 MRI 应用越来越多。更高场强的 MRI 系统是将来发展的另一个方向，预计未来 7.0T MRI 将会对功能、代谢成像及分子影像起到重要的推动作用。

干细胞移植是当前研究的热点，采用 MRI 定量示踪干细胞移植已显示出良好的研究前景。MRI 对易损斑块的诊断在未来一段时间仍将是研究热点。采用分子影像方法对斑块的易损性进行评价也是将来一个重要的研究方向，期待在不远的将来 MRI 最终能实现对心脏的"一站式检查"。

二、调脂理念及调脂目标

目前临床中的调脂理念主要为降低胆固醇，认为随着胆固醇降低程度的增加，患者的获益增加。虽然对于胆固醇水平是否存在下限、是否越低越好尚存在不同的观点，但积极地进行调脂干预治疗是医疗卫生界的共识。虽然已上市的他汀类药物的降脂效果获广泛认可，但依然存在总体达标率较低的现象。目前对他汀类药物的研究主要集中于寻求更优越的降脂效果、更好的长期使用安全性、降脂外作用、临床终点的改善等。此外，有关升高高密度脂蛋白（HDL）药品的开发和研究正在被业内看好。升高 HDL 是否可以改善患者临床结局，HDL 达标是否会成为继低密度脂蛋白（LDL）后的又一个新的调脂目标，都需要临床试验来检验、证明。

三、多学科技术结合探讨药物新靶点

随着基础医学、分子生物学、功能基因组学和功能蛋白质组学的发展，关于人体生理功能和病理机制的研究不断深入，流行病学研究大力开展，不断有新的致病因素被发现，促使着新的药物靶点出现。高通量筛选和计算机模拟技术的结合，使得新的候选药物分子随着新靶点的出现而不断涌现，在心血管领域进展尤为突出。

四、杂交冠状动脉血运重建术

随着人口的老龄化，高龄、多支血管病变的冠心病患者的日渐增多，由于老年人同时合并其他系统疾病的机会多，血运重建治疗更加追求微创化、疗效好、安全性高，杂交冠状动脉血运重建术（HCR）是目前最能满足这些要求的血运重建策略。但 HCR 的普遍开展还有许多亟待解决的问题，包括促进内外科平衡发展、强化科室间交流合作机制、建设"一站式"手术间，以及开展进一步比较 HCR 与传统冠状动脉旁路移植术和介入治疗临床疗效的多中心随机对照研究等。

五、新药研发与药物安全性

由于心血管系统疾病治疗药物目前已相当丰富，要在多重危险因素控制下，再进一步显示新药对于心血管系统疾病疗效的独特优势具有相当大的难度。同时，药物安全性事件的不断暴露，使得公众和药品管理部门对于安全性的要求也在不断提高。对此，药代/药效模型研究、微小剂量的早期探索性临床研究等方法，对优化早期临床研究具有更强的针对性，而适应性临床设计则对于提高较大规模临床试验的成功率可能具有更现实的意义。

第二章 诊断思路与方法

第一节 诊断思路

一、明病识证，病证结合

病与证，是两个不同的病理学概念，病理本质与特征各不相同。病的本质是对疾病特点与规律等全过程所作的病理性概括。与病相比，每一个独立的证可广泛出现在许多疾病的各个阶段之中。每一个具体的证名，是对疾病所处某个时间层面或阶段全部病理变化所作高度的概括。病与证的病理本质与特征虽然不同，却反映着疾病过程中纵、横两个方面的变化，故而又有着密切的联系。病是反映疾病连续性变化的全部过程，证是反映疾病阶段性变化的内在本质。

在临床实践中，每个疾病都有着自身的病理本质、临床表现与全部过程，因而通过辨病能够根据疾病的一般规律准确把握全局性的动态变化，尤其是预后转归，并能够缩小辨证的范围，避免盲目辨证。而通过辨证能够了解阶段性病理变化的具体实质，为临床治疗及时提供直接、可靠的依据。

对于辨病与辨证结合，早在《黄帝内经》中就有所体现，既有对疟、痹、痿等专病的论述，又根据各病的临床特点进行辨证论治。中医辨病与中医辨证相结合，按照传统思维模式进行诊治，保持了中医学的特色。但在临床应用时，涉及多种西医疾病，临床分型较多、灵活多变，若不采纳西医学的临床优势，也可能发生误诊、误治。在中医理论的基础上，学习并结合西医辨病，互相参证，逐步深入，按照辨

证论治的精神，进一步探索辨治规律，能够更好地提高诊断水平和治疗效果。病证结合的临床研究模式是两种医学体系交叉融合的良好切入点，是较为成功的中西医结合临床研究成果，体现了中医学整体思维、意象思维、辨证思维与西医学科学唯物论的结合，体现了中医学宏观整体与西医学微观局部的结合。疾病的发生从始至终都必然包含着病和证两方面的内容，临床上既要分清病、证之间的界限，又要注意到病、证之间的动态转化过程。无论是中医还是中西医结合领域内的辨病和辨证相结合，都有利于掌握疾病的病因、病程和预后，把握疾病的本质，提高临床疗效。

二、审度病势，把握规律

每个疾病在致病原因、起病方式、病理改变、基本表现、传变趋势、预后转归等方面均有其特殊性与规律性。如高血压，在初期时血压水平不稳定、临床症状较明显，但内脏器官尚未受损，此时若能够较为有效地控制病情发展则预后较好；若失治误治使高血压发展到中晚期，血压水平难以控制，并易引起心、脑、肾等组织器官功能严重损害，或导致多种并发症，预后不佳。同样，冠心病多为虚实夹杂之证，虚证之中常有痰湿、瘀血夹杂，实证之中也常有不足之候。初期以气滞、寒凝居多，逐渐发展为气滞痰阻、气滞血瘀或寒凝血瘀等证，再发展可为真心痛。治疗须分清缓急轻重，掌握分寸，若及时治疗病情常可稳定好转，若未掌握疾病发展规律使病情加重致阳虚水泛或心阳暴脱可造成死亡。因此，应重视疾病的发展规律，早期治疗、预防，诊治时应审度病势、把握规律，方

三、审证求因，把握病机

审证求因，是指在中医整体观念的指导下，在审察内外、整体察病的基础上，根据患者一系列的临床表现，加以综合分析，求得疾病的本质和症结所在。审证求因是中医学认识病因的一种特殊方法，是在中国古代特定社会历史条件下形成和发展起来的，是中医辨证论治法则在病因探析时的具体运用。早在《黄帝内经》中就有相关论述，充分体现了审证求因的重要性，所谓"上取下取，内取外取，以求其过""必审问其所始病，与今之所方病，而后各切循其脉""凡欲诊病者，必问饮食居处，暴乐暴苦，始乐后苦"。除了解发病过程中可能作为病因的客观条件外，亦可通过收集患者症状、体征等信息推求病因，为治疗用药提供依据。

通过全方位探索以掌握疾病真正原因，把握病机关键，从而给予有针对性的治疗措施。例如，高血压的病因可概括为七情所伤、内伤虚损，主要病机为肝肾阴阳失调，但不同证型的病机各不相同，有肝阳上亢、肝火上炎、痰浊上蒙、瘀血阻窍、气血亏虚、肝肾阴虚之别，既要从整体上认识高血压的本质，又要根据病因及内在病机进行治疗，使受损的脏腑功能得以恢复、诱因得以控制，从而使血压恢复正常、保持稳定。在诊治过程中应"求因""治本"，避免牵强附会地将高血压与肝热、肝阳之实热证联系在一起，临证见血压偏高不辨虚实、寒热即投以平肝潜阳类药物，如生赭石、生石决明等，易造成失治、误治，贻误治疗时机，加重患者病情。

中医所审之"证"与所求之"因"亦与患者体质密不可分。《医宗金鉴·伤寒心法要诀》："人感受邪气虽一，因其形藏不同，或从寒化，或从热化，或从虚化，或从实化，故多端不齐也。"是"体质从化"的具体体现。体质与疾病的发生发展关系密切，在审证求因时也要重视体质因素对病因病机的影响。

第二节　诊断方法

一、辨病诊断

辨病诊断包括对西医疾病和中医疾病的诊断，但本节主要阐述西医疾病的诊断方法。诊断依据通常包括病因、临床症状、体征、实验室检验、物理检查及有创检查等。通过问诊获取患者的病史及临床症状，通过体格检查获取异常体征，通过化学检验或物理检查获取相关的生物学指标或器官组织形态学的变化。值得一提的是，临床心电学专业飞速发展，在漫长的历史进程中，已经由单一专业发展成集常规心电图学、动态心电图学、运动心电图学、心电向量图学、起搏心电图学、监护心电学、介入性和非创伤性心脏电生理学、遗传性心脏病和心律失常学、心电仪器工程学和心电网络化管理学等于一体的综合学科，并成为目前临床各学科必不可少的诊疗内容。

心血管系统疾病常用物理检查有心电图、动态心电图、运动负荷试验、动态血压监测、超声检查、放射性核素显像、计算机体层成像、磁共振成像等。

1.心电图、动态心电图

随着科技的进步，心电图在临床中的应用已从诊断走向疾病的预防和治疗，心电学研究已进入分子生物学、基因遗传学时代。动态心电图技术是近年来广泛应用的诊断心律失常、筛查心律失常事件高危患者、评价药物或起搏器治疗效果的重要手段之一，还可以记录到常规心电图不易记录到的心肌缺血改变，对冠心病等心血管系统疾病的诊断有参考价值。

2. 运动负荷试验

运动负荷试验是目前对已知或可疑冠心病进行临床评价的敏感性和特异性较高的无创检查手段，该试验与一些具体的检查方法结合，如运动负荷超声心动图、运动核素心肌显像等检查技术，进一步提高了无创检查手段诊断冠心病的敏感性和特异性。

3. 动态血压监测（ABPM）

动态血压监测是近10年应用于临床诊断高血压和监测血压水平的技术，有助于了解患者接近真实生活状态下的血压水平、血压变化规律，以及患者血压对药物治疗的反应。

4. 超声检查

心脏超声多普勒技术在检测心脏各房室大小、室壁运动、血流速度和心脏功能方面可以提供很有价值的信息。二维超声心动图是诊断先天性心脏病和心脏瓣膜病的方便、安全和比较可靠的检查手段。近10年，药物负荷超声心动图和心肌造影超声心动图技术在冠心病、先天性心脏病、心脏瓣膜病等心血管系统疾病的诊断过程中也发挥越来越重要的作用。

血管内超声（IVUS）可以探测粥样斑块分布、长度，了解血管及粥样斑块的形态学特征。低回声提示富含脂质或发生坏死、出血，中到高回声提示纤维斑块，高回声且后伴声影提示为钙化。IVUS能可靠鉴别钙化与纤维化，对于较大钙化，IVUS的检出率是血管造影的3倍，其灵敏性与特异性分别为89%和97%。冠状动脉内超声能精确地分辨血管壁的结构，对冠脉内斑块进行定量和定性诊断，并在指导介入治疗策略的选择、评价介入治疗效果和研究介入治疗后再狭窄机制方面发挥了重要作用。但其对微小结构分辨率较低，对斑块破裂诊断的敏感性仅为37%。

5. 放射性核素显像

心脏放射性核素显像是近年来进展较快的一项核医学检查手段。因其具有操作简单、无创、可重复和敏感性高等优点，已成为目前诊断冠心病的重要检查手段。目前常用的有心肌灌注显像、心血池显像和心肌代谢显像。

6. 正电子发射体层成像（PET）

PET技术是目前用解剖形态学方式进行功能、代谢和受体显像的技术，被称为分子显像或生化显像技术。在明确心肌缺血部位和范围、评价存活心肌和测定冠状动脉血流储备方面有重要价值。

7. 计算机体层成像（CT）

冠状动脉CT和心脏三维重建技术的应用，对于冠状动脉中、高度狭窄的阴性预测价值较高，在冠状动脉中、高度狭窄的筛查方面可部分取代有创的冠状动脉造影检查。

8. 磁共振成像（MRI）

MRI也是心脏影像学研究的热点之一。主要用来评价心肌梗死的部位和范围、存活心肌和心功能改变情况。血管内磁共振成像是将螺管置入深动脉或其邻近静脉内。这种血管内MRI较传统的MRI分辨率明显增高（分别为160μm和300μm）。但血管内MRI仍有其限制性，为避免信号衰减，需用5F导管及与动脉内腔相匹配的螺管，轴向分辨率有限，需反复显像；若血管内螺管偏离外磁场轴线，显像质量则明显下降。

9. 心腔内电生理检查

心腔内电生理检查技术是目前研究心脏生理性和病理性电活动规律，评价心脏自律性、兴奋性和传导性的最可靠的检查手段，能够为经导管射频消融治疗某些心律失常提供最有指导价值的信息。

10. 光学相干断层扫描（OCT）

OCT是通过探测红外线光回波显像，可视为IVUS的类似检查，其分辨率为

2~10μm。在体外，联合应用组织分析已取得不同成分斑块在OCT显像中的特征表现，对富含脂质的斑块的灵敏性和特异性较高。OCT是冠心病介入诊治中的又一项重要技术，在诊断临界病变、识别易损斑块、指导介入治疗、研究再狭窄机制、评价介入治疗效果等方面，均具有重要价值，可以清晰显示冠状动脉粥样硬化斑块的特征，发现内膜损伤组织脱垂，评价支架贴壁不良、支架内再狭窄，以及观察血栓形成等，成为评价斑块性质、评估支架治疗效果的理想手段。

11.冠状动脉造影检查

选择性冠状动脉造影就是利用血管造影机，通过特制定型的心导管经皮穿刺入下肢股动脉，沿桡动脉通路或股动脉通路逆行至升主动脉根部，然后探寻左或右冠状动脉口插入，注入造影剂，使冠状动脉显影。这样可清楚地将整个左或右冠状动脉的主干及其分支的血管腔显示出来，可以了解血管有无狭窄病灶，对病变部位、范围、严重程度、血管壁的情况等作出明确诊断，决定治疗方案（介入、手术或内科治疗），还可用来判断疗效。

二、辨证诊断

中医"证"的起源，有着几千年的历史背景，以《黄帝内经》理论为始，继之以东汉张仲景《伤寒杂病论》等医学著作，不仅为临床提出了辨证纲领和治法，也为中医临床各科提供了辨证治疗的一般规律。所谓辨证，即辨别证候，就是中医通过"望闻问切"四诊收集患者的症状、体征、病史，再运用中医理论加以分析、综合和归纳，找出各个症状、体征及病史之间的内在联系，以判断病因、病机（病位、病势、病性）和预后。中医的证，不同于症状，症状是个别的孤立的临床表现，仅是疾病的现象，不能说明疾病的本质，因而不能仅凭症状制定相应的治疗法则。"证"虽然也从症状着手，但它是通过"辨"的过程，经过去粗取精、去伪存真、由此及彼、由表及里地进行分析提炼，形成的较为系统的概念和理论，比症状更接近于疾病的本质，从而可以作为治疗原则的依据。例如，头痛同时作为病名、症名，但仅凭"头痛"之名不能反映疾病的原因，也不能说明病变的性质，只有通过"四诊"，全面地了解患者的病史、症状及体征，才能进行恰当诊治。例如，患者头痛而眩、烦躁难寐、胁痛、口苦，并见舌红、苔黄、脉弦，或可由愤怒等情绪波动诱发，依据"诸风掉眩，皆属于肝""肝足厥阴之脉……属肝，络胆，上贯膈，布胁肋，循喉咙之后，上入颃颡，连目系，上出额，与督脉会于巅"等中医理论进行推理、归纳，从而诊断为肝火上炎之头痛，采取清肝泻火法进行治疗。中医的"辨证论治"绝不是见痛止痛、见热退热的对症疗法。

由于证是疾病某一阶段的病理概括，具有时间性和空间性特征，因而同一疾病可能对应多种证，同一证候亦可能存在于多种疾病中。同一疾病，由于发病季节、地域、气候不同，或疾病所处阶段、疾病类型不同，或患者的年龄、性别、体质、生活习惯不同，会表现为多种不同证候，即所谓"同病不同证"；而不同疾病，在其发生发展过程中，可能会出现同一病机而形成大致相同的证候，即所谓"同证不同病"。根据以上理论，中医学有着"同病异治""异病同治"的治疗原则，亦是中医学辨证论治的实质。

第三章 治则与用药规律

心血管系统疾病通常可归属于中医学"胸痹""心痹""真心痛""眩晕""心悸"等范畴。无论冠心病、高原性心脏病、肺源性心脏病、风湿性心脏病、心力衰竭等，均需结合西医学理化检查，通过辨病辨证明确疾病的原因、程度、部位、性质等，从而有针对性地进行治疗。

第一节 治疗原则

一、常规治疗

（一）辨病治疗

随着医学的发展，中医传统的疾病命名及以四诊获取疾病征象的方法，已不能满足现代临床医疗的需求。尤其是心血管系统疾病，多数病情危重，需临床医生迅速作出诊断并给予针对性的救治措施。另外，中医所面对的多为西医学诊断基本明确、病理变化规律可循的疾病群，而不再是笼统的病名，如心悸、胸痹等。如何认识西医学描述的病理、生理改变，在诊疗过程中发挥中医学优势，是现代中医临床不可回避的实际问题。所谓"辨病论治"，似可以理解为辨识疾病病理生理变化的规律，施以相应治疗的一种方法。它和辨证的不同在于辨证着眼于疾病某个阶段、某个特定环境的综合征，而辨病则注重于疾病本身的病理生理改变和进展规律。就目前临床而言，这一方法已逐渐向深层次发展，突破了西医辨病、中医分型治疗的模式。

（1）针对疾病的病理变化或现代药理研究结果，无论中医辨证属何种类型皆施以相同的药物。如冠心病，针对其冠状动脉狭窄、痉挛，以及血小板黏附、血栓形成的基本病理变化，无论是痰浊闭阻、胸阳不振，还是寒凝血脉、心脉瘀阻，临床治疗均应酌情施以活血化瘀药物，从而获得较好的防治效果。在此基础上，可根据临床证型不同而分别采用益气、理气、补肾、化痰、通阳、健脾等治法。

（2）针对疾病的不同类型，施以不同的治法。如心律失常，属快速型心律失常者，多采用清热泻火法；属缓慢型心律失常者，采用益气温阳法，多获得良好疗效。再如心力衰竭，根据导致原发病或疾病的不同病理改变可采取辨病与辨证相结合的原则。有医家根据临床经验，在辨证分型的基础上，肺心病心衰加用二陈汤，风心病心衰加用秦艽、防己，冠心病心衰加用赤芍，高血压心衰加用钩藤、菊花、石决明、夏枯草，甲亢心衰加用牡蛎。同是慢性风心病所致的心力衰竭，亦有医家根据心衰的部位不同而分别立法，左心衰竭采用宣肺平喘、泻热利水法，方选麻杏石甘汤加减；右心衰竭采用健脾利水、化气行水法，方选消水圣愈汤加减；全心衰竭采用温阳利水、滋阴补肾、活血化瘀法，方选真武汤或济生肾气丸加减，均能取得较好疗效。

（3）根据中医辨证分型，结合现代药理研究结果用药，加强用药的针对性。现代药理研究结果表明，许多中药有降脂作用，如有补益之功的何首乌、桑寄生、玉竹、黄精、灵芝、绞股蓝、枸杞子，有利湿之功的泽泻、茵陈，有活血之功的三七、蒲黄、丹参、姜黄，有消食之功的山楂、麦芽，有通下之功的大黄、决明子等。因此在辨证治疗冠心病等与动脉粥样硬化密切相关的心血管系统疾病的同时，可以选加以上药物以增强降脂效果。又如对于快速型心律失常的治疗，现代研究认为具有不同程度的抗心律失常作用的常山、苦参、甘松、黄连、当归、郁金、麦冬、黄芪、石菖蒲、延胡索、羌活等，可辨证选用。中医遣方用药的特征是顺从病位病势及脏腑的特性，调整阴阳失调状态，始终注意动静、寒温、升降的相因为用，使气血恢复冲和之性。对于病毒性心肌炎急性期患者，多有血分、阴分热毒，部位较深，易与血结，难清难解，除应用凉血活血散血药和清热解毒药，如赤芍、丹参、虎杖、地骨皮、金银花、贯众、地丁、蒲公英、大青叶、板蓝根等，还需注意心主血脉，用药不宜过于寒凉，应于凉血活血药中稍佐偏温性活血药如红花、焦山楂、片姜黄等，寒温相济，温散使邪毒易透易解。只强调中医方药的功效，甚至只注重现代药理研究证明的作用机制，忽略中医理论在辨证论治、遣方用药上的指导作用，就不能掌握中医遣方用药的技巧，更谈不上临床疗效的提高。

（4）在隐症潜症的辨治方面，根据疾病发生的部位、特点，辨识疾病的病因病机，施以针对性治疗，弥补了传统中医根据四诊结果辨证治疗的不足。许多疾病，尤其是慢性病、疑难病，都有相当长的潜伏期，或虽临床无症状，而病理变化却在进展。如无症状性心肌缺血，中医可依据其病理改变特点，用活血化瘀方药进行治疗。这里需要说明的是，中医的辨病施治并非是与西医病理、生理改变的简单对号入座，而是运用中医基本理论认识现代科学技术方法所观察到的病理生理改变、探讨疾病辨治规律的一种方法。辨病指导下的中医治疗较传统辨证论治更有针对性及可重复性。

（5）某些情况下，只能辨病用药时，要从疾病病理变化规律的各个方面选药，使辨病整体化。如病毒性心肌炎之心律失常，可从调整免疫功能（黄芪、党参）、抑制病毒（金银花、连翘）、保护心肌（丹参、当归）、抗心律失常（延胡索、黄连）等角度组方，并调整寒热补泻，使处方合理化。中药在调整免疫功能、清除氧自由基、菌毒并治等方面有较大的优势，可弥补西药的不足，使治疗更全面、更深入。对中医药治疗效果好、见效快的，或西医药治疗有禁忌证的疾病，可以中医药治疗为主。

（二）辨证治疗

辨证论治是中医学之精粹。所谓辨证，就是将四诊所收集的资料通过分析、综合、概括，辨清疾病的原因、性质、部位及邪正之间的关系。论治，则是根据辨证的结果，确定相应的治疗方法。因此辨证是决定治疗方法的前提和依据，提高辨证水平也是提高中医临床疗效的根本措施。

在中医理论中，大多数医家认为心系病之病性属本虚标实，本虚主要指气、血、阴、阳亏虚，标实则指气滞、血瘀、痰浊、寒凝等，诸因素相互影响，互为因果，最终导致心脉不通或心脉失养，从而发为胸痹、心痛等。根据病性标本虚实之不同，临床医家可从不同角度治疗，治本有益气养阴法、益气温阳法等，治标有活血化瘀法、化痰通瘀法、疏肝理气法等，标本兼治有益气活血法、滋阴活血法、温阳散寒法等。

无论虚实，心血脉瘀滞、不通则痛总是其病因病机的重要方面，用活血化瘀方药治疗具有重要地位。随着人们对"血瘀"病机认识的不断深入，活血化瘀法在心系疾病的治疗中发挥着越来越重要的作用，如调节脂质代谢紊乱、抗血小板聚集、改善血液流变学、抗炎症反应、抗心肌缺血再灌注损伤及心肌保护等。《难经·第十五难》曰："假令心脉急甚者，肝邪干心也。"《灵枢·厥病》载："厥心痛，色苍苍如死状，终日不得太息，肝心痛也。"《血证论》言："以肝属木，木气冲和条达，不致遏郁，则血脉通畅。"《素问·藏气法时论篇》云："心病者，胸中痛，胁支满，胁下痛，膺背肩甲间痛，两臂内痛。"其疼痛位置正是肝胆经络的循行部位，说明肝与心在经络上相互联系，脏腑关系密切。肝藏血、主疏泄，充养脉道，调畅气机；肝血不足，疏泄失常，则脉道不利；心神失养，血络瘀滞，则心脉不通，心络瘀阻。也有人认为，情志所伤、肝气郁结是心系疾病发病的重要病机，肝为气机之枢，忧思郁怒首先伤肝，肝郁日久，化火扰心而见急躁易怒，心神不安；气机郁滞，无力调畅气血，则气血津液输布失常，瘀血、痰浊等病理产物应之而生，闭阻心络，心病乃作。肝失疏泄致病的病机实质是肝气不足或肝阴亏虚。肝气不足，无法调节血量，不能升发调畅全身气机，也必然会影响脾之运化。脾之运化失常、升降失司，水谷精微不得输布，聚湿生痰，浸淫脉道，日久则心脉瘀塞。肝阴亏虚，不能濡养脉膜，导致心脉失养；且阴液不足，肝失所养，肝火燔灼，耗伤心营，血行瘀滞，卒然而发心痛。由此可见，肝之气血阴阳变化与心系疾病的发生发展紧密相关，从肝论治是治疗冠心病等心血管系统疾病的有效方法和途径。

（三）病证结合治疗

近年来，病证结合的临床诊疗方式逐渐为更多学者所认同，是"以人为本"之诊疗思想的具体体现，是较高层次中西医结合的表现形式。辨病、辨证的结合确实使许多西医或中医单方面难以治疗的疾病有了更加积极、有效的治疗方法。中西医结合治疗能够获得明显成效并非中西医简单相加之和，而是中西医两方面相辅相成、相得益彰的结果。在此理论指导下，临床用药时能够最大限度地发挥中西药增效减毒的整体作用。如在心脏肿瘤的治疗过程中，化疗的不良反应一直是重要难题，突出表现为骨髓抑制和胃肠道反应，当前配合化疗增效减毒的最有效方法是利用中医辨证论治缓解不良反应，尚未有一种辅助方法比中药辨证施治疗效更高，这就是坚持辨病与辨证相结合的典型范例。

病证结合使得中医在重视证的同时重视病对患者的影响，提倡在临床治疗中将辨病与辨证有机地结合在一起，是对中医药学的发展。病证结合的诊疗模式已经成为当前中医临床诊疗和研究的最重要的模式之一。以冠状动脉粥样硬化性心脏病为例，从目前来看，冠心病主要是因为冠状动脉粥样硬化导致局部动脉狭窄，影响了相应供血区的心肌供血而出现的一系列临床问题。以心肌缺血所致心绞痛而言，心脉痹阻是这类患者共同的中医病机，反映了冠心病心绞痛的共性特征，在此基础上，中医还可以根据患者情况的不同，分别辨为寒凝、痰阻、气滞、血瘀、气阴两虚、阳虚等证型。其中，遇寒则犯者多为寒凝，嗜食肥甘厚味属痰者居多，发病与情绪相关者多为气滞、痰阻，疲劳过度则可见气阴两虚，年老体弱则以虚证多见，且多证型同时兼见的情况也不在少数。因此，上述证型均是基于心绞痛的不同证型，西医学的心绞痛诊断与心脉痹阻的主要病机是这类患者的共同特征，不同证型体现了不同病患的个性特征，临床治疗只有考虑到上述两方面的问题，才有可能收获满意的临床疗效。但是，一旦缺乏冠心病心绞痛的明确诊断，导致心前区疼痛的原因就可以增加到10余种之多，各种疾病的预后也不尽相同，治疗产生的临床疗效也就失去了可比性，如此，就会颠覆中医药临床疗效评价的科学基础。反之，不进行中医辨证，也就失去了中医治疗的基础，无法使患者真正得到两种医学的共同治疗，也就无法使临床疗效得到最大程度的提高。病证结合的临床诊疗和研究思想体现了疾病共性规律与患者个性特征的有机结合，病证结合的临床模式为在科学层面开展中医药学的研究提供了可能。目前常用的病证结合模式如下。

（1）疾病通治方与辨证用方相结合　陈可冀教授曾自创新补心丹，以西洋参、黄芪、麦冬、玄参、生地黄益气养阴清热为主，佐以丹参活血，柏子仁、酸枣仁宁心安神，鹅不食草清热解毒，适用于病毒性心肌炎、甲状腺功能亢进、高血压等病所致心悸，证属气阴两虚、阴虚内热者。此为常法或通治之法，临床应用时根据具体病情辨证加减。

（2）辨证基础上结合辨病用药　如对于心律失常患者，在辨证论治的基础上，注意结合使用延胡索、郁金、苦参等经临床筛选及现代研究证实具有抗心律失常作用的药物。

（3）辨病为主，辨证为辅　抓住疾病的主要矛盾，在此基础上辅以辨证加减用药。

（4）辨证为主，辨病为辅　在辨证的基础上考虑疾病特点进行加减，如邓铁涛治疗冠心病属气虚痰浊者，用温胆汤加人参，再加丹参，有研究表明丹参具有较强的扩血管、抗血栓、改善微循环的作用，对治疗冠心病有很强的针对性。若兼有高血压者，可加草决明、珍珠母，药理研究证明这两味药有降压作用；兼高脂血症者，可加山楂、首乌、麦芽等具有降脂作用的中药。

（5）无证可辨时可根据理化检查辨别　没有临床症状和体征，仅有检查结果异常，如血糖高、血脂高等，此时常表面上无证可辨，但根据西医检查的阳性结果，提示患者并非健康状态，需结合个体因素、环境因素、病史等，以整体观念为指导，分析邪正消长情况正确辨证。

（6）中西药合用　冠心病、高血压、糖尿病等西医诊断明确的疾病，在服用西药治疗时，配合中医辨证治疗，疗效比单纯用西药或中药更佳。高血压、心律失常患者，在同时服用中药与降压药、抗心律失常药治疗时，有时可在医生指导下逐渐减少西药用量；但若缺乏西药配合，单纯中药有时不能获得令人满意的疗效，或仅用西药治疗，症状有时也难控制。

二、新进展与新疗法

（一）心脏外科学

1. 杂交手术

尽管在可以预见的未来，冠状动脉旁路移植术（CABG）仍有巨大上升空间，但受限于静脉材料，对于非糖尿病右冠状动脉、左冠状动脉前降支、左冠状动脉回旋支三支病变患者，传统 CABG 与 PCI 相比已无优势；而在糖尿病患者中，CABG 术后的远期死亡率、心肌梗死发生率、再血管化比例及主要不良心脑血管事件（MACCE）发生率等数据均优于 PCI。基于这一现状，更加个体化的杂交手术技术应运而生。

有研究结果发现，接受杂交手术的患者 MACCE 发生率较传统 CABG、PCI 显著降低；在 SYNTAX 评分 ≥ 30 的高危患者中，接受杂交手术、CABG 治疗的患者中期 MACCE 发生率均低于 PCI；在欧洲心血管手术危险因素评分系统（EuroScore）评为高危的患者中，接受杂交手术治疗的患者长期 MACCE 发生率低于 CABG、PCI。由此可见，杂交技术为 SYNTAX、EuroScore

评分系统下的高危患者提供了一种更为有效的治疗手段。

2. 全人工心脏与长时间心室辅助循环

随着对人体生理认识的深入及能源与材料技术的发展，全人工心脏（TAH）和长时间心室辅助循环（VADS）技术得到进一步发展，具体表现在外置气动泵向超压缩电动泵发展，辅助循环向可携带全人工心脏发展，以及由永久性全人工心脏代替同种心脏移植。左心辅助循环可以造成静脉淤血而导致多器官功能衰竭（MOF），双心室辅助循环可以改善这一局限，为自身心脏功能恢复也提供了机会，并且可以延长辅助循环的时间，其优势甚至优于全人工心脏。全人工心脏对可植入性、持续能源、组织相容性提出了很高的要求，以完全替代心脏功能允许患者带泵恢复日常生活为最终目的。

3. 其他

在国内外，机器人技术均受限于高额费用而数量较少。对于终末期患者，我国心脏移植的5年生存率已达到90%，处于国际领先水平。干细胞移植、心耳移植加大网膜包裹等都是新兴技术，还需更多资料证实。微创技术由来已久，但目前国内腔镜心外科技术仍处于起步阶段，手术难度较低，下一步应着力提高手术难度。

（二）心脏生化标志物

新型心脏生化标志物的临床应用，为冠心病（特别是急性冠脉综合征）的早期诊断、预后转归提供了新方法，结合传统心肌酶谱测定大大提高了急性冠脉综合征（ACS）的早期诊断准确率。缺血修饰白蛋白（IMA）是人血白蛋白流经缺血组织时产生的，在心肌缺血后5~10分钟开始升高，24小时恢复正常；糖原磷酸化同工酶BB（GP-BB）在急性心肌梗死发生1小时升高，8~12小时达到峰值，24~40小时恢复

正常；心脏脂肪酸结合蛋白（hFABP）主要存在于心肌细胞，当心肌缺血使心肌细胞受损时被释放入血，在急性心肌梗死发病后1~3小时开始升高，12~24小时恢复正常；血栓前体蛋白（TpP）是一种高分子可溶性纤维蛋白多聚体，其浓度反映了循环血中凝血酶的活性，凝血反应启动后TpP可不断交联形成不可溶性纤维蛋白，从而形成血栓，给血栓栓塞性疾病的早期诊断和预防提供了重要信息；脑钠肽（BNP）在心力衰竭诊断及预后判断中发挥作用，和肽素水平可反映冠心病临床严重程度和冠状动脉病变严重程度，和脑钠肽联合应用对心力衰竭的临床诊断可能有重要价值。C反应蛋白最初被认为是一个血管炎症标记物，是肝脏在白细胞介素 -6（IL-6）、肿瘤坏死因子 -α（TNF-α）等细胞因子的刺激下合成的一种急性时相反应蛋白，而IL-6等也是促进AS发展的因素。在临床实践中，hs-CRP几乎成为预测ACS发生最有用的炎症标志物。hs-CRP水平可能间接反映斑块的性质和偏心程度，并被视为粥样斑块不稳定的标志之一。

（三）心脏康复

心脏康复是一个综合的治疗过程，旨在帮助患者从心脏病发作、心脏手术或其他心脏病中得到更好的恢复。它能安全而有效地克服心脏病的一些并发症，减少心脏病恶化的危险性，帮助患者恢复积极参加社会活动的状态和工作能力，并能很好地改善患者的心理调节能力。康复心脏学在国外已有接近50年的历史，随着我国心脏病发病率的逐年上升，国内心脏病专家对于心脏康复的概念也逐渐形成和发展。

近年来，我国医务人员对心脏康复治疗重要性的认识有很大提高，开展了心脏康复预防、医疗、功能评定、心脏手术康复等工作。中国康复医学会心脏专业委员

会正式制定和公布了"中国心肌梗死康复方案"，又制订了"心脏分级运动试验结果判定标准（试行稿）"，至此，全国心脏康复技术进入了规范化、标准化的新发展时期，心脏康复技术在全国顺利推广。康复运动治疗对心脏作用的机制研究已在整体器官、细胞和分子水平进行了广泛和深入的研究，运动提高心脏泵血能力的中心适应性机制得到进一步阐述。

中医康复学是中医药学的一个重要组成部分，几千年来逐渐发展形成的中医康复学思想理念和实施方法具有显著区别于西医学的中华民族特色。整体观念、形神统一及辨证论治是中国传统康复学的理论基础。中医康复学的具体方法丰富多彩、不计其数，概括起来可分为精神、饮食、运动、药物、物理和环境等6大类康复措施。运动固然是心脏康复综合医疗模式的重要组成部分，但运动形式、项目、强度、频率与持续时间等必须考虑减轻患者心脏负荷与心理应激，选择患者颇感兴趣且易于坚持的运动，量力而行，适可而止，以心、身舒适为度。中医康复学的运动形式具有动作和缓、形神和谐的特点，能够增强人体生理功能，充分体现中国特色和民族风格。

中医养生康复学是以中华民族文化为主体背景发展起来的，有它自身特点，传统养生康复理论，是以"天人相应""形神合一"的整体观念为出发点，去认识人体生命活动及其与自然、社会的关系，特别强调人与自然环境、社会环境的协调，讲究体内气化升降，以及心理与生理的协调一致。对传统养生康复医学进一步整理、挖掘和提高是非常必要的。一是以科学的观点和方法全面地、系统地发掘、整理、研究、提高传统养生理论和方法。二是结合现代科学手段，对行之有效的传统康复疗法，如传统的作业疗法、文娱疗法、心

理疗法、膳食疗法等进行临床及实验研究，证实疗效的科学性，阐明作用机制，从而发展提高。三是针对当前人们面临的新问题，结合现实情况，提出新理论，创立新方法，进行更大范围的推广，使之成为个体养生和群体保健的指导原则。在进一步整理、挖掘传统的养生康复医学基础上，要充分利用和发挥传统养生康复医学的特点和优势。传统养生康复医学的特点和优势可概括为以下三个方面。第一，整体康复与辨证康复相结合。在心脏康复过程中，强调以平衡阴阳、调补气血、增强体质作为功能恢复的基础，并强调天人合一，从顺应自然、适应社会中求得个体的养生康复。中医治疗疾病方法的选择与应用，离不开辨证论治。例如，对冠心病康复治疗，以活血化瘀为主要治则进行内治，并结合情志、针灸、按摩、导引、熏洗、贴敷、体疗、食疗等。第二，形体康复与情志康复相结合。功能康复是康复的主要目的，传统养生康复"形神合一"是功能康复的基本原则。功能康复即是训练"神"对"形"的支配作用。如导引、运动训练等方法，即是形与神俱的康复方法。传统养生康复学特别重视在康复过程中"形体"（身体）与"情志"（心理、精神）之间的相互作用，重视情志因素对疾病发生和发展的影响，因此在养生康复中注重"形神兼养"，既有一套形体康复的手段，又有一套情志康复的手段，特别强调培养和保持轻松、平静的心态以对抗和克服"七情"的损害，从而促进康复。第三，自然康复与药物康复相结合。中医学在漫长的发展过程中。经过历代医家的发展和完善，由简单到复杂，创造了多种多样的治疗和养生康复的方法。每种方法均具有不同的治疗范围和优势。将这些方法综合起来，发挥各自的优势，以取得好的疗效是中医学的特色之一。除了利用中医药的优势以内服

和外治的方式促进功能的恢复外，更强调使用自然疗法，利用太极拳、八段锦、易筋经等，以及使用天然保健食品的饮食疗法等，促进康复。

中西医结合的发展趋势要求必须运用现代高新科技对传统养生康复学理论和方法进行深入发掘、系统研究。吸取先进的、科学的技术与手段，在高层次上建立起中西医结合心脏康复医学，使传统养生康复医学焕发青春。西医学的功能评估技术现已做到专项化、规范化和量化，重视从社会医学和全面康复的角度出发，把医疗、职业、心理、社会的康复结合起来，各种功能训练的技术、器械设备和康复工程比较先进，值得临床借鉴和选用。传统养生康复的优势在于整体康复与辨证康复结合，养生康复与临床康复结合，自然康复与药物康复结合。运用中西医结合的运动疗法、物理疗法、作业疗法、心理疗法等，疗效将得到进一步提高。如在现代运动疗法中加入八段锦、易筋经、太极拳等，在现代物理疗法中加入针灸，在现代作业疗法中加入书法、国画、民族音乐治疗，在现代心理疗法中加入太极拳等康复运动治疗，都是有效的中西医结合养生康复疗法。

第二节　用药规律

一、辨病用药

1. 抗血小板药和抗凝血药

动脉硬化性血栓性疾病是目前全球范围内致死、致残的重要原因，鉴于血小板的激活和聚集在动脉血栓形成过程中的核心作用，以阿司匹林、氯吡格雷、替格瑞洛为代表的抗血小板药物在急性冠脉综合征、缺血性脑卒中等动脉血栓性疾病的治疗中广泛应用，并被证实能显著改善患者的预后。

但目前抗血小板药物仍存在出血风险增加、治疗失败或"药物抵抗"的明显缺陷，即使给予足量的抗血小板药物治疗仍有 10%~20% 的患者血栓事件复发。因此，新型抗血小板药物的研发一直在进行中，近年问世的新型口服抗凝血药，有直接凝血酶抑制剂（达比加群）、凝血因子 X 抑制剂（利伐沙班及阿哌沙班）等，与传统华法林头对头研究表明，临床抗凝疗效不低于华法林，且出血风险显著降低。

2. 调血脂药

他汀类药物在心脏一级和二级预防中有着不可动摇的地位，强化调脂的理念已经深入临床。目前认为，他汀类总体安全性良好，相关不良事件发生率较低。但不能忽视潜在不良反应，注意把控好剂量，治疗过程中需监测安全性，早期发现、处理，避免出现严重不良反应。近年来，胆固醇吸收抑制剂、PCSK9 抑制剂的上市，联合他汀应用，可进一步降低低密度脂蛋白胆固醇（LDL-C）水平。

3. 降压药

我国高血压控制率仍然较低，尽管目前临床常用的六大类降压药物疗效肯定，但是使用单药治疗时血压达标率不高，因此仍致力于开发和研制新型降压药。高血压的发病机制是新型降压药研发的理论基础，随着对发病机制的进一步认识，新型降压药不断问世。主要包括现有降压药增加新成员和新作用机制的药物，如以交感神经为目标的中枢咪唑啉受体激动剂莫索尼定、肾素抑制剂阿利吉仑、内皮素受体拮抗剂波生坦等；老药新用如 ATP 敏感性钾通道开放剂二氮嗪、克罗卡林等。联合用药是治疗高血压的基本策略，目前单片复方制剂的不断问世，为提高血压达标率提供了重要治疗手段。常用的复方制剂有血管紧张素受体拮抗剂（ARB）/血管紧张素转换酶抑制剂（ACEI）+ 利尿剂，钙通道阻滞药（CCB）+ARB/ACEI，利尿剂 + CCB，CCB+ARB/ACEI+ 利尿剂，CCB+ 肾素抑制剂。

4. 抗心律失常药

许多抗心律失常药物具有一定的不良反应，患者在使用 Ia 类和 Ic 类药物时最容易引起致心律失常作用；在使用 Ib 类药物时虽较少发生致心律失常作用，但对于急性心肌梗死的疗效和安全性较 III 类药物差；III 类药物可引起尖端扭转型室速；II 类与 IV 类药物在使用过程中可能会引起缓慢型心律失常；甚至有的抗心律失常药物在使用中会发生致死性不良反应，大大制约了临床应用。新型药物决奈达隆属 III 类抗心律失常药物，可阻滞钠、钾、钙等多种离子通道，化学结构与胺碘酮相似，是非碘化的呋喃衍生物，具有胺碘酮的部分特性和疗效，可降低具有心血管危险因素患者的死亡率及住院率，而甲状腺、肺、眼毒性及尖端扭转型室速等药物不良反应较胺碘酮少，但在预防房颤复发的有效性上不如胺碘酮，有较好应用前景。伊布利特是 III 类抗心律失常药物中的第 2 代，其化学结构与索他洛尔相似，是甲磺酸酯衍生物，具有起效快、转复率高、不良反应可自行消失的优点，具有更明显的转复房扑、房颤优势，但首过效应明显，不建议长期口服。稳心颗粒是第一个获批生产的国产抗心律失常中成药，由党参、黄精、三七、琥珀、甘松等 5 味药组成，可抑制晚钠电流这一引发心律失常的重要病理性电流，从而抑制各类心律失常的发生。参松养心胶囊是国产抗心律失常中成药的另一代表，具有"快慢兼治、整合调节"的临床作用，对于快速型、缓慢型心律失常都有一定治疗作用，已大规模应用于临床。

5. 治疗心力衰竭的药物

慢性心力衰竭患者，由于长期交感神经过度兴奋导致心率显著加快，而过快的

心率可损害心功能并影响预后。β 受体拮抗剂是拮抗交感神经兴奋、减慢心率最重要的药物，是目前治疗慢性心力衰竭的基石，但有研究发现其改善预后的作用与使用剂量不相关，而与心率降低幅度有关，在临床工作中也存在着使用率低、剂量显著不足的问题。肾素 – 血管紧张素 – 醛固酮系统（RAAS）抑制剂是治疗心力衰竭的另一种临床常用药物，包括血管紧张素转换酶抑制剂（ACEI）、血管紧张素受体拮抗剂（ARB）、醛固酮受体拮抗剂、直接肾素抑制剂等。由于负反馈调节和"逃逸现象"，ACEI 和 ARB 对 RAAS 的阻断不完全，肾素抑制剂可能是阻断 RAAS 的更优选择。中国心力衰竭诊断与治疗指南推荐在使用 ACEI 或 ARB、β 受体拮抗剂、醛固酮受体拮抗剂已达到推荐剂量或最大耐受剂量，心率仍然 ≥ 70 次 / 分时可以加用伊伐布雷定降低心率。随着新的循证医学证据不断积累、大规模临床试验的不断开展，治疗方案由过去的"金三角"变为"新四联""新五联"。沙库巴曲缬沙坦钠片为血管紧张素受体 – 脑啡肽酶抑制剂，由缬沙坦和沙库巴曲组成，具有阻滞血管紧张素受体、抑制脑啡肽酶的双重作用，从而共同发挥保护心血管的作用。另外，钠 – 葡萄糖耦联转运体 2（SGLT2）抑制剂、鸟苷酸环化酶抑制剂维利西呱在临床中也逐渐显示出治疗心力衰竭的优势。中成药芪苈强心胶囊具有增强心肌收缩力、改善血流动力学、利尿消肿、扩血管等作用，可有效改善心力衰竭症状。

二、辨证用药

在中医理论中，大多数心血管系统疾病均属本虚标实，本虚主要指气、血、阴、阳亏虚，标实则指气滞、血瘀、痰浊、寒凝等，诸因素相互影响，互为因果，最终导致心脉不通或心脉失养，从而发为胸痹、

心痛等心系疾病。根据病性标本虚实之不同，可选择不同治法进行治疗，治本有益气养阴法、益气温阳法等，治标有活血化瘀法、化痰通瘀法、疏肝理气法等，标本兼治有益气活血法、滋阴活血法、通阳化痰法、补肾祛瘀法等。

1. 活血化瘀法

纵观历代医家治疗，活血化瘀法已广泛应用于心血管系统疾病的防治。无论虚实，心血脉瘀滞、不通则痛总是其病因病机的一个重要方面，用活血化瘀方药治疗具有重要地位。肝藏血而主疏泄，充养脉道，调畅气机。若肝血不足，疏泄失常，导致脉道不充，气机不利。影响到心则心神失养，血络瘀滞，甚则心脉不通，心络瘀阻，从而引发胸痹心痛等疾病。活血化瘀法是治疗血瘀的总则，其中活血应用于血液流行不畅的瘀血轻证，化瘀应用于血液瘀滞已久的瘀血重证。由陈可冀领衔的"血瘀证与活血化瘀研究"首创以中医活血化瘀法治疗冠心病，创建了血瘀证的诊断标准和冠心病心绞痛诊断及疗效评价标准，已作为国家标准在全国推广。

随着现代药理与临床研究的逐步深入，人们发现活血化瘀药对心血管系统疾病的干预是多方面、多途径综合调控的结果，结合心血管系统疾病发病机制，活血化瘀药对心血管系统疾病病理生理的影响主要包括：①调节脂质代谢紊乱，降低总胆固醇、甘油三酯、低密度脂蛋白及丙二醛水平，提高超氧化物歧化酶水平，从而抗动脉粥样硬化、改善心绞痛等；②调节凝血纤溶平衡，抗血小板聚集和血栓形成，促进纤溶，溶解血栓；③抑制冠状动脉局部炎症反应；④影响外周循环内皮素的释放，舒张冠状动脉；⑤促进血管新生，增加侧支血管形成，改善梗死区血流供应的作用。

2. 益气养阴法

心系疾病常见气阴两虚证，气虚则无力行血，阴虚则脉络涩滞，均可使血行不畅，气血瘀滞。《灵枢·刺节真邪》曰："宗气不下，则脉中之血凝而留止。"基于此理论并结合具体的临床表现进行辨证论治，认为气虚为本病的主要原因，气虚日久，损耗心阴，可见心肌收缩力减弱、心率减慢、心排血量减少，致心肌缺血缺氧，甚则出现心绞痛、心肌梗死，宜采用益气养阴法治疗，临床疗效显著。

3. 通阳化痰法

若患者饮食失节，损伤脾胃，运化失健，脾胃阳虚，聚湿成痰，寒痰壅塞脉络，络脉痹阻，心失所养，可致心系疾病产生。对于痰浊阻滞、痹阻心阳、阳气失畅者，张仲景开创了通阳宣痹之先河，瓜蒌薤白白酒汤及瓜蒌薤白半夏汤即为该法的鼻祖方剂。在此基础上，近代在治疗中也不断发展，认为治疗部分心血管系统疾病，如冠心病急性期，应以化痰浊、通胸阳为主，同时注重调脾胃、畅气机，即所谓通阳泄浊、豁痰散结。

4. 益气活血法

益气活血法的应用是以中医学气血相关理论为指导的。《素问》提出"血实宜决之，气虚宜掣引之"，后有"气为血帅，气行则血行，气止则血止""血无气不行"等论述。故许多医家在临床治疗疾病时十分重视调理气血。朱丹溪认为："气血冲和，万病不生，一有怫郁，诸病生焉。"心系疾病之病性多为虚实夹杂，虚者多为脏腑虚损，实者可见血瘀、痰浊等。清代王清任《医林改错》指出："元气既虚，必不能达于血管，血管无气必停留为瘀。"直接而又深刻地揭示了正气虚衰、因虚致瘀的病机。凡痛证，如胸痹之疼痛，均由"不荣则痛""不通则痛"引起。心气虚则心及全身功能活动减弱，血属阴，阴血不足，心失所养，不荣则痛；气虚运血无力而致血瘀，可阻滞气机出现"不通则痛"。大量文献资料表明，气虚、血瘀是冠心病心绞痛最主要的两个证候要素，这为益气活血法治疗冠心病心绞痛等心血管系统疾病提供了可靠的理论依据。现代研究认为，益气活血中药可以抗血小板聚集、改善血液流变学指标、保护血管内皮细胞功能、抑制心肌细胞凋亡；就临床疗效而言，可以明显减少心绞痛发作次数，减少硝酸甘油用量，改善心肌缺血状况，预防和延缓冠心病心绞痛的发生。但须注意临床上气虚血瘀证多兼有阴虚、阳虚、痰浊、寒凝等，使用时可在益气活血基础上进行加减应用。

5. 疏肝理气法

肝失疏泄，气机不畅，则津血的输布代谢失常，可化生痰浊、瘀血。精神抑郁，情志不畅，肝失疏泄，即可形成"气留不行，血壅不濡"之胸闷、胸痛兼有气滞不畅等症状。虽然病位在心，但心之气血运行与肝之疏泄、藏血功能相互影响，因此以疏肝理气佐活血通络之剂治疗冠心病等心血管系统疾病疗效显著。

6. 补肾祛瘀法

人过中年，肾元亏虚，精气渐衰。若肾阳虚，则水不生土，衍生痰浊；肾阴虚，更可火化热生，炼液为痰，痰浊壅塞脉道，血滞成瘀。痰瘀互结，着于血脉，交结凝聚，即形成粥样斑块。据此病机，法宜补肾祛瘀化痰。偏肾阳不足者，宜温补肾阳；偏肾阴亏虚者，宜滋补肾阴、宁心安神。《黄帝内经》中对"厥心痛""真心痛""心痛"的症状描述与今之冠心病心绞痛的症状相似。《素问·六微旨大论篇》曰："相火之下，水气承之……君火之下，阴精承之。"中医学认为，心在五行属火，位居于上而属阳；肾在五行属水，位居于下而属于阴。心火下降于肾，肾水上济于心，心、肾之间的生理功能才能协调，称之为"心肾相交"。心、肾关系密切，二者通过经络互联、精血互化、水火相济、君相互助等方式在生理、病理上紧密联系。冠心病属本虚标实之证，以心肾虚衰为本，以寒凝、气滞、痰浊、血瘀为标。医家运用补肾法治疗心血管系统疾病在临床上取得了良好疗效，并对从肾论治进行了深入研究，发现补肾法在调节脂代谢紊乱、促进血管生成、保护血管内皮功能、抗血小板聚集、抑制冠状动脉局部炎症反应、抑制血管平滑肌增生等方面发挥作用。

7. 清热解毒法

在历年以来所发表的中药干预心肌缺血、再灌注损伤的研究文献中，对于清热类中药的研究甚少。然而有研究发现，部分清热类中药具有降脂、抗炎、抗氧化、抗心肌缺血、抗动脉粥样硬化的药理作用。清热解毒中药治疗心血管系统疾病在临床中应用较为广泛，不仅仅局限于外感疾病的治疗。中医的毒邪可分为外毒和内毒，心血管系统疾病多因内毒而发，内毒系脏腑功能减退、气血运行失常使机体内的生理、病理产物不能及时排出，蓄积体内而成。毒邪易与火、热、痰、瘀胶结，壅滞气血，损伤心络。在临床治疗中，可以清热解毒、祛瘀通络为主，药物可选黄连、黄芩、栀子、连翘、白花蛇舌草等。

有研究表明，急性冠脉综合征（ACS）的发病与动脉粥样硬化、炎症反应、病原微生物等有关，炎症反应是ACS发生和加重的重要原因，有抗炎作用的清热解毒中药对ACS炎症反应有一定的干预作用，起到稳定斑块和减少内皮损伤、改善临床症状作用。心血管系统疾病中存在的炎症反应，相当于中医外邪入心，稽留不去，扰心侵脉，或痰瘀胶结，壅阻脉络成毒，毒邪扰心。现代研究表明，清热解毒类中药可以通过降血脂、拮抗内皮素、抑制平滑肌细胞增殖和抑制血小板聚集达到"消炎"的目的。以清热解毒法为主或在处方中适当配伍清热解毒药来防治心血管系统疾病将是一个很有前景的治疗方法，值得进一步深入研究。

四、特殊用药方法

（一）熏洗疗法

熏洗疗法，是将药物煎煮后，先用蒸汽熏蒸，再用药液在全身或患处进行敷洗的治疗方法。该疗法借助于热力与药力，达到疏通腠理、散风除湿、透达筋骨、活血理气的作用。熏洗疗法根据治疗的形式和作用的部位不同，可以分为溻渍法、淋洗法、熏洗法和热罨法四种类型。熏洗时药物通过皮肤孔窍、腧穴等部位，深入腠理、脏腑各部位，直接吸收，输布全身，以发挥其药理作用。药物直接接触病灶，能起到清热解毒、消肿止痛、祛风止痒、拔毒祛腐等作用。现代研究认为，熏洗疗法直接作用可通过中药化学成分刺激皮肤感受器，发挥某些化学作用；也可通过药物渗透、吸收和经络传导，达到"以外调内"的作用，起到与内服药同样的效果。研究证实，麻黄、桂枝、细辛、白芷、藁本、薄荷、冰片、川芎、薄荷、小豆蔻等均具有透皮促渗作用，能够增加药物透皮速度，促进有效成分的渗透，再加上其本身的功效，使有效成分直达病所，发挥疗效。中药熏洗剂的组方原则为"辨病、辨证用药加以透皮促进剂"。根据不同病证、不同药物选择不同的透皮促进剂。如脂溶性较强的药物应选择脂溶性的促进剂；而水溶性较强的药物则应选择水溶性的促进剂；热证选用寒凉的促进剂；而寒证则选用温热的促进剂；尽量选用既具有透皮促渗作用，同时又对疾病具有治疗作用的药物。

（二）贴敷疗法

贴敷药物直接作用于体表穴位或表面病灶，使局部血管扩张，血液循环加速，具有活血化瘀、消肿止痛作用；还可使药物透过皮毛腠理由表入里，通过经络的贯通运行，联络脏腑，沟通表里，发挥较强的药效作用。现代研究证实，中药完全可以从皮肤吸收。经穴皮肤吸收药物的主要途径有三种。①透皮吸收，通过动脉通道、角质层转运（包括细胞内扩散和细胞间质扩散）和表皮深层转运而被吸收等多途径进入血液循环。②水合作用，角质层是透皮吸收的主要屏障，贴敷疗法使局部形成一种汗水难以蒸发扩散的密闭状态，角质层含水量从5%~15%增至50%，角质层吸收水分后使皮肤水化，引起角质层细胞膨胀成多孔状态而使其紧密的结构变得疏松，易于药物穿透。研究证明，药物的透皮速率可因此增加4~5倍，同时还可使皮温从32℃增至37℃，加速局部血液循环。③表面活性剂作用，贴敷方中的芳香类药物，多含挥发性烯烃、醛、酮、酚、醇类物质，具有较强的穿透性和走窜性，其表面活性物质能促进被动扩散吸收，增加皮脂膜的穿透率。机械刺激可加速血液循环，促进药物的渗透、吸收和传播，以发挥药理效应。

（三）鼻药疗法

鼻药疗法是指将鼻腔作为用药或刺激部位，以不同方式将中药或其制剂纳入鼻中，发挥局部或全身性作用，从而达到预防及治疗疾病的一种疗法。其用药方法分为三种，即塞鼻法、鼻吸法、鼻嗅法。塞鼻法亦称纳鼻法，是将药物研细，加赋形剂或做成栓子，或将药末以纱布或薄棉包裹，或将药物制成药液，以棉球蘸湿，塞入鼻腔，以治疗疾病的方法。鼻吸法是将药物制成粉末吸入鼻内，使药末直接作用于鼻黏膜，以治疗疾病的方法。鼻嗅法是将药物制成粉末，煎取药汁，或鲜品捣烂，或点燃药物，以鼻闻其气味而治疗疾病的一种方法。目前，鼻吸法、鼻嗅法在临床中较为常用，药物经鼻黏膜吸收后可直接进入体循环，吸收迅速、起效快、作用强，患者易于接受，且避免了消化液的破坏和肝脏的首过效应。

第四章 提高临床疗效的思路方法

一、辨证微观化、辨病整体化

中西医是在不同的历史条件下，运用不同的观点和研究方法发展起来的两种理论和体系。中医学作为传统医学，产生于经验医学时代，其医学模式为自然哲学模式，思维方式为形象思维，研究方法为观察法（直接领悟，取类比象），以"天人合一"的自然观、身心统一的整体观、辨证论治的治疗观为特点。西医产生于实验医学时代，其医学模式为生物医学模式，思维方式为逻辑思维，研究方法为实验分析方法，以实验分析方法为主说明人体的结构和功能，以及疾病的发生、诊断、预防和治疗。中西医产生的时代不同，也各有其特点和不足。

中医诊断在宏观、定性、动态方面的研究有其独到之处，但在微观、定量、静态方面则因历史条件所限而研究不够。其观察方法以整体为主并联系动态化来进行，采用直观望诊、动口询问和耳闻指切的方法，以医者的直接感觉来收集资料进行分析诊断。西医对病因学的认识是通过现代检测仪器，显示心脏的缺血、劳损、梗死等不同程度的改变，从而辨别心血管疾病的类型和预后，在微观、定量、静态方面有其长处。临床应用时可以将 X 线、超声、电生理检测、生化检验、计算机断层扫描、磁共振成像、心肺听诊及血压测量等检查手段视为"四诊"的延伸，并逐步与辨证结合起来，达到"四诊客观化"的目的。

以冠心病（胸痹）为例。目前冠心病病证结合的临床诊疗和研究思想体现了冠心病共性规律与患者个体特征的有机结合。临床中对胸痹的诊断及鉴别诊断，脱离心电图、冠状动脉 CT、冠状动脉造影及冠状动脉介入诊疗等手段，单纯依靠望、闻、问、切的辨证诊断较难实现。若缺乏"冠心病"的明确诊断，因心前区疼痛的病因有 10 余种，且各种疾病的预后也不尽相同，故若不能明确诊断为"冠心病"，则临床疗效就失去了可比性。但若仅使用西医手段进行治疗，就失去了中医辨证治疗的优势，使得对患者个体化调治减弱，且现代科学技术对疾病的认识也仍有其局限性，单纯使用西医手段亦无法使临床疗效进一步提高。所以中西医结合治疗、辨病辨证结合治疗是时代发展的必然。

二、提高中药质量、合理用药

目前，由于对中药资源的保护不力，滥采滥挖现象严重，有些中药未到成材就被挖出，既影响疗效又使良好中药资源难以持续性发展。另外，也可能由于炮制或贮藏不当而影响饮片质量，进而影响疗效。所以必须在种子、栽培、采收、炮制、贮藏等各个环节严格把关。中成药的生产属于工业化大生产，而利润又与成本息息相关，这导致部分生产厂家生产所用原料质量很差，或为等外品，制成丸散膏丹后难辨优劣，从而严重影响了中成药的疗效。因此，必须加快推进饮片批准文号的管理，提高中药质量，更好地保证临床治疗效果。

此外，煎药时的煎煮容器、煎煮方法，服药时的服用方法、饮食忌宜，均会影响临床疗效。要保证各环节少有纰漏，才能更好地保证饮片疗效。通过长期临床实践发现，由于人体具有生物节律，药物吸收、分布、排泄，以及生物利用度、血药浓度均具有周期性变化，所以不同给药时间产生的治疗效果不一样。人体健康受生物钟的支配，疾病更是与生物钟密切相关，选择最佳用药时间，可达到最佳疗效、最小剂量、最小毒性，从而可减少某些因药物持续高浓度而产生的耐受性及不良反应。疾病存在昼夜节律波动现象，如风湿热等慢性疾病往往上午体温正常、下午低热，即"午后低热"；心源性哮喘也多在午夜发作。根据专家们提出的"时辰药理学"理论，选择最佳用药时间，可达到最佳疗效。例如，心绞痛发作的昼夜节律高峰为上午6~12时，而治疗心绞痛药物的疗效也存在昼夜节律性，钙通道阻滞药、硝酸酯类、β受体拮抗剂在上午使用可明显扩张冠状动脉、改善心肌缺血，故而心绞痛患者最好于晨起时马上服用药物。由于氨氯地平（络活喜）、福辛普利起效平缓，其血药浓度达峰时间分别需6~12小时和7小时，应临睡前给药使血药浓度峰值出现在清晨。他汀类调脂药能够通过抑制羟甲基戊二酰辅酶A还原酶而阻碍肝内胆固醇的合成，亦可增强肝细胞膜低密度脂蛋白受体的表达，使血清胆固醇及低密度脂蛋白胆固醇浓度降低。而胆固醇主要在夜间合成，所以晚上给药比白天给药更有效，如辛伐他汀、氟伐他汀等均采用晚间顿服。

此外，临床使用时应正确辨用中成药，中药配方不是单味中药作用的机械累加，需根据中医辨证论治理论合理使用。并且，现代中成药的开发需要加强临床和药理的基础研究，只有通过大量的现代研究才能使配方更加完善、更有利于临床推广、更有效地应用于临床。

三、重视心脏康复

心血管系统疾病严重威胁着人们的生命健康。为了改善心血管系统疾病患者的预后，提高生活质量，预防疾病复发，减少死亡率及患病率，除基本临床治疗外，同步进行心脏康复越来越受到人们的重视。心脏康复是现代心血管系统疾病治疗不可或缺的重要组成部分，应具有综合性、尽早启动、持续性、阶段性、个体化等特点。

（1）心脏康复对象的扩大 心脏康复的人群从年纪较轻的或心脏术后患者，扩大为所有心血管系统疾病患者，包括心肌梗死、心绞痛、心力衰竭、心肌病、经心脏外科或介入手术治疗（如冠状动脉旁路移植术、冠状动脉支架植入术或心脏瓣膜置换术）的患者，还包括风心病、起搏器或转复除颤器植入术后、心肺移植术后患者等。现有的各种指南，包括稳定型心绞痛、ST段抬高型急性心肌梗死、非持续ST段抬高型急性冠脉综合征、经皮冠状动脉介入治疗术后、冠状动脉旁路移植术后、心力衰竭、心脏瓣膜病指南均强烈推荐心脏康复。

（2）心脏康复程序内容更广泛 心脏康复覆盖范围更广，方式更多样，具有综合性，是运动疗法、康复教育和心理康复等内容的有机结合。具体又分为患者评估、营养咨询、体重管理、血压管理、血脂管理、糖尿病管理、戒烟、心理调理、体能咨询、运动训练程序等。

（3）运动疗法 有研究发现，运动训练可引起冠状动脉结构适应性变化，使冠脉扩张的储备能力增加，与运动促进活性物质的释放有关。冠脉成形术后运动训练可缓解心肌缺血、使缺血分数显著降低，可延缓、改善冠脉病变的进展。多年来，心脏康复运动以等张运动为主要方式，然而近年来发现等长运动对心血管的训练作用具有相对安全、肯定的临床价值。运动训练在西方国家康复心脏学中发展迅速，并且已经成为最主要的促进康复的手段之一。如美国采取的个性化运动处方，根据每个心血管系统疾病患者的病程及心脏负荷能力制定不同的运动强度，并且在运动结束后测定并记录心率、血压，以便随访和监测。德国在心血管系统疾病患者后期治疗所开展的运动疗法，首先以一个指示性功率试验（普遍为功率自行车试验）为开端，以确定患者的身体负载能力，随后统一安排患者于当地门诊，在运动医生和专门教练的监护指导下进行。运动训练的规范性和科学性都有助于患者身体状况评估及心功能的康复。

（4）康复教育　康复教育是让患者了解冠心病的危险因素，明确二级预防的方法、目标，改变吸烟等不良生活方式，进行运动指导，给予饮食和营养方面的建议，以及指导患者对血脂、血压、血糖和体重进行调控。康复教育的开展能够使患者更加主动积极地参与心脏康复活动，在以高血压、糖尿病和冠心病为代表的生活方式相关性疾病中影响更为重要。教育内容包括冠心病的病因、并发症、预防措施、相关不良生活方式，以及冠状动脉造影及成形术原理、术后护理、心血管康复的目的及程序等。知识的增加不足以改变患者的行为或生活方式，但住院患者的康复教育已被证实能显著地改善吸烟行为、活动水平和对康复措施的全面依从性。

（5）心理康复　研究表明，心血管系统疾病的发生、发展与患者的心理因素相互影响。心理因素可以是导致心血管系统疾病的病因，精神障碍常伴发心血管问题，如精神药物的心血管反应。心血管系统疾病及急性事件发生后也可以导致相应的心理变化和精神症状（即共病状态）。社会心理方面对心血管系统疾病的危险因素包括工作压力过大、生活应激、缺乏社会支持、A型行为模式、重型抑郁和焦虑等。因此，开展针对心血管系统疾病的心理行为干预对心血管系统疾病患者的身心健康、生活质量和预后均具有积极的作用，已经是现代心脏康复不可分割的一部分。心理支持可使患者通过咨询和交流，减少或消除在面对疾病时可能产生的抑郁、紧张、愤怒等心理问题，使患者树立信心，重返工作。社会心理干预措施能显著降低冠心病的发病率和死亡率。

（6）心脏康复阶段的划分　现代心脏康复应该在心脏疾病症状出现时就启动，并且在冠脉事件或介入治疗过程中贯穿全部过程，但各阶段又有各自的侧重点，即阶段性。①第一期（院内康复）：为发生急性危及生命的心血管事件住院患者即刻启动康复治疗。患者在突然遭遇急性心血管事件时通常会合并严重焦虑和恐惧，及时评估患者的精神状态并向患者及其家属解释病情和治疗方案，有利于患者调整情绪并配合治疗。在病情许可的情况下，尽早为患者启动康复活动，安排循序渐进的活动模式。待患者病情稳定后随时评估出院时机、出院后的生活自理能力、相关的社区保健服务，并制定合理的二期康复计划。②第二期（院外早期康复）：为急性心血管事件发生后早期（3个月）的院外患者提供预防和康复服务，持续至事件发生后一年。通过对患者吸烟、饮食习惯、运动能力、服药情况，以及血脂、血糖、血压、体重等健康状况进行评估，了解患者在病情、生活、心理和社交能力等各方面的进展。通过个别辅导，使患者建立健康生活模式。③第三期（院外长期康复）：为心血管事件一年后的院外患者提供预防和康复服务。主要是维持已形成的健康和运动习惯，一定要确保运动和良好的生活方式变成终生的习惯。此外，心脏康复也可分为住院期、恢复期、持续发展维持期和维持期四期。

（7）危险性分层概念　现代心脏康复更加重视对患者再发严重心血管事件的危险程度进行危险分层，从而更为科学和客观地指导、实施个体化的心脏康复。危险性分层不仅可以为治疗提供建议与参考，而且能清楚了解患者接受康复训练的危险性，从而制订相应运动量的运动处方，并在运动时进行专业化监护和防护措施。此外，危险分层还有助于患者恢复工作和病前活动的评估。危险分层的参考指标包括心血管系统疾病的危险因素、相关症状、并发症与合并症、心理状态与社会支持情况，以及心血管辅助检查结果，如静息和（或）动态心电图、心肌活动平板试验、超声多普勒、心肌酶学及冠状动脉CT或造影检查等。根据危险分组可以制定出有效的康复治疗原则。低危组患者，可按常规心脏康复程序进行，一般不用心电监测，短期住院后即可回家康复；中高危组患者，需要延迟运动或在医生和康复治疗师监护下进行锻炼。目前，危险程度分组法已在心脏康复中得到普遍应用，并取得了减少病死率和降低医疗费用的效果。

（8）强调个体化　现代心脏康复强调个体化处理，有针对性的运动处方能根据个体情况制定不同的运动方式、运动强度，而且随时根据身体对运动的反应做出及时调整。健康教育和心理康复更需要针对不同患者的冠心病易患因素、身心反应制定个体化方案，这将比使用一成不变的康复程序更加有效。

临床篇

第五章　心力衰竭

心力衰竭（心衰）是各种心脏结构或功能性疾病导致心室充盈及（或）射血能力受损而引起的一组综合征。由于心室收缩能力下降，射血功能受损，心排血量不能满足机体代谢的需要，导致器官、组织血液灌注不足，并出现肺循环和（或）体循环淤血，临床表现为呼吸困难、水肿及无力所致体力活动受限。某些情况下心肌收缩力尚可，射血功能维持正常，但由于心肌舒张功能障碍，左心室充盈压异常增高，使肺静脉回流受阻，而导致肺循环淤血，常见于冠心病和高血压心脏病所致心功能不全的早期或原发性肥厚型心肌病等，称之为舒张期心力衰竭。

一、病因病机

（一）西医学认识

1. 基本病因

几乎所有类型的心脏、大血管疾病均可引起心力衰竭。心力衰竭反映心脏的泵血功能障碍，也就是心肌的舒缩功能不全。从病理生理学角度来看，心肌舒缩功能障碍是由于原发性心肌损害，或心脏长期容量及（或）压力负荷过重所引起的，使心肌功能由代偿最终发展为失代偿。

（1）缺血性心肌损害　冠心病心肌缺血和（或）心肌梗死是引起心力衰竭的最常见原因之一。

（2）心肌炎和心肌病　各种类型的心肌炎及心肌病均可导致心力衰竭，以病毒性心肌炎及原发性扩张型心肌病最为常见。

（3）心肌代谢障碍性疾病　以糖尿病心肌病最为常见，亦包括继发于甲状腺功能亢进或减退的心肌病、心肌淀粉样变

性等。

（4）压力负荷（后负荷）过重　见于高血压、主动脉瓣狭窄、肺动脉高压、肺动脉瓣狭窄等左、右心室收缩期射血阻力增加的疾病。为克服增高的阻力，心室肌代偿性肥厚以保证射血量。持久的负荷过重，心肌必然发生结构和功能改变而终致失代偿，使心排血量下降。

（5）容量负荷（前负荷）过重　见于以下两种情况。①心脏瓣膜关闭不全，血液反流，如主动脉瓣关闭不全、二尖瓣关闭不全等；②左、右心或动静脉分流性先天性心血管疾病，如房间隔缺损、室间隔缺损、动脉导管未闭等。此外，伴有全身血容量增多或循环血量增多的疾病，如甲状腺功能亢进等，心脏的容量负荷也必然增加。容量负荷增加早期，心室腔代偿性扩大，心肌收缩功能尚能维持正常，但超过一定限度后心肌结构、功能发生改变则出现失代偿表现。

2. 诱因

（1）感染　呼吸道感染是最常见、最重要的诱因。感染性心内膜炎作为心力衰竭的诱因也不少见，常因发病隐匿而漏诊。

（2）心律失常　心房颤动是器质性心脏病最常见的心律失常之一，也是诱发心力衰竭的重要因素。其他各种类型的快速型心律失常及严重的缓慢型心律失常均可诱发心力衰竭。

（3）血容量增加　如摄入钠盐过多，静脉输入液体过多、过快等。

（4）过度消耗体力或情绪激动　如妊娠后期、分娩，以及暴怒等。

（5）治疗不当　如不恰当停用利尿药或降压药等。

（6）原有心脏病变加重或并发其他疾病 如冠心病发生心肌梗死，风湿性心脏病处于急性期或活动期合并甲状腺功能亢进或贫血等。

（二）中医学认识

根据心力衰竭的临床表现，可将其归属为中医学"心衰"，或"心悸""喘证""水肿""痰饮"等范畴，可由年老体衰、感受外邪、久病迁延、饮食不节、情志失调、劳欲过度或药食所伤等多种病因所致。其病位主要在心，与肺、肾、脾、三焦关系密切。其病机为本虚标实，本虚为气血阴阳之不足，标实有水饮、痰浊、瘀血、气滞等不同。

二、临床诊断

（一）辨病诊断

1.临床表现

心力衰竭的诊断是综合病因、病史、症状、体征及客观检查而作出的。有症状的心力衰竭不难诊断，在有心肌损伤、心脏过度负荷及（或）心脏扩大的基础上，出现静脉淤血征象的心脏病患者就可诊断为心力衰竭。具有冠心病、心肌炎、心肌病、高血压等疾病，或存在心肌损伤的患者，进行一般体力活动时出现心慌、气短，或有夜间阵发性呼吸困难、需头部垫高缓解，无心外因素时可以考虑心力衰竭。尿量减少、体重增加亦是心力衰竭的早期征象。有心力衰竭可能的患者出现无其他原因的交替脉，可视为无症状心力衰竭。

（1）左心衰竭

1）症状：①劳力性呼吸困难是左心衰竭最早出现的症状，由于运动使回心血量增加、左心房压力升高、肺淤血加重所致，引起呼吸困难的运动量随心衰程度加重而减少。左心衰竭亦可出现端坐呼吸、夜间阵发性呼吸困难，甚至出现急性肺水肿。②咳嗽多在夜间发生，坐位或立位可减轻，以咳白色浆液性泡沫痰为特点；偶见痰中带血丝，若长期肺淤血所致肺循环和支气管血液循环间形成的侧支，在支气管黏膜下形成扩张的血管发生破裂可引起大咯血。③组织、器官灌注不足及代偿性心率加快所致乏力、疲倦、头晕等症状。④发生严重的左心衰竭时，血液进行再分配，肾血流量明显减少，可出现少尿；长期、慢性的肾血流量减少可出现血尿素氮、肌酐升高，并可有肾功能不全的相应症状。

2）体征：肺底呼吸音减弱是肺淤血的早期征象，但特异性较低，需结合其他临床表现综合判断。肺部常可闻及湿啰音，急性肺水肿时双肺满布湿啰音和哮鸣音。心脏听诊可闻及舒张期奔马律、二尖瓣相对关闭不全的反流性杂音、肺动脉瓣区第二心音亢进等。老年急性心肌梗死患者出现肺动脉瓣区第二心音强于主动脉瓣区第二心音提示有肺淤血可能。

（2）右心衰竭 右心衰竭以体循环淤血为主要表现，常可见腹胀、食欲不振、恶心呕吐等胃肠道及肝淤血症状。患者可出现对称性凹陷性水肿、颈静脉搏动增强、颈静脉怒张、肝-颈静脉回流征阳性、肝大等体征。心脏听诊可闻及右心室扩大、三尖瓣相对关闭不全的收缩期吹风样杂音、右心室舒张期奔马律等。

（3）全心衰竭 全心衰竭是右心衰竭继发于左心衰竭而形成的。当右心衰竭出现后，右心排血量减少，夜间阵发性呼吸困难等肺淤血症状反而减轻。扩张型心肌病等表现为左、右心室同时衰竭者，左心衰竭的主要表现往往较轻。

2.相关检查

（1）X线检查 ①心影大小及外形为基础心脏病的诊断提供重要参考，心脏扩大的程度和动态改变也间接反映了心脏功能状态。②肺淤血的有无及程度直接反映心功能状态。早期肺静脉压增高时，主要表现为肺门血管影增强，上肺血管影增多与下肺纹理密度相仿，甚至多于下肺。肺动脉压增高时可见右下肺动脉增宽，进一步出现间质性肺水肿时可见肺野模糊、出现 Kerley B 线等。Kerley B 线是在双肺下野外侧清晰可见的水平线状影，是肺小叶间隔内积液的表现。发生急性肺泡性肺水肿时出现蝶翼征，肺野可见大片融合的阴影。

（2）超声心动图　超声心动图能够比X线更准确地提供各心腔大小变化、心脏瓣膜结构及功能情况。①评价心脏收缩功能：以收缩末期与舒张末期容量差粗略计算左室射血分数（LVEF）。LVEF ≤ 40% 且有心衰症状可诊断为射血分数降低的心力衰竭（HFrEF）。②评价心脏舒张功能：超声多普勒是临床上最实用的判断心脏舒张功能的方法，正常人心动周期中舒张早期血流速度峰值（E）与舒张晚期血流速度峰值（A）的比值（E/A）不应小于1.2，中青年应更大。舒张功能不全时，E 峰下降，A 峰增高，E/A 比值降低。如同时记录心音图则可测定心室等容舒张期时间，以反映心室松弛性。

（3）放射性核素检查　放射性核素心血池显影有助于判断心室腔大小，并可以收缩末期和舒张末期心室影像的差别计算EF 值。同时还可通过记录放射活性 – 时间曲线计算左心室最大充盈速率，反映心脏舒张功能。

（4）心肺运动试验　本试验仅适用于慢性稳定性心力衰竭患者，通过在运动状态下测定患者对运动的耐受量评估心功能。运动时肌肉的需氧量增高，需要心排血量相应增加。当患者的心排血量不能满足运动需要时，肌肉组织就需要从流经的单位容积血液中提取更多的氧，使动脉与静脉血氧差值增大。在氧供应绝对不足时，即出现无氧代谢，呼气中 CO_2 含量增加。试验所测得的最大氧耗量及无氧阈值可反映心功能水平，二者数值越低则心功能越差。

（5）有创性检查　对急性重症心力衰竭患者必要时可采用床旁右心漂浮导管检查，经静脉插管直至肺小动脉，通过测定各部位压力及血液含氧量，并计算心脏指数（CI）及肺毛细血管楔压（PCWP），从而直接反映左心功能。正常时 CI > 2.5L/（min·m^2），PCWP < 12mmHg。

（二）辨证诊断

1. 气虚血瘀型

临床证候：心悸怔忡，神疲乏力，胸闷气短，甚则喘咳，动则尤甚，面白或暗红，自汗，口唇青紫，甚者胁痛积块、颈脉怒张。舌紫暗或有瘀斑，脉虚涩或结代。

证候分析：心肺气虚，心脉瘀阻是心力衰竭的基本证候，心衰早期尤以此证多见。心、肺同居上焦，而肺主气，故心衰最易伤肺损气。心气不足，心失所养，心神不宁，则见心悸怔忡、神疲乏力；汗为心之液，心气虚则自汗；肺气虚损，失于宣肃，肺气上逆，则见胸闷气短、甚则喘咳；劳则气耗，故动则尤甚；气虚血瘀，则见乏力、面白或暗红、口唇青紫；病情至中后期血瘀甚者，血滞于脉，瘀结于肝，则见胁痛积块、颈脉怒张。舌紫暗或有瘀斑，脉虚涩或结代，为气虚血瘀之象。

2. 气阴两虚型

临床证候：心悸气短，身重乏力，心烦不寐，口咽干燥，小便短赤，甚则五心烦热、潮热盗汗、眩晕耳鸣、肢肿形瘦，或面白无华、唇甲色淡。舌红，少苔或无苔，脉细数或促或结。

证候分析：气阴两虚可见于心衰各期，早期阴虚多与原发疾病有关，中、后期阴虚则是病情发展的结果，亦可因过用利尿药所致。气阴两虚，心失所养，心神不宁，则心悸、心烦、不寐；心气虚则气短、身重乏力；心阴亏虚，津液不足，则口咽干燥、小便短赤；病损及肾，阴虚阳盛，虚热内生，则眩晕耳鸣、五心烦热、潮热盗汗、形体消瘦；肾气亏虚，气化不行，则尿少肢肿；气血相生，气虚不能生血，而致气血两虚，则面白无华、唇甲色淡。舌红，少苔或无苔，脉细数或促或结，为阴虚之象。

3. 阳虚水泛型

临床证候：心悸怔忡，气短喘促，动则尤甚，或端坐不得卧，精神萎靡，乏力懒动，腰膝酸软，形寒肢冷，面色苍白或晦暗，肢体浮肿，下肢尤甚，甚则腹胀脐突，尿少或夜尿频多。舌淡苔白，脉沉弱或迟。

证候分析：阳虚水泛，缘于心肾阳虚，多见于心衰中、后期，或久病体弱、素体阳虚的患者。心阳虚则心悸怔忡；阳气弱则精神萎靡、乏力懒动；肾阳亏虚，失于温煦，则腰膝酸软、形寒肢冷；肾阳亏虚，肾不纳气，气浮于上，则气短喘促、动则尤甚；若水饮上凌，则气喘、心悸加重，端坐而不得卧；肾阳亏虚，气化不利，水饮内停，则肢肿尿少、腹胀脐突；肾阳亏虚，失于固摄，则夜尿频多。面色苍白或晦暗、舌淡苔白、脉沉弱或迟，均为阳气虚弱之象。

4. 痰饮阻肺型

临床证候：咳喘气急，张口抬肩，不能平卧，痰多、色白或黄稠，心悸烦躁，胸闷脘痞，面青汗出，口唇发绀。舌紫暗，舌苔厚腻、或白或黄，脉弦滑而数。

证候分析：本证属本虚标实而以标实为主。心肺气虚，脾肾俱病，水湿不化，聚而成痰，壅阻于肺，肺失清肃，而致咳喘气急、张口抬肩、不能平卧、痰多；痰未化热，则痰色白、苔白厚腻；痰郁化热，则痰黄而稠、咯吐不爽、苔黄厚腻；痰浊内扰，心神不安，则心悸烦躁；痰阻血瘀，

气机郁滞，则胸闷脘痞、面青唇紫、舌紫暗；汗为心之液，心气不足则自汗出。脉弦滑为痰饮之征，脉数可为痰热，也可为心气虚弱之象。

5. 阳气虚脱型

临床证候：心悸，喘不得卧，呼吸气促，张口抬肩，烦躁不安，大汗淋漓，四肢厥冷。精神萎靡，颜面发绀，唇甲青紫，尿少或无尿。舌淡胖而紫，脉沉细欲绝。

证候分析：本证属于危重证候。阴不敛阳，阳脱于外，导致喘不得卧、呼吸气促、张口抬肩、烦躁不安、大汗淋漓、四肢厥冷、精神萎靡、颜面发绀、唇甲青紫；肾阳衰竭，故见尿少或无尿。舌脉俱为阳气虚脱的表现。

三、鉴别诊断

1. 与支气管哮喘鉴别

左心衰竭呼吸困难加重出现急性肺水肿，常称为"心源性哮喘"，应与支气管哮喘相鉴别。心源性哮喘多见于老年人，常有高血压或慢性心脏瓣膜病史，支气管哮喘多见于青少年，常有过敏史；前者发作时必须坐起，重症者肺部有干湿性啰音，甚至咳粉红色泡沫痰，后者发作时双肺可闻及典型哮鸣音，使用支气管扩张药后呼吸困难常可缓解。测定血浆脑钠肽（BNP）水平有助于鉴别。

2. 与肝硬化鉴别

右心衰竭和肝硬化有共同的临床表现，包括腹腔积液、双下肢水肿等。除基础心脏病体征有助于鉴别外，非心源性肝硬化不会出现颈静脉怒张等上腔静脉回流受阻的体征。

四、临床治疗

（一）提高临床疗效的要素

1.急则治其标，缓则治其本

心衰患者多为虚实相兼之证，故其治疗大法应虚实、标本兼顾，急则治其标，缓则治其本。对于邪实较重的患者，要以祛邪为主，但不要一味攻实祛邪，亦要注意扶正补益，消补兼施。一旦标实稍缓解，立即重于补虚，但不宜过于滋腻，应酌加通利之品，做到祛邪不伤正，扶正不留邪。

2.扶正有偏重，通阳贯始终

心衰患者气血阴阳亏虚是其发病的基础。不同的患者，气虚、血虚、阴虚、阳虚的偏重不同，而气虚、阳虚是本病必不可少的基本病机。在遣方用药之时，无论是以补气助阳为主还是以滋阴养血为主，都应该酌加行气通阳的药物，使阳气流通，气血顺畅，则病情好转。

3.治心为主，兼顾他脏

本病病位在心，但可由他脏疾病引起，也可影响他脏。因此，治疗中应注意是何脏疾病所致，如肺病日久所致心衰，治疗时应注重兼顾调治肺病，或补益肺气，或宣肺化痰。同时，应注意受到本病影响的脏腑，如心力衰竭引起的胃肠道病变，导致患者出现腹胀、纳差等症状，在用药时可酌情加用行气和胃、消食化积之品。

4.勿忘外治，减毒增效

外治法对本病的疗效非常明显，如药物贴敷神阙穴可以改善患者因心力衰竭引起的胃肠道反应，药物贴敷膻中、至阳穴可以明显减轻患者胸闷、心慌、胸痛等症状。外治法疗效突出，不良反应少，可以用作本病的辅助治疗。

5.注重调养，增效防复

生活调养对本病至关重要，心力衰竭患者必须注意饮食起居及精神调养。在饮食方面应尽量清淡，忌肥甘厚腻之品，且饮食勿过饱，可少食多餐；在起居方面应按时作息、不熬夜、不做重体力劳动，并保持大便通畅，注意保暖，防止受凉；在精神调养方面注意调畅情志，保持情绪平稳，忌急躁发怒、大喜大悲。

（二）辨病治疗

1.病因治疗

（1）治疗基础疾病　对所有可能导致心脏功能受损的常见疾病，如高血压、冠心病、糖尿病、代谢综合征等，在尚未造成心脏器质性改变前即应早期进行有效治疗。如控制高血压、糖尿病，药物、介入及手术治疗冠心病心肌缺血，介入或换瓣、纠治手术治疗慢性心脏瓣膜病、先天畸形等，均应在临床出现心力衰竭症状前进行。对于少数病因未明的疾病，如原发性扩张型心肌病等，亦应早期干预，延缓心室重塑过程。病因治疗的最大障碍是发现、治疗过晚，很多患者常满足于短期治疗缓解症状，使病情拖延，进而发展为严重的心力衰竭，不能耐受手术，而错过了治疗的时机。

（2）消除诱因　常见的诱因为感染，特别是呼吸道感染，应积极选用适当的抗生素进行抗感染治疗。对于发热持续1周以上者应警惕感染性心内膜炎的可能性。心律失常，特别是心房颤动，也是诱发心力衰竭的常见原因，对心室率快的心房颤动应尽快控制心室率，如有可能应及时复律。潜在的甲状腺功能亢进、贫血等也可能是心力衰竭加重的原因，应注意检查并予以纠正。

2.一般治疗

（1）休息　控制体力活动，避免精神刺激，降低心脏负荷，有利于心功能的恢复。但长期卧床易形成静脉血栓，甚至导致肺栓塞，同时也使消化功能减退、肌肉萎缩。因此，应鼓励心力衰竭患者主动运动，根据病情轻重的不同，从床边小坐开始逐步增加症状限制性有氧运动，如散步等。

（2）控制钠盐摄入　心衰患者血容量增加，且体内水钠潴留，因此减少钠盐的摄入有利于减轻水肿等症状，但注意在应用强效排钠利尿剂时，过分严格限盐可导致低钠血症。

3. 药物治疗

（1）利尿剂　①噻嗪类利尿剂：以氢氯噻嗪（双氢克尿噻）为代表，作用于肾远曲小管等部位，抑制钠的重吸收，并通过钠钾交换机制同时使钾的重吸收降低。噻嗪类为中效利尿剂，轻度心力衰竭可首选此药，起始时使用 25mg，每日 1 次，逐渐加量。对病情较重的患者用量可增至每日 75~100mg，分 2~3 次服用。同时应补充钾盐，否则可因低血钾导致各种心律失常。噻嗪类利尿剂可抑制尿酸的排泄，引起高尿酸血症，长期大剂量应用可干扰糖及胆固醇代谢，应注意监测。②袢利尿剂：以呋塞米（速尿）为代表，作用于髓袢的升支，在排钠的同时也排钾，为强效利尿剂。治疗轻度心力衰竭，起始可用 20mg，口服；治疗重度慢性心力衰竭（CHF）用量可增至 100mg，每日 2 次；效果仍不佳者可通过静脉滴注，每次 100mg，每日 2 次。但袢利尿剂主要不良反应为低血钾，应注意补钾。③保钾利尿剂：A. 螺内酯（安体舒通）能够竞争性地结合肾远曲小管细胞胞质中的盐皮质激素受体，拮抗醛固酮，而表现出排钠保钾作用，但利尿效果不强。在与噻嗪类或袢利尿剂合用时能加强利尿作用并减少钾的丢失，一般用 20~40mg，每日 1 次。B. 氨苯蝶啶可直接作用于肾远曲小管，排钠保钾，利尿作用不强。常与排钾利尿剂合用，起到保钾作用，一般用 50~100mg，每日 2 次。C. 阿米洛利的作用机制与氨苯蝶啶相似，但利尿作用较强而

保钾作用较弱，可单独用于轻度心力衰竭，5~10mg，每日 2 次。保钾利尿剂可能导致高钾血症，在与排钾利尿剂联合应用时，发生高血钾的可能性较小。

电解质紊乱是长期使用利尿剂最常见的不良反应，特别是高血钾、低血钾，可导致严重后果，使用过程中应注意监测电解质水平。对于血钠过低者应谨慎区别，是血液稀释还是体内钠不足所致，前者常为难治性水肿，存在水钠潴留，而水的潴留更多，患者尿少而比重低，严重者可出现水中毒，可试用糖皮质激素；后者多因利尿过度所致，患者血容量减低，尿少而比重高，此时应给以高渗盐水补充钠盐。

（2）肾素 - 血管紧张素 - 醛固酮系统（RASS）抑制剂　①血管紧张素转换酶抑制剂（ACEI）：用于心力衰竭时，其作用机制主要有两方面。A. 抑制循环系统中肾素 - 血管紧张素系统（RAS）活性而发挥扩张血管、抑制交感神经兴奋性的作用，更重要的是能够抑制心脏组织中 RAS，在改善和延缓心室重塑中起到关键作用。B. 抑制缓激肽的降解，使具有血管扩张作用的前列腺素生成增多，同时亦有抗组织增生的作用。ACEI 有较强的保钾作用，临床中与利尿剂合用时应特别注意监测血钾变化。②血管紧张素受体拮抗剂（ARB）：其阻断 RAS 的效应与 ACEI 相同，甚至更全面，但无法抑制缓激肽降解。心力衰竭因 ACEI 引起干咳而不能耐受的患者可改用 ARB，如坎地沙坦、氯沙坦、缬沙坦等。ACEI 产生的不良反应，除干咳外均可见于 ARB，二者用药的注意事项也类同。③醛固酮受体拮抗剂：亦为保钾利尿剂的一种，常用药物有螺内酯、依普利酮等。中、重度心力衰竭患者可加用小剂量醛固酮受体拮抗剂，但必须检测血钾；近期有肾功能不全、血肌酐升高或高钾血症，以及正在使用胰岛素治疗的糖尿病患者不宜使用。

（3）β受体拮抗剂　心力衰竭发生时机体的代偿机制虽然在早期能维持心脏射血功能，但长期发展将对心肌产生有害影响，加速患者死亡。交感神经激活是代偿机制的一个重要组成部分，而β受体拮抗剂可对抗交感神经激活而改善预后。目前，临床中病情相对稳定的射血分数降低的心力衰竭患者，除非有禁忌证或不能耐受，均应使用β受体拮抗剂。应用β受体拮抗剂治疗心力衰竭的主要目的并不在于短时间内缓解症状，而是长期应用达到延缓病变进展、减少复发和降低猝死率的目标。

由于β受体拮抗剂具有负性肌力作用，临床使用应慎重，应在病情稳定且无体液潴留后，首先从小剂量开始应用，如美托洛尔每日12.5mg、比索洛尔每日1.25mg、卡维地洛每日6.25mg。而后在治疗过程中逐渐增加剂量，临床疗效常在用药后2~3个月才出现，适量长期维持。β受体拮抗剂的禁忌证为支气管痉挛性疾病、严重心动过缓和低血压、二度及二度以上房室传导阻滞。

（4）正性肌力药　①洋地黄类：作为正性肌力药的代表用于治疗心力衰竭已有200余年的历史，能够明显改善患者临床症状、减少住院率、提高运动耐力、增加心排血量。②β受体兴奋剂：多巴胺是去甲肾上腺素的前体，其作用随剂量大小而表现不同，小剂量 [< 2μg/（kg·min）] 静脉注射可降低外周阻力，扩张肾、脑血管和冠状动脉；中等剂量 [2~10μg/（kg·min）] 静脉注射能够使心肌收缩力增强、血管扩张，特别是肾小动脉扩张，心率加快不明显；大剂量 [> 10μg/（kg·min）] 静脉注射则可出现缩血管等负性作用。多巴酚丁胺是多巴胺的衍生物，可通过兴奋β₁受体增强心肌收缩力，扩血管作用不如多巴胺明显，加快心率反应也比多巴胺小。起始用药剂量与多巴胺相同。

（5）扩血管药　心力衰竭时，由于各种代偿机制的作用，周围循环阻力增加，心脏前负荷增大。有临床试验结果表明，扩张血管疗法能改善心力衰竭患者的血流动力学，减轻淤血症状，如硝酸异山梨酯。

（三）辨证治疗

1.辨证论治

（1）气虚血瘀型

治法：养心补肺，益气活血。

方药：保元汤合桃红饮加减。人参、黄芪、桂枝、甘草、桃仁、红花、当归、川芎。

加减：瘀血重者，加用三七、毛冬青、丹参；心悸自汗者，可加龙骨、牡蛎；气喘咳痰者，可加葶苈子、半夏、茯苓。

（2）气阴两虚型

治法：益气养阴。

方药：生脉饮加减。人参、麦门冬、五味子。

加减：偏于心阴亏虚，症见虚烦不寐者，可换人参为西洋参，酌加酸枣仁、夜交藤；兼肝肾阴虚，症见五心烦热、潮热盗汗、眩晕耳鸣者，合用六味地黄丸；心动悸、脉结代者，合用炙甘草汤；兼血虚，症见面白无华、唇甲色淡者，合用当归补血汤、二至丸。

（3）阳虚水泛型

治法：温阳利水。

方药：真武汤合五苓散加减。附子、干姜、桂枝、芍药、茯苓、白术、泽泻、猪苓。

加减：若水饮上凌心肺，症见胸闷气急、喘不得卧者，合用葶苈大枣泻肺汤；若经治疗，水肿消退不明显者，可加用活血化瘀药，如毛冬青、泽兰、益母草、丹参、红花、鸡血藤等；若以本虚为主，心肾阳虚突出，而水肿轻微者，可用参附汤合金匮肾气丸。

（4）痰饮阻肺型

治法：温化痰饮，泻肺逐水。

方药：苓桂术甘汤合葶苈大枣泻肺汤加减。桂枝、茯苓、白术、葶苈子、大枣、甘草。

加减：若痰郁化热，症见喘急、痰黄难咯、舌红苔黄者，可改用《千金》苇茎汤合温胆汤；若兼风寒束表者，则改用小青龙汤；若兼血瘀，症见面青唇绀、舌质紫暗者，合用桃红饮。

（5）阳气虚脱型

治法：回阳固脱。

方药：参附龙牡汤加减。人参、附子、龙骨、牡蛎。

加减：喘促不得卧者，加蛤蚧；本证病情极为严重，如阳越于外、阴竭于内，加生脉饮。

2.外治疗法

（1）针刺疗法

取穴：心俞、厥阴、膻中、内关、足三里、神门。

操作方法：针刺用补法，得气后留针30分钟，每隔10分钟行针1次。15~20次为1个疗程，每个疗程间隔5~7天。

（2）耳穴疗法

主穴：心、肺、脾、肾、交感、神门、三焦。

配穴：肝、心、胸、胃、大肠。

操作方法：每次取3个主穴和2个配穴，每4天更换1组穴位。先用75%乙醇消毒，再用探棒寻找反应点，将装有王不留行籽5mm×5mm的胶布贴在穴位上，稍加用力按压，由轻到重，每次5~6分钟，以患者感到胀、麻或者发热为宜。

（3）贴敷疗法

①强心贴：吴茱萸、肉桂、丁香、乳香、没药、人工麝香、冰片等。按一定比例调配打粉，过筛300目加工成细末，称重后按比例加入液体药物介质搅匀、调配成中药泥丸，放置在5cm×5cm无纺布基材敷贴上备用。在常规药物治疗后，患者取俯卧位，充分暴露背部，将强心贴贴于患者膻中、心俞（双）、至阳穴上，每次贴6小时，每日1次，12周为1个疗程。

②壮肾灵方：茯苓皮30g、白术30g、白芍30g、附子100g、红参30g、黄芪60g、淫羊藿50g、香加皮20g、益母草20g、葶苈子20g、水蛭20g、细辛30g、干姜30g。将上述饮片制作成治疗药包，加入医用治疗温控器敷于心俞、肾俞穴。

（4）外洗疗法

①芎芍浴足方：赤芍、川芎、红花各30g，生艾叶、桂枝各20g，附子10g。加适量水煎煮，留取600ml，置于足浴盆中，38℃浸泡20~30分钟，每周5次，连续治疗4周为1个疗程。

②芎膝洗液：牛膝、透骨草、红花、乳香、没药、川芎、鸡血藤、防风、独活、伸筋草、冰片。除冰片外所有中药加水煎煮2次，每次加8倍量水、煎煮2小时，合并滤液并浓缩，加入冰片溶解均匀，经过静置、过滤、灌装、灭菌后即得。足浴，每日2次，2周为1个疗程，4周后观察疗效。

（5）推拿疗法　患者取半卧位，肩部靠枕。施术者依次点揉患者百会、四神聪、风池、太阳（顺、逆时针）、肩井穴各2分钟，拿五经2分钟，重复推揉印堂至太阳穴区域约30次，上肢依次点揉内关、神门穴各2分钟，足底点揉涌泉穴2分钟。宜早、晚餐后1小时进行治疗。

3.成药应用

（1）心宝丸　每次2~6丸，每日3次，口服。适用于心肾阳虚、心脉瘀阻型慢性心功能不全。

（2）芪苈强心胶囊　每次4粒，每日3次，口服。适用于气虚血瘀、阳虚水停型冠心病、高血压所致轻、中度充血性心力衰竭。

（四）医家诊疗经验

1. 陈可冀

陈可冀认为心力衰竭病位在心，以心气虚为本，水湿、痰浊、瘀血为标，气虚、水湿、痰浊、瘀血交互为病，形成恶性循环，使病情加重。陈教授提出内虚是慢性心力衰竭（CHF）的根本病机，气虚血瘀贯穿疾病始终。他依据传统中医的思辨特点，将充血性心力衰竭分为3型：①气虚血瘀型，以加味保元汤治疗；②中阳亏虚、水饮内停型，以苓桂术甘汤加味治疗；③肾阳虚衰、水饮泛滥型，以真武汤化裁治疗。

2. 施今墨

施今墨认为CHF的发生主要由于脏腑的虚损，将十纲辨证运用到CHF的辨证论治中。若以心脾两虚为主，则用归脾汤合柏子养心丸以益气养血、健脾补心。若以水肿为主，当辨证候之虚实，虚证则益气强心、通阳利水，药用桂枝、茯苓、党参、黄芪；虚证重者则温肾壮阳、利水消肿，药用桂枝、黄芪、防己、附子、白术，并用滋肾通关丸或金匮肾气丸。水肿较为严重者，拟用活血行气利水之剂；若水道通利，腹水消失，则改用桂附八味丸补益脾肾。

五、预后转归

心力衰竭总体预后较差，死亡率、心血管事件发生率、再入院率均很高，患者的生活质量较差。一旦诊断为心力衰竭，约有半数患者在5年内死亡。重症患者1年内死亡率高达50%，在首次诊断心力衰竭后90天内死亡率很高。在心力衰竭患者的死因中，猝死所占比例很高，主要原因是易发生室性心律失常、心动过缓和电机械分离。

需关注心力衰竭患者伴随疾病及心功能情况，条件允许时可测定患者的血浆BNP水平。美国纽约心脏病学会（NYHA）心功能分级高、LVEF显著降低、BNP持续升高，伴有糖尿病、肾功能不全的老年患者预后不良。临床上对于心力衰竭预后的预测因素很多，但任何单一因素均有其局限性，临床医师在判断预后时必须注意个体化，对患者进行全面评估以进行恰当的治疗决策。

六、预防调护

（一）预防

1. 未病先防

患有高血压、冠心病、糖尿病、肥胖、代谢综合征、心肌炎、心肌病、风湿性疾病，以及使用具有心脏毒性的药物、酗酒，均是引发心力衰竭的主要原因。杜绝以上因素的发生，或者在发生时积极早期治疗、控制，均有助于心力衰竭的预防。

2. 既病防变

心力衰竭一旦发生，将会持续进展，严重时会导致心源性肝硬化、肾衰竭、休克等，甚至危及生命。在疾病早期积极治疗，是防止心衰进一步恶化的主要手段。

3. 瘥后防复

积极进行中西医治疗通常能够控制心力衰竭的病情，病情稳定后患者应注意合理运动、促进心功能的康复、调畅情志、预防感染，防止病情复发。

（二）调护

1. 活动指导

心力衰竭稳定期的患者需根据心功能分级选择活动方式。Ⅰ级：日常活动不受限制，可进行一般体力活动；Ⅱ级：禁止参与竞赛性运动或进行重体力劳动；Ⅲ级：减少工作量，白天需安排休息时间；Ⅳ级：只能进行室内活动或卧床休息。

2. 饮食及生活习惯指导

心力衰竭患者应进食低热量、低脂肪、易消化的食物，少食多餐。患者应控制饮食中钠盐摄入，避免病情恶化，每日摄盐量应低于5g。严重低钠血症患者（血钠＜130mmol/L）每日饮水量应限制在2000ml以内，严重心力衰竭患者每日饮水量应限制在1500~2000ml。应指导患者戒烟忌酒。

3. 服药指导

大部分心力衰竭患者出院后需要继续服用治疗药物，不应自行减药或停药；利尿剂一般在清晨口服，以免尿频影响夜间休息。

4. 体重监测

出院后患者每天应在固定时间称体重，如果突然比平时增加1~1.5kg，要警惕心力衰竭发作的可能。

参考文献

[1] 张军鹏，徐变玲，张理，等. 益气方治疗慢性心力衰竭气虚证82例 [J]. 河南中医，2019，39(4): 551–555.

[2] 张芬红，李娟，徐卓婧. 加味真武汤辅助治疗老年高血压合并慢性心力衰竭的临床研究 [J]. 中西医结合心脑血管病杂志，2018，16(21): 3100–3103.

[3] 周桢，王祎晟，董耀荣. 养血活血法治疗扩张型心肌病心力衰竭疗效观察 [J]. 山东中医杂志，2018，37(10): 811–813.

[4] 冯伟. 芪红汤治疗气虚血瘀型慢性心力衰竭的临床疗效 [J]. 中国药物经济学，2018，13(9): 83–85.

[5] 张秋. 真武汤联合葶苈大枣泻肺汤治疗老年慢性心衰临床观察 [J]. 中国中医药现代远程教育，2019，17(18): 73–75.

[6] 甘敏勇，许海芹，柯于鹤. 中药足浴和耳穴压豆辅助治疗气虚血瘀型充血性心力衰竭53例 [J]. 中医外治杂志，2018，27(2): 10–11.

[7] 陈武君，黄火剑，庄洪标. 中药封包辅助治疗对慢性心力衰竭患者心功能及生活质量的影响 [J]. 中华中医药学刊，2018，36(3): 729–731.

第六章　心律失常

心律失常是指心脏冲动频率、节律、起源部位、传导速度或激动次序的异常。按其发生原理，可分为冲动形成异常和冲动传导异常两大类。按照心律失常发生时心率的快慢，可分为快速型与缓慢型心律失常两大类。

一、病因病机

（一）西医学认识

心律失常的主要病因包括：①各种原因的器质性心脏病，包括冠心病、风湿性心脏病、心脏瓣膜病、心肌病等，尤其是心力衰竭、心肌梗死及心肌炎；②内分泌疾病与电解质紊乱，以甲状腺功能亢进、血钾水平异常多见；③药物的毒性作用，如洋地黄、胺碘酮、咪康唑等；④预激综合征；⑤心脏手术或诊断性操作；⑥脑血管病、感染、自主神经功能紊乱等其他原因。心律失常也可发生于无明显心脏疾患和健康者，原因尚未完全明确。

其发生机制包括冲动形成异常、冲动传导异常，或两者联合存在。

1. 冲动形成异常

窦房结、结间束、冠状窦口、房室结远端和希氏束－浦肯野系统等处的心肌细胞均具有自律性。自主神经兴奋性改变或其内在病变，均可导致不适当的冲动发放。此外，原来无自律性的心肌细胞，如心房、心室肌细胞，亦可在病理状态下出现异常自律性，如心肌缺血、药物、电解质紊乱、儿茶酚胺增多等均可导致自律性异常增高而形成各种快速型心律失常。

触发活动是指心房、心室与希氏束－浦肯野组织在动作电位后产生的除极活动，被称为后除极。若后除极的振幅增高并达到阈值，便可引起激动，持续的反复激动即形成了快速型心律失常，可见于局部儿茶酚胺浓度增高、心肌缺血再灌注、低血钾、高血钙及洋地黄中毒时。

2. 冲动传导异常

折返是快速型心律失常最常见的发生机制。心脏两个或多个部位的传导性与不应期各不相同，传导速度快而不应期长的快径与传导速度慢而不应期短的慢径相互连接形成闭合环。其中一条通道单向传导阻滞，另一通道传导缓慢，使原先发生阻滞的通道有足够时间恢复兴奋性，原先阻滞的通道再次激动，从而完成一次折返激动。冲动在环内反复循环，产生持续而快速的心律失常。

冲动传导至某处心肌，如适逢生理性不应期，可形成生理性阻滞或干扰现象。传导障碍并非由于生理性不应期所致者，称为病理性传导阻滞。

（二）中医学认识

中医学大致将本病归属于"心悸"范畴。中医理论体系认为心为君主之官，主行血脉而藏神明，心病则气血逆行、神明不安，发为惊悸、怔忡。本病病机为本虚标实，以本虚为主，病位在心，常累及肺、脾、肾同病。虚证指脏腑气血阴阳亏虚，多与阴血不足、阳气虚衰有关；实证多由痰滞、气郁、血瘀所致。脏腑功能失调，气血运行不畅而致心脉痹阻不畅，心神失养，悸动不安。按病因可将其分为气机郁滞，血行不畅，瘀血内停、心脉痹阻，痰浊痹阻、胸阳失展，阴寒凝滞、阳气不运，气血亏虚、心失所养，阳气虚衰、水凌心肺等证型。也有学者认为，心悸多由痰湿阻络、气血亏虚、气滞血瘀、心肾阳虚、阴虚火旺等原因引起。

二、临床诊断

（一）辨病诊断

1. 辨病要点

快速型心律失常可导致心绞痛、心力衰竭、肺水肿、休克等。缓慢型心律失常可导致阿-斯综合征，引起晕厥或抽搐。严重心律失常如不及时处理则病情加重，可能危及生命。

（1）病史　详尽的病史通常能提供有助于诊断的线索，包括心律失常类型、诱发因素（包括烟、酒、咖啡、运动及精神刺激等），以及心律失常具体情况，包括发作的频率、起止方式，对患者造成的影响、产生症状或存在的潜在预后意义，对药物、体位改变及体力活动的反应。

（2）体格检查　除检查心率与节律外，某些心脏体征有助心律失常的诊断。例如，完全性房室传导阻滞或房室分离时心律规则，因 PR 间期不同，第一心音强度亦随之变化。若心房收缩与房室瓣关闭同时发生，颈静脉可见巨大 α 波。左束支传导阻滞可伴随第二心音反常分裂。

2. 相关检查

（1）心电图　心电图是诊断心律失常最重要的一项无创伤性检查技术。应记录 12 或 18 导联心电图，并记录显示 P 波导联的心电图长条以备分析，通常选择 V_1 或 Ⅱ 导联。应观察并计算心房与心室节律、频率，计算 PR 间期，观察 P 波、QRS 波形态及 P 波与 QRS 波的相互关系等。

室性期前收缩可表现为 QRS 波宽大畸形、P 波出现、完全性代偿间歇；房性期前收缩表现为 P 波提前发生且形态不同于窦性 P 波，PR 间期正常或轻度延长，QRS 波群正常，部分可有室内差异性传导；心房颤动表现为 P 波消失，出现 F 波，频率为 350~600 次 / 分，心室率极不规则，QRS 波一般正常，心室率过快而发生室内差异性传导时可出现 QRS 波增宽变形。

（2）长时间心电图记录　动态心电图检查可连续记录患者 24~72 小时的心电图，不影响患者日常工作与活动，有助于了解患者心悸与晕厥等症状的发生是否与心律失常有关、明确心律失常或心肌缺血发作与日常活动的关系，以及昼夜分布特征、协助评价疗效等。若患者心律失常间歇发作且不频繁，有时难以用动态心电图检查发现，可应用事件记录器记录心律失常发生及发生前后的心电图，通过直接回放或直接将实时记录的心电图传输至医院。植入式循环记录仪（ILRs）埋植于患者皮下，可自行启动、检测并记录心律失常，其电池寿命达 36 个月，可用于发作不频繁、原因未明而可能系心律失常所致的晕厥患者，但具有创伤性且费用高昂。

（3）心肺运动试验　若患者于运动时出现心悸症状，可作心肺运动试验协助诊断。但正常人进行心肺运动试验，亦可发生室性期前收缩，诊断敏感性不高。

（4）食管心电图　在解剖结构上，左心房后壁与食管相邻。插入食管电极至心房水平时能记录到清晰的心房、心室的电活动，并能进行心房快速起搏或程序电刺激，有助于判断常见室上性心动过速发生机制，如确定是否存在房室结双径路，有助于确定房室电活动关系、确定房室分离，有助于鉴别室上性心动过速伴有室内差异性传导与室性心动过速，有助于不典型预激综合征患者的诊断。食管快速心房起搏能使预激图形明显化，有助于不典型的预激综合征患者确诊。应用电刺激诱发与终止心动过速，可协助评价抗心律失常药物疗效。食管心房刺激技术亦用于评价窦房结功能，或用来终止未应用药物或药物治疗无效的部分室上性折返性心动过速。

（5）心腔内电生理检查 心腔内心电生理检查可同步记录右心房、右心室、希氏束、冠状静脉窦等部位电活动，并应用程序电刺激和快速起搏测定心脏电生理功能、诱发临床出现过的心动过速、预测和评价疗效。心腔内电生理检查的意义包括以下三方面：第一，确立疾病诊断，了解心律失常起源部位、发生机制等。第二，以电刺激终止心动过速发作，评价治疗措施防止电刺激诱发心动过速的效果，或通过电极导管以不同种类的能量（射频、冷冻、超声等）消融参与心动过速的心肌而发挥治疗作用。第三，通过电刺激确定患者是否易于诱发室性心动过速、有无发生心源性猝死的危险。

适应证：①对于出现发作性晕厥症状，临床怀疑病态窦房结综合征，但缺乏典型心电图表现者，可测定窦房结功能，如窦房结恢复时间（SNRT）、窦房传导时间（SACT）等。正常时，SNRT 不应超过 2000 毫秒，校正 SNRT 不超过 525 毫秒，SACT 不超过 147 毫秒，校正 SNRT 与 SACT 对病态窦房结综合征诊断的敏感性各为 50% 左右，合用时可达 65%，特异性为 88%。上述结果若属正常范围，仍不能排除窦房结功能减退的可能性。②对于房室或室内传导阻滞者，需了解阻滞的确切部位。可测定房室结维持 1：1 传导的最高心房起搏频率（正常不小于 130 次 / 分），测定房室结、希氏束 – 浦肯野系统的不应期，以及 PA（反映心房内传导）、AH（反映房室结传导）、HV（反映希氏束 – 浦肯野传导）等传导间期。室内传导阻滞时，PR 间期可正常或延长，但 HV 间期延长（＞55 毫秒）。如 HV 间期显著延长（＞80 毫秒），提示发生完全性房室传导阻滞的危险性较高。HV 间期延长对传导阻滞诊断的特异性高（约

80%），但敏感性低（约 66%）。③心动过速者，包括反复发作伴有明显症状，且药物治疗效果欠佳或发作不频繁难以明确诊断者，以及难以鉴别的室上性心动过速伴有室内差异性传导与室性心动过速者；或用于确定抗心律失常药物疗效、评价非药物治疗的效果；心内膜标测确定起源部位并进行导管消融治疗。④患有器质性心脏病，但出现不明原因晕厥，并且根据病史、体格检查，以及体表心电图、动态心电图、心肺运动试验、倾斜试验结果仍无法明确晕厥病因者。

（6）三维心脏电生理标测及导航系统（三维标测系统） 三维标测系统相较于常规的心腔内电生理标测，能够减少 X 线曝光时间、提高消融成功率，有助于了解心律失常机制。临床上常应用心脏电解剖标测系统、接触标测系统及非接触标测系统等，能够进行三维解剖定位、激动顺序标测及电压标测、碎裂电位标测等，还可以建立更为直观、准确的心脏解剖构形。临床中可用于不适当窦性心动过速、室上性心动过速、预激综合征、频发房性期前收缩、局灶性或折返性房性心动过速、心房扑动、心房颤动等疾病的导管消融治疗。

（二）辨证诊断

对心律失常的辨证诊断，应注意辨虚实、辨脉象、辨病证。其证候特点多为虚实夹杂，虚者指脏腑气血阴阳亏虚，实者多指痰饮、瘀血、气滞之类。辨证时，要注意分清虚实的多寡，以决定治疗原则。

观察脉象变化是心悸辨证中重要的客观内容，常见的异常脉象，如结脉、代脉、促脉、涩脉、迟脉，要仔细体会、掌握其临床意义。临床应结合病史、症状，推断脉证从舍。

对心悸的临床辨证应结合其原发疾病的诊断，以提高辨证准确性，如功能性

心律失常引起的心悸，常表现为心率加快，多属心虚胆怯，心神动摇；冠心病引起的心悸，多为气虚血瘀，或由痰瘀交阻而致；风心病引起的心悸，以心脉痹阻为主；病毒性心肌炎引起的心悸，多由邪毒外侵，内舍于心，常呈气阴两虚，瘀阻络脉证。

1. 心虚胆怯型

临床证候：心悸不宁，善惊易恐，坐卧不安，少寐多梦而易惊醒，食少纳呆，恶闻声响。苔薄白，脉细略数或细弦。

辨证要点：心悸不宁，善惊易恐，坐卧不安。

2. 心脾两虚型

临床证候：心悸气短，头晕目眩，少寐多梦，健忘，面色无华，神疲乏力，纳呆食少，腹胀便溏。舌淡红，脉细弱。

辨证要点：心悸气短，头晕目眩，面色无华，神疲乏力。

3. 阴虚火旺型

临床证候：心悸易惊，心烦失眠，五心烦热，口干，盗汗，思虑劳心则症状加重，伴有耳鸣、腰酸、头晕目眩。舌红少津，苔薄黄或少苔，脉细数。

辨证要点：心悸易惊，心烦失眠，五心烦热，盗汗。舌红少津。

4. 心阳不振型

临床证候：心悸不安，胸闷气短，动则尤甚，面色苍白，形寒肢冷。舌淡苔白，脉虚弱或沉细无力。

辨证要点：心悸不安，形寒肢冷。舌淡苔白，脉虚弱或沉细无力。

5. 水饮凌心型

临床证候：心悸，胸闷痞满，渴不欲饮，下肢浮肿，形寒肢冷，伴有眩晕，恶心呕吐，流涎，小便短少。舌淡苔滑或沉细而滑。

辨证要点：心悸，胸闷痞满，渴不欲饮，下肢浮肿。

6. 心血瘀阻型

临床证候：心悸，胸闷不适，心痛时作，痛如针刺，唇甲青紫。舌紫暗或有瘀斑，脉涩或结或代。

辨证要点：心悸，痛如针刺，唇甲青紫。舌紫暗或有瘀斑。

7. 痰火扰心型

临床证候：心悸时发时止，受惊易作，胸闷烦躁，失眠多梦，口干口苦，大便秘结，小便短赤。舌红苔黄腻，脉弦滑。

辨证要点：心悸时发时止，受惊易作，失眠多梦，大便秘结。

三、鉴别诊断

（一）西医学鉴别诊断

心律失常的鉴别诊断大多要靠心电图，部分患者可根据病史和体征作出诊断。详细追问发作时心率、节律（规则与否、漏搏感等），发作起止与持续时间。发作时有无低血压、昏厥或近乎昏厥、抽搐、心绞痛或心力衰竭等表现，以及既往发作的诱因、频率和治疗经过，有助于判断心律失常的性质，从而作出鉴别诊断。

（二）中医学鉴别诊断

1. 惊悸与怔忡鉴别

心悸是指患者自觉心中悸动、惊惕不安，甚则不能自主的一种病症，可分为惊悸与怔忡，病情轻者为惊悸，重者为怔忡。惊悸发病多与情绪波动、劳累等多因素相关，可由骤遇惊恐、忧思恼怒、悲哀过极或过度紧张而诱发，也可因劳累过度而发作，多为阵发性，病来虽速，病情较轻，实证居多，病势轻浅，可自行缓解，不发时如常人，常伴胸闷、气短、失眠、健忘、眩晕、耳鸣等症。怔忡多由久病体虚、心脏受损所致，无情绪波动等诱因亦可发生，常表现为持续心悸，心中惕惕，不能自控，活动后加重，多属虚证或虚中夹实证，病来虽渐，病情较重，不发时亦可兼见脏腑虚损症状。惊悸日久不愈，亦可形成怔忡。

2. 与奔豚鉴别

奔豚，《金匮要略》称之为"奔豚气"，《难经·五十六难》称之为"肾积"。奔豚的病机为肾之寒气上冲或肝之气火上逆，临床特点为发作性下腹部气上冲胸，直达咽喉，腹部绞痛，胸闷气急，头昏目眩，心悸易惊，烦躁不安，发作后如常，或夹杂寒热往来、吐脓等症状。心悸为心中剧烈跳动，发自于心；奔豚乃上下冲逆，发自少腹，可资鉴别。

四、临床治疗

（一）辨病治疗

1. 临床常用抗心律失常药

（1）钠通道阻滞药　①利多卡因：对短动作电位时程的心房肌无效，仅适用于室性心律失常。负荷剂量为 1.0mg/kg，3~5 分钟内静脉注射，继以每分钟 1~2mg 静脉滴注维持；如无效，5~10 分钟后可重复负荷剂量，但 1 小时内最大用量不超过 200~300mg（4.5mg/kg）。连续应用 24~48 小时后半衰期延长，应减少维持剂量。在低心排血量状态，70 岁以上高龄和肝功能障碍者，可接受正常的负荷剂量，但维持剂量为正常的 1/2。应用过程中需随时观察疗效和毒性反应，毒性反应表现为语言不清、意识改变、肌肉痉挛、眩晕和心动过缓。②美西律：使用利多卡因有效者口服美西律亦可有效，起始剂量 100~150mg，每 8 小时 1 次，根据患者情况 2~3 天后可增减 50mg。宜与食物同服，以减少消化道反应；有效浓度与中毒浓度接近，剂量不宜过大。③普罗帕酮：适用于室上性和室性心律失常。口服初始剂量 150mg，每 8 小时 1 次；根据患者情况 3~4 天后可加至最大

剂量 200mg，每 8 小时 1 次；如原有 QRS 波增宽者，剂量不得超过 150mg，每 8 小时 1 次。静脉滴注时可用 1~2mg/kg，每分钟 10mg，单次最大剂量不超过 140mg。不良反应为室内传导阻滞加重，QRS 波增宽，出现负性肌力作用，诱发心力衰竭或使原有病情加重，造成低心排血量状态，使室速恶化，因此心肌缺血、心功能不全和室内传导阻滞者相对禁忌或慎用。

（2）β受体拮抗剂　①艾司洛尔：适用于房颤或房扑，亦常用于麻醉时，能够紧急控制心室率。负荷剂量为 0.5mg/kg，于 1 分钟内静脉注射，继以每分钟 0.05mg/kg 的维持剂量，静脉滴注 4 分钟后观察疗效，若无效则重复负荷剂量后调整维持剂量为每分钟 0.1mg/kg，静脉滴注 4 分钟后再次观察、重复操作。每重复一次维持剂量增加 0.05mg，一般不超过每分钟 0.2mg/kg，连续静脉滴注不超过 48 小时。注意静脉给药时不能使其漏出静脉外，密切监测血压，用药的终点为达到预定心率且血压不能过于降低。②索他洛尔：适用于室上性和室性心律失常。常用 80~160mg 口服，每日 2 次。不良反应与剂量有关，随剂量增加，尖端扭转型室性心动过速发生率上升。用药期间应监测心电图变化，当按心率矫正的 QT 间期超过 0.55 秒时应考虑减量或暂时停药；窦性心动过缓、心衰者不宜选用。③其他：美托洛尔起始剂量为 25mg，口服，每日 2 次；普萘洛尔起始剂量为 10mg，口服，每日 3 次；阿替洛尔起始剂量为 12.5~25mg，口服，每日 3 次，根据治疗反应和心率增减剂量。

（3）延长动作电位时程药　①胺碘酮：适用于室上性和室性心律失常，并可用于器质性心脏病、心功能不全者，促心律失常反应少。静脉注射负荷剂量为 150mg，10 分钟内完成，10~15 分钟后可重复，24 小时内重复不超过 6~8 次；随后每分钟 1~1.5mg

静脉滴注 6 小时，而后根据病情可逐渐减量至每分钟 0.5mg。主要不良反应为低血压和心动过缓，尤其用于心功能明显障碍或心脏明显扩大者，更要注意注射速度，监测血压。口服时负荷剂量为 0.2g，每日 3 次，连用 5~7 天；或 0.2g，每日 2 次，连用 5~7 天后改为 0.1~0.3g，每日 1 次维持，注意根据病情进行个体化治疗。服药期间 QT 间期均有不同程度的延长，一般不是停药指征；对老年人或窦房结功能低下者，胺碘酮进一步抑制窦房结，心率每分钟不足 50 次者，宜减量或暂停用药。胺碘酮含碘量高，长期应用的主要不良反应为甲状腺功能改变，应定期检查甲状腺功能。在常用的维持剂量下很少发生肺纤维化，但仍应注意询问病史和体检，定期进行 X 线检查。②决奈达隆：是一种新的Ⅲ类抗心律失常药，其结构与胺碘酮相似，但不含碘。有学者通过临床试验发现，决奈达隆可降低首次心血管住院率和心血管死亡率、降低脑卒中发生的风险，但抗房颤的作用弱于胺碘酮。该药曾被认为是一种可以改善房颤远期预后，具有良好应用前景的抗心律失常药物，但对永久性房颤的作用有争议，也不主张用于心力衰竭和左心室收缩功能障碍的患者。

（4）钙通道阻滞药　①维拉帕米：口服适用于控制房颤和房扑的心室率、减慢窦速，常用 80~120mg，每 8 小时 1 次；根据患者情况可增加到 160mg，每 8 小时 1 次；最大剂量为每日 480mg，老年人酌情减量。静脉注射适用于阵发性室上性心动过速（室上速）和某些特殊类型的室速，每 5~10 分钟静脉滴注 5~10mg，如无反应，15 分钟后可以每 5 分钟 5mg 的剂量重复进行。②地尔硫䓬：适用于控制房颤和房扑的心室率，减慢窦速。静脉注射负荷剂量为 15~25mg（0.25mg/kg），随后每小时 5~15mg 静脉滴注；如首剂负荷剂量心室率

控制不满意，15 分钟内再给负荷剂量。使用过程中应监测血压。

（5）其他　①腺苷：适用于终止室上速，2 秒内静脉注射 3~6mg，2 分钟内不终止，可再以 2 秒内静脉注射 6~12mg。②三磷酸腺苷：起效快、无负性肌力作用，可用于器质性心脏病。2 秒内静脉注射 10mg，2 分钟内无反应，可再以 2 秒内静脉注射 15mg。三磷酸腺苷半衰期极短，1~2 分钟内效果消失，可以反复用药。严重的不良反应有窦性停搏、房室传导阻滞等，故对有窦房结及（或）房室传导功能障碍的患者不适用。三磷酸腺苷一次静脉注射剂量超过 15mg 时不良反应发生率增高。③洋地黄类：用于终止室上速或控制快速房颤的心室率。去乙酰毛花苷（西地兰）0.4~0.8mg 稀释后静脉注射，可根据具体病情再追加 0.2~0.4mg，24 小时内不应超过 1.2mg；或地高辛 0.125~0.25mg 口服，每日 1 次。此外，洋地黄类药物适用于心功能不全患者，但起效慢，对交感神经兴奋时心室率控制较差，必要时可与 β 受体拮抗剂或钙通道阻滞药同用，但要注意调整地高辛剂量，避免过量中毒。

2. 不同类型心律失常的药物治疗

（1）窦性心动过速（窦速）　去除诱因后首选 β 受体拮抗剂，若需迅速控制心率可静脉给药，不能使用 β 受体拮抗剂时可选用维拉帕米或地尔硫䓬。

（2）房性心动过速（房速）　对于房速应先治疗基础疾病，去除诱因；发作时终止心动过速、控制心室率。可选用去乙酰毛花苷（西地兰）、β 受体拮抗剂、胺碘酮、普罗帕酮、维拉帕米或地尔硫䓬静脉滴注。对血流动力学不稳定者，可采用直流电复律。①反复发作的房速可长期使用药物治疗以减少发作或使发作时心室率不致过快，减轻症状，可选用不良反应少的 β 受体拮抗剂、维拉帕米或地尔硫䓬；若心功能正

常且无心肌缺血，可选用Ⅰc类或Ⅰa类药物；冠心病患者，选用胺碘酮或索他洛尔等；心力衰竭患者，可首选胺碘酮。②合并病态窦房结综合征或房室传导功能障碍者，若必须长期用药，需安置心脏起搏器。③特发性房速应首选射频消融治疗，无效者可用胺碘酮口服。

（3）室上性心动过速（室上速）　阵发性室上速绝大多数为旁路参与的房室折返性心动过速及慢-快型房室结折返性心动过速，一般不伴有器质性心脏病，射频消融是有效的根治办法，药物治疗方法如下：①维拉帕米静脉滴注、普罗帕酮缓慢静脉注射，二者都有负性肌力作用且能够抑制传导系统功能，故有器质性心脏病、心功能不全、缓慢型心律失常者慎用。②腺苷或三磷酸腺苷快速静脉注射，往往在10~40秒内能终止心动过速。③地尔硫䓬或胺碘酮可考虑使用，但用于终止阵发性室上速有效率不高。用药过程中进行心电监护，室上速终止或出现明显的心动过缓及（或）传导阻滞时应立即停止给药。④发作频繁者可口服普罗帕酮或莫雷西嗪，必要时伴以阿替洛尔或美托洛尔，发作不频繁者不必长年服药。

（4）室性期前收缩（室早）　对于室早应先进行危险分层而施治。

①明确不伴有器质性心脏病的室早，即使24小时动态心电图结果显示为频发室早或多形、成对、成串室早，但预后一般良好，不支持使用常规抗心律失常药物治疗，应去除患者诱发因素；有精神紧张、焦虑者可使用镇静剂或小剂量β受体拮抗剂，其治疗终点是缓解症状，而非明显减少室早数量；对于某些室早数量多、心理压力大且暂时无法解决者，可考虑短时间使用Ⅰb或Ⅰc类抗心律失常药，如美西律、普罗帕酮。

②伴有器质性心脏病的室早，特别是复杂（多形、成对、成串）室早伴有心功能不全者，预后较差，应根据病史、室早复杂程度、左室射血分数，参考信号平均心电图和心律变异性分析进行危险分层，越是高危的患者越要加强治疗。在治疗原发疾病、控制诱因的基础上用β受体拮抗剂作为起始治疗，一般考虑使用具有心脏选择性但无内源性拟交感作用的药物。有研究结果证实，普罗帕酮、美西律和莫雷西嗪对于非心肌梗死的器质性心脏病患者较为有效、安全。Ⅲ类抗心律失常药（胺碘酮或索他洛尔）可用于复杂室性期前收缩的患者。荟萃分析显示，胺碘酮可使总死亡率明显下降，特别适用于心功能不全的患者。索他洛尔的长期疗效还有待证实。治疗的终点现在还有争论，至少目前已不强调以24小时动态心电图室性期前收缩总数的减少为治疗目标。但对于高危患者，减少复杂室性期前收缩数目仍是可接受的指标。应用抗心律失常药物时，要特别注意促心律失常作用。

③下列室早应给予急性治疗：急性心肌梗死、急性心肌缺血、再灌注性心律失常、严重心力衰竭、心肺复苏后存在的室早，以及正处于持续室速频繁发作时期的室早、各种原因造成的QT间期延长产生的室早，或其他急性情况（如严重呼吸衰竭伴低氧血症、严重酸碱平衡紊乱等）中出现室早者，详见有关章节。

（5）房性期前收缩（房早）　对于无器质性心脏病的单纯房性期前收缩者，去除诱因后一般不需治疗，症状明显者可考虑使用β受体拮抗剂；伴有心肌缺血或心力衰竭的房性期前收缩，原发病控制后常可好转，不主张长期用抗心律失常药物治疗；房性期前收缩可诱发室上速、房颤者应给予治疗。

（6）心房颤动（房颤）　①控制心室率：永久性房颤一般需用药物控制心室率，

常用地高辛、β受体拮抗剂，必要时可以合用，剂量根据心率控制情况而定；上述药物控制不满意者可以换用地尔硫䓬或维拉帕米；个别难治者可选用胺碘酮或行射频消融改良房室结；慢-快综合征患者需安置起搏器后用药，以策安全。

②促进心律转复及维持窦性心律（窦律）：复律宜尽早开始，阵发性房颤多能自行转复；若心室率不快，血流动力学稳定，患者能够耐受，可先观察24小时，24小时后仍不能恢复者需进行心律转复；持续性房颤超过1年者心律转复成功率不高，即使转复也难以维持。复律治疗前应查明并处理诱发或影响因素，如高血压、缺氧、急性心肌缺血或炎症、饮酒等，无上述因素后房颤仍然存在者则需复律治疗。对器质性心脏病（如冠心病、风湿性心脏病、心肌病等）本身的治疗不能代替复律治疗。房颤心律转复有药物和电复律两种方法，电复律后需用药物维持窦律者在复律前要进行药物准备，用胺碘酮者最好在用完负荷量后行电复律，也可使用奎尼丁；拟用胺碘酮转复者，用完负荷量而未复律时也可试用电复律。药物转复常用Ⅰa、Ⅰc及Ⅲ类抗心律失常药，包括胺碘酮、普罗帕酮、莫雷西嗪、普鲁卡因胺、奎尼丁、丙吡胺、索他洛尔等，一般分次口服，也可通过静脉给予普罗帕酮、依布利特、多非利特、胺碘酮；有器质性心脏病、心功能不全者首选胺碘酮，无器质性心脏病者可首选Ⅰ类抗心律失常药。有报道显示，用普罗帕酮450~600mg顿服可终止房颤发作，成功率较高，但首次应用最好住院或在有心电监护的条件下进行。转复后要用药维持窦律可继续使用各有效药物的维持量，偶发的房颤不需维持用药；较频繁的阵发性房颤可于发作时开始治疗，也可于发作间歇期开始用药。判断疗效要看是否有效地预防了房颤的发作。阵发性房颤发作时，往往心室率过快，还可能引起血压降低，甚至晕厥（如合并预激综合征经旁路快速前传及梗阻性肥厚型心肌病），应采取紧急处理。对于预激综合征经旁路前传的房颤或任何引起血压下降的房颤应立即施行电复律，无电复律条件者可静脉给予胺碘酮；无预激综合征的患者也可以静脉注射去乙酰毛花苷（西地兰），效果不佳者可静脉给予地尔硫䓬。

③预防房颤并发血栓栓塞：风湿性心脏病合并房颤，尤其是经置换人工瓣膜的患者需应用抗凝剂预防血栓栓塞。目前非瓣膜病引起的房颤发生率增加，且并发血栓栓塞发生率较无房颤者增高4~5倍，常见高危因素包括高血压、糖尿病、冠心病、充血性心力衰竭、左心房扩大（＞50mm）、左心室功能下降（左室短轴缩短率＜25%，LVEF≤0.40）、有血栓栓塞或一过性脑缺血病史、≥75岁以上（尤其是女性）。临床中应在严密观察下使用抗凝药物预防血栓栓塞并避免发生出血。

（7）心房扑动（房扑）　Ⅰ型房扑射频消融是首选方法，成功率达到83%~96%。药物治疗原则与房颤相同。

（8）宽QRS波心动过速　宽QRS波心动过速是指发作时QRS间期≥0.12秒的心动过速，以室速最为常见，也可见于下列室上性心律失常：伴有室内差异性传导或窦律时存在束支或室内传导阻滞的室上性快速心律失常，部分或全部经房室旁路前传的快速型室上性心律失常（如预激综合征伴有房颤或房扑、逆向折返性心动过速）。

血流动力学不稳定的宽QRS波心动过速，即使不能立即明确心动过速的类型，也应尽早行电复律。血流动力学稳定者首先应进行鉴别诊断，可根据病史、既往心电图、发作心电图特点和食管心电图区别室上速或室速，有冠心病或其他器质性心脏病往往提示室速；既往心电图有差异性传导、束支传导阻滞（或频率依赖性束支传导阻滞）、房室旁路，发作时心电图QRS图形与以往相符者提示室上性来源。此时使用食管心电图能提供更可靠的信息。如仍不能明确心动过速类型，可考虑电转复，或静脉给予普鲁卡因胺或胺碘酮。有器质性心脏病或心功能不全的患者不宜使用利多卡因，也不应使用索他洛尔、普罗帕酮、维拉帕米或地尔硫䓬。

（9）心源性猝死的抗心律失常治疗 心源性猝死主要由恶性室性心律失常（室颤或快速、多形室速）引起，其中很小一部分是由预激综合征伴发房颤经房室旁路下传引起室颤所致，少数发生于心动过缓。因此，除心肺复苏的常规步骤外，关键是处理快速型室性心律失常或心动过缓。电复律是处理致命性快速型室性心律失常最迅速有效的方法。对心动过缓所心源性猝死者应进行临时起搏。

在没有条件电复律或临时起搏，或电复律后不能恢复自身心律时，需进行人工心肺复苏。在心肺复苏过程中，要注意分析可能存在的诱因并进行针对性处理，如电解质紊乱、药物毒副作用、心肌缺血等。对于快速型心律失常所致心源性猝死，在复苏的同时应经静脉给予抗心律失常药，目前主张首选胺碘酮。利多卡因仍可使用，但效果不如胺碘酮确切。研究结果表明，在采取标准心肺复苏措施的过程中，静脉给予胺碘酮300mg可以提高院外心脏骤停患者的入院成活率。电复律虽然有效，但对屡除屡发者静脉用胺碘酮尤为重要。非一过性或非可逆性因素引起的室速或室颤所致的心脏骤停是植入型心律转复除颤器（ICD）应用的明确适应证，无条件置入者可以口服胺碘酮或索他洛尔。预防心动过缓所致心源性猝死的方法是安置永久起搏器。

2. 介入和手术治疗

（1）心脏电复律

1）适应证：各种严重的、危及生命的恶性心律失常，以及各种持续时间较长的快速型心律失常。对于任何快速型心律失常，如导致血流动力学障碍或心绞痛发作加重，药物治疗无效者，均应考虑电复律或电除颤。①室速发生后，药物治疗未能尽快纠正或开始时血流动力学即受到严重影响，如出现室速伴意识障碍、严重低血压或急性肺水肿等。②房颤病史＜1年者，既往窦性心率不低于60次/分；房颤后心力衰竭或心绞痛恶化和不易控制者；心房颤动伴心室率较快，且药物控制不佳者；原发病（如甲状腺功能亢进）已得到控制，心房颤动仍持续存在者；风湿性心脏病瓣膜置换或修复后3~6个月以上，先天性心脏病修补术后2~3个月以上仍有心房颤动者；预激综合征伴发的心室率快的心房颤动者。③房扑以1∶1比例向下传导，是同步电复律的最佳适应证，成功率近乎100%，且所需电能较小。④不能纠正的室上速，且因发作持续时间长使血流动力学受到影响，例如出现低血压时，应立即电复律。

2）禁忌证：①病情危急且不稳定者，例如严重心功能不全或风湿活动，严重电解质紊乱和酸碱失衡；②心房颤动发生前心室率缓慢，疑诊病态窦房结综合征，或心室率可用药物控制者，尤其是老年患者；③洋地黄中毒引起的心房颤动；④不能耐受预防复发药物的患者，如胺碘酮、普罗帕酮等。在临床上需全面评估患者的情况，权衡利弊。

（2）植入型心律转复除颤器（ICD） 适应证：非可逆性原因引起的室颤或血流动力学不稳定的持续室速导致的心脏骤停；器质性心脏病的自发持续性室速；原因不明的晕厥，电生理检查时能诱发有显著血流动力学改变的持续室速或室颤；心肌梗死所致 LVEF < 35%，且心肌梗死后 40 天以上，心功能 Ⅲ 或 Ⅳ 级；心功能 Ⅲ 或 Ⅳ 级 LVEF < 35% 的非缺血性心肌病患者；心肌梗死所致 LVEF < 30%，且心肌梗死 40 天以上，心功能 Ⅰ 级；心肌梗死后出现非持续室速，LVEF < 40%，且电生理检查能诱发出室颤或持续室速。

植入 ICD 的患者必须经常随诊，术后第一年每 2~3 个月随诊 1 次，此后每半年 1 次。随诊时，有关 ICD 工作状态的测试及有关功能及参数的设置，应由相关的专科医生接诊。

（3）心脏起搏治疗　心脏起搏器是通过发放一定形式的电脉冲，刺激心脏，使之激动和收缩，即模拟正常心脏的冲动形成和传导，以治疗由于某些心律失常所致的心脏功能障碍。心脏起搏技术是心律失常介入性治疗的重要方法之一。起搏治疗的主要目的就是通过不同的起搏方式纠正心率和心律的异常，或左、右心室的协调收缩，提高患者的生存质量，减少病死率。

1）适应证：①伴有临床症状的任何水平的完全或高度房室传导阻滞；②束支 - 分支水平阻滞，间歇发生二度 Ⅱ 型房室传导阻滞，有症状者；在观察过程中阻滞程度进展，HV 间期 > 100 毫秒者；③病态窦房结综合征或房室传导阻滞，心室率经常低于 50 次 / 分，有明确临床症状，或间歇发生心室率低于 40 次 / 分；或有长达 3 秒的 RR 间期；④由于颈动脉窦过敏引起的心率减慢，心率或 RR 间期达到上述标准，伴有明确症状者起搏器治疗有效，但对于血管反应所致的血压降低，起搏器不能防治；⑤有窦房结功能障碍及（或）房室传导阻滞的患者，因其他情况必须采用具有减慢心率的药物治疗时，应植入起搏器保证适当的心室率。

2）起搏器分类：①单腔起搏器，常见的有 VVI 起搏器（电极导线放置在右室心尖部）和 AAI 起搏器（电极导线放置在右心耳），根据心室率或心房率的需要进行心室或心房起搏。窦房结功能障碍而房室传导功能正常者，AAI 起搏器最佳；完全性房室传导阻滞而窦房结功能正常者，VDD 起搏器最佳。②双腔起搏器，植入的两支电极导线常分别放置在右心耳和右室心尖部，进行房室顺序起搏。DDD 方式适用于窦房结功能和房室传导功能均有障碍者。③三腔起搏器，根据植入部位可分为双房 + 右室三腔起搏器和右房 + 双室三腔起搏器。双房 + 右室三腔起搏器常用于预防或治疗房颤；右房 + 双室三腔起搏器，亦称心脏再同步化治疗（CRT），能够协调房室及（或）室间活动、改善心功能，主要适用于扩张型心肌病、顽固性心力衰竭等。④四腔起搏器，即双房 + 双室四腔起搏，适用于心力衰竭伴阵发性心房颤动。

3）心脏再同步化治疗除颤器（CRT-D）：是 CRT 与 ICD 的结合，可有效预防心源性猝死。对于伴有左束支传导阻滞，LVEF < 35%，心功能 Ⅲ 级以上的心力衰竭患者，CRT-D 列为 Ⅰ 类适应证。

（4）导管射频消融治疗　适应证：①预激综合征合并阵发性房颤和快速心室率；②房室折返性心动过速、房室结折返性心动过速、房速和无器质性心脏病证据的室速（特发性室速）呈反复发作性，或合并有心动过速心肌病，或者血流动力学不稳定者；③发作频繁、心室率不易控制的典型房扑；④发作频繁、心室率不易控制的非典型房扑；⑤发作频繁，症状明显的心房颤动；⑥不适当窦速合并心动过速心肌病；⑦发作频繁和（或）症状重、药物预防发作效果差的合并器质性心脏病的室速，多作为 ICD 的补充治疗。

方法：明确心律失常的诊断，经心内电生理检查在进一步明确准确的消融靶点。

根据不同的靶点位置，经股静脉或股动脉置入消融导管并使之到达靶点，依消融部位及心律失常类型不同放电消融。检测是否达到消融成功标准。

（5）外科治疗　外科治疗包括直接手术和间接手术两种。直接手术方式包括病灶切除与消融，长 QT 间期综合征患者可行左侧星状神经节切除术；部分二尖瓣脱垂合并室速患者，行瓣膜置换术后可消除发作。间接手术方式包括室壁瘤切除术、冠状动脉旁路移植术、颈交感神经切断术、胸交感神经切除术，以及矫正瓣膜关闭不全或狭窄的手术等。房颤的外科治疗近年来有了长足的发展，胸腔镜技术的使用明显减少了手术创伤。

（二）辨证治疗

1.心虚胆怯型

治法：镇惊定志，养心安神。

方药：安神定志丸加减。龙齿、朱砂、茯苓、茯神、石菖蒲、远志、人参。

加减：可加琥珀、磁石重镇安神。

2.心脾两虚型

治法：补血养心，益气安神。

方药：归脾汤加减。当归、龙眼、黄芪、人参、白术、炙甘草、茯神、远志、酸枣仁、木香。

加减：若心悸气短，神疲乏力，心烦失眠，五心烦热，自汗盗汗，舌淡红少津，苔少或无，脉细数，为气阴两虚，治以益气养阴、养心安神，用炙甘草汤加减。气虚甚者加黄芪、党参；血虚甚者加当归、熟地黄；阳虚甚，症见汗出肢冷、脉结或代者，加附片、肉桂；阴虚甚者，加麦冬、阿胶、玉竹；自汗盗汗者，加麻黄根、浮小麦。

3.阴虚火旺型

治法：滋阴清火，养心安神。

方药：黄连阿胶汤加减。方中黄连、黄芩、阿胶、芍药、鸡子黄。

加减：常加酸枣仁、珍珠母、生牡蛎等以加强安神定悸之功。肾阴亏虚，虚火妄动，遗精腰酸者，加龟甲、熟地黄、知母、黄柏，或加服知柏地黄丸，滋补肾阴，清泻虚火；阴虚而火热不明显者，可改用天王补心丹滋阴养血；心阴亏虚、心火偏旺者，可改服朱砂安神丸养阴清热；阴虚夹有瘀热者，可加丹参、赤芍、丹皮等清热凉血，活血化瘀；兼有痰热者，可加用黄连温胆汤清热化痰。

4.心阳不振型

治法：温补心阳，安神定悸。

方药：桂枝甘草龙骨牡蛎汤加减。桂枝、炙甘草、煅龙骨、煅牡蛎。

加减：大汗出者，重用人参、黄芪、煅龙骨、煅牡蛎、山萸肉，或用独参汤煎服；心阳不足、寒象突出者，加黄芪、人参、附子益气温阳；夹有瘀血者，加丹参、赤芍、桃仁、红花等。

5.水饮凌心型

治法：振奋心阳，化气利水。

方药：苓桂术甘汤。茯苓、桂枝、炙甘草、白术。

加减：兼见恶心呕吐，加半夏、陈皮、生姜皮和胃降逆止呕；尿少肢肿，加泽泻、猪苓、防己、大腹皮、车前子利水渗湿；兼见水湿上凌于肺，肺失宣降，出现咳喘，加杏仁、桔梗开宣肺气，葶苈子、五加皮、防己泻肺利水；兼见瘀血者，加当归、川芎、丹参活血化瘀。若肾阳虚衰，不能制水，水气凌心，症见心悸、咳喘、不能平卧、浮肿、小便不利可用真武汤温阳化气利水。

6.心血瘀阻型

治法：活血化瘀，理气通络。

方药：桃仁红花煎。桃仁、红花、丹参、赤芍、川芎、延胡索、香附、青皮、生地黄、当归。

加减：胸部窒闷不适，去生地黄之滋腻，加沉香、檀香、降香利气宽胸；胸痛甚，加乳香、没药、五灵脂、蒲黄、三七粉等活血化瘀，通络定痛；兼气虚者，去理气之青皮，加黄芪、党参、黄精补中益气；兼血虚者，加何首乌、枸杞子、熟地黄滋养阴血；兼阴虚者，加麦冬、玉竹、女贞子滋阴；兼阳虚者，加附子、肉桂、淫羊藿温补阳气；兼挟痰浊，而见胸满闷痛、苔浊腻者，加瓜蒌、薤白、半夏理气宽胸化痰。心悸由瘀血所致，也可选用丹参饮或血府逐瘀汤。

7. 痰火扰心型

治法：清热化痰，宁心安神。

方药：黄连温胆汤。黄连、枳实、竹茹、陈皮、茯苓、半夏、甘草、生姜、大枣。

加减：可加栀子、黄芩、全瓜蒌，以加强清火化痰之功；可加生龙骨、生牡蛎、珍珠母、石决明镇心安神。大便秘结者，加生大黄泻热通腑；火热伤阴者，加沙参、麦冬、玉竹、天冬、生地黄滋阴生津。

五、预后转归

对心律失常患者进行预后评估是临床医师的重要工作，由于心律失常的临床表现千差万别，评估存在明显的个体差异。一般来说，评估常由病史及体格检查开始，病史常常提供明确和直接的线索，是评估预后的第一步骤。大多数患者对急性出现的心律失常较敏感，焦虑常常是患者就诊的主要目的，原有的基础心脏病常会影响患者的自觉症状。在病史询问中应关注有无晕厥发生，既往的心脏病史对预后的判断和治疗极为重要。心血管系统疾病的常规检查心电图、动态心电图及超声心动图，是心律失常的诊断和处理的首要步骤，必要时可进行心腔内电生理检查或植入事件记录器。一些新的检查技术，如信号平均

心电图、心率变异、QT 离散度、T 波电交替和心率震荡等已用于临床预后的分析，特别是微伏级 T 波电交替为分析预后转归提供了重要的手段。

六、预防调护

完全预防心律失常发生有时非常困难，但可以采取适当措施，减少发生率。

（1）预防诱发因素　具有吸烟、酗酒、暴饮暴食等不良生活习惯，患有消化不良、感冒发热等疾病，平素摄入盐过多、过劳、情绪波动大，或患者血钾、血镁水平低均为临床发生心律失常的常见诱因，患者可结合以往发病的实际情况，总结经验，避免可能的诱因。

（2）保持情绪稳定　患者应保持平和稳定的情绪，精神放松，不过度紧张，避免过喜、过悲、过怒，不计较小事，时常宽慰自己，不看紧张刺激的影视作品或球赛等。

（3）自我监测　有些心律失常常有先兆症状，若能及时发现并采取措施，可减少甚至避免心律失常再发。心房颤动的患者往往有先兆征象或称前驱症状，如心悸、心跳加快且不规律、头晕、胸闷等。此时尽快休息并口服地西泮等药物可防患于未然。阵发性室上性心动过速患者，发作后立即刺激咽喉致恶心呕吐，或深呼吸，或压迫眼球可达到刺激迷走神经、减慢心率的目的，从而使心律马上转复。

（4）定期检查　患者应定期复查心电图、电解质、肝功能、甲状腺功能等，用药后应定期复诊观察用药效果、调整用药剂量。

（5）规律生活　患者应养成按时作息的习惯、保证睡眠；适量运动、量力而行，不进行剧烈或竞赛性活动，可散步、练八段锦、打太极拳，节制性生活；洗澡水不要太热，洗澡时间不宜过长；养成按时排

便习惯，保持大便通畅；饮食要定时定量，不饮浓茶、不吸烟；避免着凉、预防感冒；不从事紧张工作，不从事驾驶员工作。

参考文献

[1] 冯云红，徐晓冬，朱桂秋. 远程实时心电监测仪与常规心电图在心血管疾病中的监测和对比分析 [J]. 智慧健康，2017，3（20）：3-4.

[2] 梁秀娥，李明，陈冬兰. 心律失常患者的动态心电图检查与护理措施分析 [J]. 心电图杂志（电子版），2020，9（1）：189-190.

[3] 姑丽波斯坦·牙尔麦麦提，阿依努尔·阿不来提. 维吾尔医药治疗心律失常83例报告 [J]. 中国民族医药杂志，2014，20（3）：78.

[4] 韦萍，白松，杨红菊，等. microRNA 在心房颤动中调控作用的研究进展 [J]. 广东医学，2015，36（19）：3083-3085.

[5] 张旭慧，孔鹏，韩梅. MicroRNA 和 lncRNA：衰老相关心血管疾病的重要调控因子 [J]. 中国生物化学与分子生物学报，2017，33（7）：645-649.

[6] 万学红，卢雪峰. 诊断学 [M]. 9版. 北京：人民卫生出版社，2018.

[7] 葛均波，徐永健，王辰. 内科学 [M]. 9版. 北京：人民卫生出版社，2018.

[8] 谢延峥，马金，马世玉，等. 中医药防治心律失常的问题与解决策略 [J]. 广州中医药大学学报，2021，38（6）：1276-1281.

[9] 李晓小，张继红. 缓慢性心律失常中医治疗进展及机制研究 [J]. 临床合理用药杂志，2021，1（7）：171-173.

[10] 谢益. 浅析中医治疗心律失常的临床疗效 [J]. 中西医结合心血管病电子杂志，2020，8（2）：176+186.

第七章 冠心病

冠状动脉粥样硬化性心脏病，简称冠心病，是指冠状动脉发生粥样硬化引起管腔狭窄，甚至闭塞，导致心肌缺血、缺氧或坏死而引起的心脏病。动脉粥样硬化是由于脂质代谢异常，血液中的脂质沉着在原本光滑的动脉内膜上，形成类似粥样的脂类物质并堆积而成的白色斑块。这些斑块渐渐增多造成动脉腔狭窄，使血流受阻，导致心肌缺血，产生心绞痛。本章主要论述冠心病（心绞痛、急性心肌梗死）的相关情况。

第一节 心绞痛

一、病因病机

（一）西医学认识

心绞痛是冠状动脉供血不足所致短暂发作性缺血、缺氧所引起的胸骨后疼痛，临床表现为突然发作的胸痛，常位于胸骨体上段或中段的后方，可放射至左肩、左上肢的前、内侧达无名指与小指，常于劳动或情绪激动时发生，持续1~5分钟，休息或用硝酸酯制剂后，可迅速缓解。

冠状动脉血流量不能满足心肌代谢的需要，则会引起急剧的、暂时性的心肌缺血、缺氧，形成心绞痛。心肌能量的产生要求大量的氧气供应，心肌细胞摄取血液氧含量达到65%~75%，明显高于身体其他组织。正常情况下心肌对血液中氧的摄取已接近最大量，需氧量再增加时难以从血液中摄取更多的氧，只能依靠增加冠状动脉的血流量来提供。冠状动脉循环有较大储备，通过神经、体液调节，其血流量可

随身体的生理情况而有显著的变化，使冠状动脉的供血和心肌的需血保持着动态平衡。在剧烈体力活动时冠状动脉适当地扩张，血流量可增加到休息时的6~7倍。决定心肌耗氧量的主要因素包括心率、心肌收缩力和心室壁张力，临床上常以"心率×收缩压"估计心肌耗氧量，冠状动脉血液的供氧量取决于血流量和红细胞的携氧能力。冠状动脉狭窄或微血管阻力增加可导致冠状动脉血流减少；当冠状动脉管腔存在显著的固定狭窄（>50%~75%），安静时尚能代偿，而运动、心动过速、情绪激动造成心肌需氧量增加时，可导致短暂的供氧、需氧不平衡，称为"需氧增加性心肌缺血"，是引起大多数慢性稳定型心绞痛发作的机制。此外，由于不稳定的粥样硬化斑块发生破裂、糜烂或出血，继发血小板聚集或血栓形成而致管腔狭窄程度急剧加重，或冠状动脉发生痉挛，亦可影响冠状动脉，清除代谢产物也发生障碍，称之为"供氧减少性心肌缺血"，这是引起急性冠脉综合征（ACS）的主要原因。但在许多情况下，心肌缺氧是需氧量增加和供氧量减少二者共同作用的结果。

心肌缺血后，产生疼痛感觉的直接因素，可能是在缺血缺氧的情况下，心肌内积聚过多的代谢产物，如乳酸、丙酮酸、磷酸等酸性物质，或类似激肽的多肽类物质，刺激心脏内自主神经的传入纤维末梢，经第1~5胸交感神经节和相应的脊髓段，传至大脑，产生痛觉。这种痛觉反映在与自主神经进入水平相同脊髓段的脊神经分布区域，即胸骨后、双臂前内侧与小指，尤其是在左侧，而多不直接在心脏部位。

（二）中医学认识

中医学大致将本病归属于"胸痹"范畴，是由外感或内伤引起的心脉痹阻。病位在心，但与肝、脾、肾三脏功能失调密切相关。心主血脉的生理功能有赖于肝主疏泄、脾主运化、肾主水藏精等功能正常。其病性分为虚、实两方面，常常为本虚标实、虚实夹杂，以心脉痹阻不畅、不通则痛为病机关键。虚者多见气虚、阳虚、阴虚、血虚，尤以气虚、阳虚多见。实者不外乎气滞、寒凝、痰浊、血瘀几方面，其中以血瘀、痰浊多见。发作期以标实为主，血瘀、痰浊较为突出；缓解期以心、脾、肾中气血阴阳亏虚为主，其中又以心气虚、心阳虚最为常见。以上病因病机可同时并存，交互为患。

若肾阳虚衰，不能鼓动五脏之阳，引起心气不足或心阳不振，血脉失于温煦、鼓动，则气血运行滞涩不畅，发为胸痹；若肾阴亏虚，不能滋养五脏之阴，阴虚火旺，灼津为痰，痰热上犯于心，心脉痹阻，则为胸痹。若恣食肥甘厚味或常饱餐过度，日久损伤脾胃，运化失司，酿湿生痰，上犯心胸，清阳不展，气机不畅，心脉痹阻，遂成本病；或痰郁化火，炼液为痰，灼血为瘀，痰瘀交阻，痹阻心脉而成胸痹。沈金鳌《杂病源流犀烛·心病源流》认为七情"除喜之气能散外，余皆足令心气郁结而为痛也"。肝气通于心气，肝气滞则心气涩，七情太过是本病的常见病因。若忧思伤脾，脾虚气结，运化失司，津液不行，聚而为痰，痰阻气机，气血运行不畅，心脉痹阻，发为本病；或郁怒伤肝，肝郁气滞，郁久化火，灼津成痰，气滞、痰浊痹阻心脉而成本病。《素问·举痛论篇》："寒气入经而稽迟，泣而不行，客于脉外则血少，客于脉中则气不通，故卒然而痛。"《诸病源候论·心腹痛病诸候》曰："心腹痛者，由腑脏虚弱，风寒客于其间故也。"《医门法律·中寒门》云："胸痹心痛，然总因阳虚，故阴得乘之。"或素体阳虚，胸阳不振，阴寒之邪乘虚而入，寒凝气滞，胸阳不展，血行不畅，而发本病。

病情进一步发展，瘀血闭阻心脉，心胸猝然大痛，而发为真心痛；心阳阻遏，心气不足，鼓动无力，而表现为心动悸、脉结代，甚至脉微欲绝；心肾阳衰，水邪泛滥，凌心射肺而为咳喘、水肿，多为病情深重的表现。

二、临床诊断

（一）辨病诊断

1. 临床表现

心绞痛典型表现为濒死的心脏压迫感，胸骨后突然发作压榨、闷胀、沉重、紧束或窒息样疼痛，可放射至颈颌部、左肩胛部、左臂内侧，甚或上腹部。疼痛程度可轻可重，持续时间多为1~5分钟，很少超过10~15分钟，常伴有面色苍白或出冷汗等临床表现。自发性心绞痛，特别是变异型心绞痛，主要由冠状动脉痉挛引起，即使无劳力活动亦可引起心绞痛发作，疼痛较为剧烈且持续时间较长，休息或用硝酸酯制剂后可迅速缓解。

2. 相关检查

（1）实验室检查　①常有血清胆固醇、甘油三酯及低密度脂蛋白增高，而高密度脂蛋白往往降低，但正常值差异范围较大。其变化只反映脂代谢紊乱，对是否有冠心病仅有参考价值。②有的冠心病患者可有空腹血糖增高或糖耐量减退。③胸痛持续时间较长者，应完善心肌酶学检查，包括肌钙蛋白I或T、肌酸激酶或同工酶，以与急性心肌梗死鉴别。

（2）心电图　心绞痛发作时，心电图在以 R 波为主的导联上可有 ST 段压低、T

波低平或倒置等心肌缺血表现。将发病前后心电图进行对比，则诊断价值更大。根据心电图结果不能确诊的患者，除疑似为不稳定型心绞痛者，应进行心电图极量或亚极量运动试验。

（3）核素心肌显像及负荷试验 铊随冠状动脉血流很快被正常心肌细胞所摄取。静息时铊显像显示出灌注缺损主要见于心肌梗死后瘢痕部位。在冠状动脉供血不足时，明显的灌注缺损仅见于心肌缺血区。不能运动的患者可进行药物负荷试验（包括双嘧达莫、腺苷或多巴酚丁胺），能够取得与运动试验相似的效果。变异型心绞痛发作时心肌急性缺血区有尤为明显的灌注缺损表现。

（4）放射性核素心腔造影 应用锝–99m（^{99m}Tc）进行体内红细胞标记，可得到心腔内血池显影。通过对心动周期中不同时相的显影图像分析，可测定 LVEF 及显示心肌缺血区室壁局部运动障碍。

（5）正电子发射断层心肌显像（PET） 利用发射正电子的核素示踪剂进行心肌显像，除可判断心肌的血流灌注情况外，尚可了解心肌的代谢情况。通过对心肌血流灌注和代谢显像匹配分析，可准确评估心肌活力。

（二）辨证诊断

1.寒凝心脉型

临床证候：猝然心痛如绞，天冷或遇寒则心痛易作或加剧，心痛彻背，背痛彻心，手足不温，冷汗出，短气，心悸。苔薄白，脉紧。

辨证要点：猝然心痛如绞，天冷或遇寒则心痛易作，手足不温。脉紧。

2.气滞血瘀型

临床证候：胸痛较剧，痛如针刺，固定不移，入夜更甚，多痛彻肩背，止发无常。面色晦暗，唇甲青紫。舌紫暗、多有瘀斑，脉沉涩或结代。

辨证要点：胸痛如刺，固定不移，面色晦暗。舌紫暗有瘀斑，脉沉涩或结代。

3.气阴两虚型

临床证候：胸部隐痛或灼痛，胸闷气短，倦怠乏力，动则喘息，心悸心慌，头目眩晕，心烦不寐，盗汗，口干，耳鸣阵作，大便不爽，或两颧潮红。舌少津、紫暗，脉细或细数。

辨证要点：胸部隐痛或灼痛，倦怠乏力，心烦不寐，盗汗，口干。舌少津、紫暗，脉细或细数。

4.痰湿壅痹型

临床证候：胸闷而痛，常有窒息感，气短，心悸喘促，恶心，纳呆腹胀，或呕恶痰涎。舌胖大，苔白腻或浊而厚腻，脉沉滑或濡缓。

辨证要点：胸闷而痛，常有窒息感，纳呆腹胀，呕吐痰涎。舌胖大，苔腻，脉沉滑。

5.心阳亏虚型

临床证候：心悸而痛，遇冷加剧，神倦，畏寒，胸闷气短，动则尤甚，四肢欠温，自汗。舌淡胖大、边有齿痕，苔白或腻，脉细迟或结代。

辨证要点：心悸而痛，遇冷加剧，神倦，畏寒，四肢欠温。舌淡胖大，脉细迟。

三、鉴别诊断

（一）西医学鉴别诊断

1.与心脏神经症鉴别

心脏神经症患者常诉有胸痛，但为短暂的刺痛（几秒钟）或较持久的隐痛（几小时），患者常深吸气或叹息性呼吸。疼痛多在心尖部附近，也可经常变动；多于疲劳后发作，轻度活动可缓解，但有时较重体力活动也可到胸痛或胸闷发生；发作时用硝酸酯制剂无效或10分钟后才自觉缓解，常伴有心悸、疲乏或其他神经衰弱症状。

2. 与急性心肌梗死鉴别

急性心肌梗死所引起的疼痛与心绞痛相仿，但疼痛的程度、性质更为剧烈，可持续数小时，常伴有休克、心律失常、心力衰竭、发热等，应用硝酸酯制剂常不能缓解疼痛。

3. 与肋间神经痛鉴别

肋间神经痛常累及1~2个肋间，为刺痛或灼痛，多持续作痛而非发作性，且不一定局限在前胸部。咳嗽、用力呼吸和身体转动等均可使疼痛加剧，肋间神经走行处可有压痛，手臂上举时局部有牵拉疼痛，可资鉴别。

（二）中医学鉴别诊断

1. 与悬饮鉴别

悬饮与胸痹均有胸痛表现，但胸痹为当胸闷痛，可向左肩或左臂内侧等部位放射，常因受寒、饱餐、情绪激动、劳累而突然发作，持续时间短暂，休息或用药后得以缓解；悬饮为胸胁胀痛，持续不解，于咳唾、转侧、呼吸时加重，肋间饱满，并见咳嗽、咳痰等肺系症状。

2. 与胃脘痛鉴别

心在脘上，脘在心下，部位相近。《黄帝内经》曰："胃脘当心而痛。"胸痹之不典型者，其疼痛可在胃脘部，二者极易混淆。但胸痹以闷痛为主，为时极短，虽与饮食有关，但休息、服药常可缓解。胃脘痛与饮食相关，但以胀痛为主，局部有压痛，持续时间较长，常伴有吞酸、嘈杂、嗳气、呃逆等胃部症状。

3. 与真心痛鉴别

真心痛乃胸痹的进一步发展而来，症见胸痛剧烈，甚则持续不解，伴有汗出、肢冷、面白、唇紫、手足青至节、脉微或结代等病情危重表现。

四、临床治疗

（一）提高临床疗效的要素

1. 中西医结合治疗

心绞痛发作时，中药制剂对轻、中度心绞痛的即刻止痛效果与硝酸酯类药物大致相同，且中药制剂不良反应少，通常无"冠脉窃流"等弊端。尤其是以传统中医药结合现代科技研制出了多种便捷速效剂型，大大方便了临床救治，为中西医结合治疗心绞痛开辟了广阔前景。对重症心绞痛，临床选用硝酸酯类及钙通道阻滞药效果较好，但若结合使用中药制剂，能够取得更好疗效。缓解期除运用单纯西药治疗外，中西医结合治疗越来越被临床上所重视。通过运用中药益气温阳、祛痰泄浊、活血化瘀等法，特别是益气活血法，寓通于补、通补结合，更是切合冠心病心绞痛之病因病机。大量临床结果表明，中医药对冠心病的近期疗效肯定，远期疗效也较为明显。通过辨证治疗，可改善患者的病理情况，降低血液黏稠度，降低红细胞聚集和血小板黏附性，扩张冠状动脉，改善左心功能，降低心肌耗氧量，提高心脏血管的顺应性。同时，通过辨证论治，更可改善患者整体功能状态，提高免疫功能及耐缺氧能力，增强对外界劣性刺激的应激能力等，从而提高患者的生活质量，延缓病情进展。

2. 内治法与外治法综合运用

在进行中西医结合治疗的同时，中医其他疗法亦可起到良好的互补作用。如通过进行太极拳等医疗体育，以及推拿、按摩、耳针等外治疗法，或中医食疗等，均有助于改善心血管系统与机体的一般状态，提高抗病能力，巩固疗效。

（二）辨病治疗

心绞痛的治疗原则是迅速改善冠状动

脉血液供应、减少心肌耗氧量，预防并治疗动脉粥样硬化。

1. 一般治疗

（1）稳定型心绞痛 发作时应立即原地休息，有条件者应立即输氧；缓解期尽量避免诱发因素，如吸烟、受凉、饱餐、激动及过度体力劳动等，必要时适当休息；积极治疗可加重心绞痛的疾病，如高血压、高脂血症、糖尿病等。

（2）不稳定型心绞痛 不稳定型心绞痛患者应住院观察、卧床休息，密切观察心电图和心肌损伤标志物等实验室检查结果以排除心肌梗死。

2. 药物治疗

（1）稳定型心绞痛

1）发作期：①硝酸甘油 0.5mg，舌下含服，首次使用后应平卧片刻，药后 5 分钟无效者可重复使用，一般不超过 3 片。②硝酸异山梨酯（消心痛）5~10mg，舌下含服。③亚硝酸异戊酯 0.2ml，用时以手帕包裹敲碎安瓿，立即盖于鼻部吸入，10~15 秒起效。其作用与硝酸甘油相同，但降压作用更明显，老年人或有心血管疾病者慎用。④在应用上述药物的同时，可考虑使用镇静剂，如地西泮（安定）5mg 口服。

2）缓解期：①硝酸酯类，如硝酸异山梨酯（消心痛），每次 10mg，每日 3 次；硝酸甘油缓释片，每次 2.6~5.2mg，每日 2 次；戊四硝酯，每次 10mg，每日 3 次。②β受体拮抗剂，如普萘洛尔（心得安），每次 5~10mg，每日 3 次；阿替洛尔，每次 20mg，每日 2 次；美托洛尔，每次 50~100mg，每日 3 次。③钙通道阻滞剂，如硝苯地平（心痛定），每次 10mg，每日 3 次，尤其适用于伴有高血压的患者；地尔硫䓬，每次 30~60mg，每日 3 次；维拉帕米（异搏定），每次 40~80mg，每日 3 次。④其他，如阿司匹林肠溶片，每片 100mg，每次 1 片，每日 1 次；胺碘酮，每次 0.15g，每日 3 次，具有抗心律失常作用，传导阻滞、心动过缓者忌用。

（2）不稳定型心绞痛 不稳定型心绞痛发展为急性心肌梗死的危险性高，应予以高度重视。①给予较大剂量的硝酸酯类及β受体拮抗剂（心力衰竭与支气管哮喘者忌用），必要时加用钙通道阻滞剂，治疗期间注意监测血压。由冠状动脉痉挛引起心绞痛者，首选钙通道阻滞剂，并以硝苯地平（心痛定）最佳。②阿司匹林肠溶片，首次负荷剂量 0.3g 嚼服，继之每次 0.1g，每日 1 次，口服。③胸痛剧烈，难以控制者，可予硝酯甘油 1mg+5% 葡萄糖 100ml 静脉滴注，每分钟 10~30μg。

3. 手术治疗

（1）冠状动脉旁路移植术（CABG） 绝对适应证：①胸痛频繁且逐渐加重，心电图示心肌缺血性改变，且内科治疗无效；②冠状动脉造影示左冠状动脉主干病变，左前降支 70% 以上狭窄，而狭窄之远端管腔通畅。

（2）经皮冠状动脉腔内成形术（PTCA） 采用双腔气囊扩张导管，通过股动脉或肱动脉插入冠状动脉，对狭窄部位进行气囊扩张。适应证：①心绞痛病程在 1 年内；②单支冠状动脉病变，且病变在近端，无钙化或痉挛；③有心肌缺血的客观证据；④患者有较好的左心室功能和侧支循环。

（3）冠状动脉激光成形术 通过心导管内光导纤维将激光引入冠状动脉，使阻塞动脉的粥样硬化斑块气化而再通，但可引发严重并发症。并发症包括动脉壁穿孔、血栓栓塞及动脉瘤形成等。目前激光类型、功率、照射方式，以及治疗远期效果、复发危险性仍需进一步研究。

（三）辨证治疗

1.辨证论治

（1）寒凝心脉型

治法：祛寒活血，宣痹通阳。

方药：当归四逆汤加减。桂枝9g、细辛6g、制附片12g（先煎）、当归12g、芍药12g、香附10g、薤白15g、全瓜蒌15g、炙甘草9g。

加减：胸痛剧者，去附片，加川乌、草乌各15g，或应用乌头赤石脂丸；痛引肩背者，加姜黄10g；心率显著减慢者，重用附片20~30g；胸闷显著者，加厚朴6~10g；若胸痛剧烈而见四肢不温、冷汗出等症患者，可即予含化苏合香丸。

（2）气滞血瘀型

治法：活血化瘀，通脉止痛。

方药：血府逐瘀汤、丹参饮加减。桃仁10g、红花6g、赤芍16g、当归12g、丹参12g、柴胡6g、桔梗6g、降香6g、郁金12g、枳壳10g、川牛膝15g、川芎10g、甘草6g。

加减：胸痛较剧者，可加乳香、没药，或合用失笑散；气虚乏力者，加人参粉3~5g（冲服）；浊阴壅滞，胸阳不布，症见胸闷气短者，可合用枳实薤白桂枝汤；伴心悸较重者，加琥珀粉2g（吞服）、酸枣仁15g、红枣10枚。

（3）气阴两虚型

治法：益气养阴，通脉开痹。

方药：炙甘草汤合天王补心丹加减。太子参20g或西洋参6g（另煎）、生地黄30~60g、生黄芪30g、阿胶12g（烊化）、麦冬15g、鸡血藤20g、丹参15g、三七粉3g（冲服）、五味子9g、桂枝6g、大枣10枚、炙甘草10g。

加减：气虚明显者，以人参须代太子参；失眠者，加夜交藤30g、龙眼肉10g、远志9g；眩晕、心烦不宁，阳气偏亢者，去桂枝、人参、黄芪，加茺蔚子15g、女贞子15g、石决明24g；胸闷者，加郁金10g；动则气促，心肾气虚者，加五味子10g、蛤蚧3g（研末冲服）、紫石英15g。

（4）痰浊壅痹型

治法：豁痰宽胸，宣痹通阳。

方药：瓜蒌薤白半夏汤合导痰汤加减。胆南星10g、法半夏10g、茯苓20g、陈皮12g、枳实12g、瓜蒌20g、薤白15g、桂枝6g、川芎9g、厚朴12g、甘草6g。

加减：胸痛者，加石菖蒲6g、郁金10g；腹胀甚者，加炒莱菔子15g；痰涎多者，加白术、苍术各10g、车前子15g（包煎）；喘促痰多者，合用三子养亲汤；若痰郁化热，症见口干口苦、舌红、苔黄腻、脉滑数等，去桂枝，合用黄连温胆汤加黄芩。

（5）心阳亏虚型

治法：补益阳气，温振心阳。

方药：人参汤加减。人参6g（另煎）、附片10g（先煎）、桂枝9g、茯苓15g、干姜9g、白术10g、熟地黄12g、杜仲12g、枸杞子10g。

加减：阳损及阴，阴阳两虚者，加麦冬、五味子；肾阳虚衰，不能制水，水气凌心，症见心悸、喘促、不能平卧、小便短少、肢体浮肿者，合用真武汤；若面色唇甲青紫，大汗出，四肢厥冷，脉沉微欲绝，乃心阳欲绝之危候，重用红参、附子，加龙骨、牡蛎，以回阴救逆固脱。

2.外治疗法

（1）针刺疗法

主穴：合谷、足三里、心俞、膻中、厥阴俞、内关等。

配穴：心阳虚加关元、气海、通里；气滞血瘀加郄门、少海；心阴不足加神门、三阴交、太溪；痰瘀痹阻加丰隆、肺俞。

操作方法：选取主穴2个，配穴1个。强刺激手法，得气后留针30分钟，每3~5

分钟行针1次。若针具一时未备，可以手指按压至阳穴3~5分钟。

（2）艾灸疗法　选取膻中、膈俞穴。将艾条一端点燃，在距离穴位皮肤1寸（约3.3cm）处固定不动，使患者有温热舒适感，局部皮肤红润潮湿。一般每个穴位灸15分钟，每日1次，6天为1个疗程。

（3）吸入疗法

①心痛气雾剂：寒证心痛气雾剂由肉桂、香附、川芎组成，适用于冠心病心绞痛之舌淡苔白者；热证心痛气雾剂由丹皮、冰片、川芎组成，适用于冠心病心绞痛之舌红苔黄者。使用时在舌下黏膜按压喷雾1~3次，用药量为0.3~0.9ml，相当于生药0.1~0.3g。

②复方细辛气雾剂：由细辛、冰片组成。心绞痛发作时，将药瓶倒置，对准口腔按压阀门2~5次即可。对轻度心绞痛止痛效果好，尤其是1分钟内快速止痛。

（4）贴敷疗法

①冠心止痛膏：丹参、当归、川芎、红花、乳香、没药、丁香、降香、人造麝香、樟脑、冰片等，上药共研细末，以95%乙醇浸制成流浸膏，涂布面上，烘软，贴于膻中、心俞、虚里穴，每次贴敷12~24小时，每日1次。15~30天为1个疗程，连续治疗2~3个疗程。

②心绞痛宁膏：丹参10g，红花10g。将上药依法制成流浸膏，涂于布面后使用。心绞痛发作时，将药膏贴敷于患者心前区，每24小时更换1次，2周为1个疗程。

③中药硬膏护心贴：由苏合香丸配制而成，可交替贴敷膻中、心俞穴，起到宽胸理气效果，每日1次，每次贴敷6小时。

④吴茱萸2份，肉桂1份，共研细末，装瓶备用。使用时取适量药末，用姜汁调为稀糊状，外敷于双侧涌泉穴，敷料包扎，胶布固定，每日换药1次，连续治疗7~10天。

（5）推拿疗法　取穴：左侧内关、灵道、少冲穴，至阳及人迎穴。操作方法：①拇指用力按压内关穴，压至患者有强烈的酸痛或胀痛感（得气），持续1~3分钟；②用拇指指腹于灵道穴轻揉1~5分钟，重压按摩2分钟，最后轻揉1~5分钟，每日1次，15次为1个疗程，疗程间隔3天；③右手拇指和中指指尖切压左侧少冲穴，每次3~5分钟，可连续切压。④患者取坐位或侧卧位，术者将一枚5分硬币边缘横放于患者至阳穴上，适当用力按压，持续3~5分钟；⑤患者取平卧位，头稍向左侧，用右拇指或食指指腹按摩右侧人迎处，按摩时可向颈椎方向按压并轻轻揉动，每次15秒左右，可连续数次，直到心绞痛消失为止。

（6）药袋疗法　黄芪30g，川乌、川芎、桂枝、红花、瓜蒌各15g，细辛、荜茇、丁香、延胡索各10g，冰片、三七各6g，共研细末，装入布袋中，固定于左胸前壁（心前区），连续治疗2~3个月。

3.成药应用

（1）芪参益气滴丸　每次1袋，每日3次，口服；适用于气虚血瘀型心绞痛。

（2）复方丹参滴丸　每次10粒，每日3次，口服；适用于气滞血瘀型心绞痛。

（3）麝香保心丸　每次2粒，每日3次，口服；可改善微循环，适用于气滞血瘀型心绞痛。

五、预后转归

心绞痛虽属急、重症，若能及时诊断、正确抢救，一般都能控制或缓解病情；若失治误治，或患者不遵医嘱，失于调摄，使病情进一步发展，瘀血闭塞心脉，可见心胸猝然大痛、持续不解，并伴有气短喘促、四肢不温或逆冷青紫等真心痛表现，而预后不佳。若心阳阻遏，心气不足，鼓动无力，可见心动悸、脉结代，尤其是真心痛伴脉结代，如不及时发现，正确处理，可致晕厥或猝死，必须高度警惕。若心肾阳衰，饮邪内停，水饮凌心射肺，可见浮肿、尿少、心悸、喘促等症，为胸痹重症合并症，应充分发挥中医药治疗优势并配合西医抢救手段积极救治，以防猝死发生。

六、预防调护

（一）预防

调情志，慎起居，适寒温，饮食调治是预防重点。情志异常可导致脏腑失调、气血紊乱，尤其与心病关系较为密切。《灵枢·口问》云："悲哀愁忧则心动。"后世也有医家认为"七情之由作心痛"，故本病的预防应尤为重视精神调摄，避免过于激动或喜、怒、忧、思无度，尽量保持心情平静、愉快。气候变化对本病的发病亦有明显影响，《诸病源候论·心痛病诸候》记载："心痛者，风凉邪气乘于心也。"故应慎起居，适寒温，居处保持安静、通风。饮食调摄方面，不宜过食肥甘，应戒烟，少饮酒，宜低盐饮食，多吃水果及富含纤维食物，保持大便通畅，饮食宜清淡，食勿过饱。发作期患者应立即卧床休息，缓解期要注意适当休息，坚持力所能及的活动，做到动中有静，保证充足的睡眠。

（二）调护

1. 控制饮食

患者日常饮食应清淡、低脂，控制盐量及脂肪摄入，每日盐摄入量应在 6g 以下，总用油量应为 5~8 茶匙。

2. 食物宜忌

多吃富含维生素和膳食纤维的食物，如新鲜蔬菜、水果、粗粮等；多吃有助于改善血管的食物，如大蒜、洋葱、山楂、黑木耳、大枣、豆芽、鲤鱼等；动物内脏含有丰富的脂肪醇，应避免食用动物内脏；避免吃刺激性、胀气性食物，如浓茶、咖啡、辣椒、咖喱等。

3. 戒除不良生活习惯

烟酒对人体有害，易诱发心绞痛、急性心肌梗死，患者应戒烟、戒酒。

4. 加强巡视和监测

发病时医护人员还应加强巡视，观察舌脉、体温、呼吸、血压及精神情志变化，做好各种抢救设备及药物准备，必要时给予吸氧、心电监护及保持静脉通道。

七、专方选要

1. 冠心和营汤

组成：瓜蒌、丹参各 20g，薤白、川芎、党参各 15g，法半夏、枳实、香附各 10g，桂枝、炒白芍各 9g，砂仁（后下）3g，炙甘草 6g。

加减：体型肥胖、痰湿较重者，加石菖蒲、天竺黄各 15g；心阳不振、寒凝气滞者，加淡附片 10g，桂枝改为 15g；气阴两虚者，加麦冬 15g、五味子 10g。

用法：每日 1 剂，水煎煮，取药汁 200ml，每次服用 100ml，每日 2 次，连续服用 3 个月。

适应证：痰瘀交阻型冠心病。

2. 益气通脉汤

组成：黄芪 30g，党参 15g，当归 15g，丹参 15g，红花 15g，三七粉 15g，柴胡 15g，葛根 15g，枳壳 15g，桔梗 15g，牛膝 15g，桂枝 10g，川芎 10g，赤芍 10g，炙甘草 6g。

用法：每日 1 剂，水浓煎至 200ml，分早晚 2 次服用，每次 100ml。

适应证：气虚血瘀型冠心病。

3. 颜氏益心汤改良方

组成：生黄芪 30g，党参 15g，川芎 9g，丹参 15g，赤芍 9g，降香 3g，石菖蒲 4.5g，桂枝 6g。

用法：每日 1 剂，水煎 2 次，取汁 200ml，分早晚 2 次温服。

适应证：气虚血瘀型冠心病。

4.丹蒌通痹汤

组成：瓜蒌30g，丹参20g，法半夏15g，枳实20g，党参15g，黄芪30g，三七粉9g（冲服），红花15g，川芎15g，桃仁15g，赤芍15g，降香15g，葛根30g，化橘红15g，桂枝9g，黄芩15g。

用法：水煎取汁300ml，分3次温服，每次100ml。

适应证：痰瘀阻络型冠心病心绞痛。

5.疏肝解郁止痛汤

组成：丹参、白芍、山药各20g，柴胡、香附、郁金、红花、川楝子、桃仁、当归、合欢皮各10g，甘草5g。

加减：合并心悸者加龙骨、茯神，气虚者加半夏、瓜蒌，气虚多汗者加人参、黄芪。

用法：每日1剂，水煎服，煎煮后取汁300ml，分早晚服用。

适应证：肝郁气滞型冠心病心绞痛。

参考文献

[1]徐磊.冠心和营汤治疗痰瘀交阻型冠心病的临床疗效[J].内蒙古中医药，2023，42（2）：10-11.

[2]周金华，童黎敏，徐丽.益气通脉汤联合西药治疗冠心病合并心绞痛的效果分析[J].数理医药学杂志，2022，35（12）：1820-1823.

[3]费鸿翔，范俊飞，张翔宇，等.颜氏益心汤改良方治疗冠心病稳定性心绞痛气虚血瘀证临床观察[J].河北中医，2022，44（4）：554-558.

[4]邓春香，何德英，孙文，等.丹蒌通痹汤治疗痰瘀阻络型冠心病心绞痛临床观察[J].中国中医急症，2023，32（1）：104-107.

[5]冯枫，柳晨.疏肝解郁止痛汤治疗冠心病心绞痛的临床疗效研究[J].实用中西医结合临床，2020，20（13）：60-62.

第二节　心肌梗死

心肌梗死是冠状动脉闭塞后，血流中断，部分心肌因严重、持久性缺血而发生局部坏死所致，临床表现为剧烈而持久的胸骨后疼痛、发热，实验室检查结果常出现白细胞增多、红细胞沉降率加快、血清心肌酶活力增高，有进行性心电图改变，常出现心律失常，甚至心力衰竭、休克，属冠心病的严重类型。

一、病因病机

（一）西医学认识

急性心肌梗死（AMI）常发生在早晨6时至12时，早晨生物钟节律的改变会增加儿茶酚胺分泌，使纤溶酶原激活抑制剂-1（PAI-1）增加，诱导血小板聚集，导致血栓形成。易感人群常于剧烈运动或受到严重精神刺激1~2小时后呈现AMI发病高峰。冠状动脉粥样硬化是大多数心肌梗死患者发病的基础。有研究显示，冠状动脉斑块破裂引起血栓形成可诱发心肌梗死，而炎症在引起斑块破裂的过程中起重要作用。

1.ST段抬高型心肌梗死（STEMI）

多数STEMI是在冠脉粥样硬化基础上出现的1支或多支血管管腔急性闭塞，多由不稳定的粥样斑块溃破，引起出血和管腔内血栓形成，而使管腔闭塞所致。约50%的患者在斑块的基础上发生完全性血栓阻塞。阻塞一般发生于斑块破裂者，当冠状动脉管管腔减少到足以引起血栓形成的程度，或斑块溃烂暴露于凝血因子中时，易于发生阻塞。斑块内存在的凝血因子与内皮细胞中抗凝因子、纤溶物质缺乏可引起血栓形成，完全性血栓阻塞大多发生于冠状动脉近端。有研究证实，STEMI发病后 4 小时内 85% 以上的患者出现完全血管阻塞。STEMI 亦见于冠状动脉造影正常者，通常为血栓栓塞（人工瓣膜术后心内膜炎）或冠状动脉夹层（最常见于妊娠女性）所致；口服雌激素且吸烟的女性易发生原位血栓引起的心肌梗死。

2. 非 ST 段抬高型心肌梗死（NSTEMI）

部分冠状动脉完全阻塞的患者心电图上无 ST 段抬高或 Q 波发生，称非 ST 段抬高型心肌梗死。NSTEMI 在发病最初的 24 小时内完全性冠状动脉阻塞发生率仅为 29%，在发病后数周至数月发生完全阻塞和再发心肌梗死的危险性增加。虽然最初时梗死面积较小，但由于再发心肌梗死的发生率高，死亡率较 STEMI 增加更明显，到 6 个月时死亡率与 STEMI 相近。NSTEMI 的特征是心肌供氧和需氧之间平衡失调，和心肌耗氧增加相比较，心肌供氧减少是疾病发生的主要机制。心肌血流灌注减少是最常见的原因，粥样硬化斑块破裂产生的非闭塞性血栓导致动脉狭窄，血小板聚集和破裂的斑块碎片导致的微血管栓塞，可以引起心肌标志物的释放。动脉炎症是导致粥样硬化斑块破裂的最常见原因。非痉挛或血栓引起的冠状动脉单纯严重狭窄，常见于某些进展性动脉粥样硬化或经皮冠状动脉介入治疗（PCI）后再狭窄的患者。若外源性诱发因素影响冠状动脉血管床，如患者存在冠状动脉硬化性狭窄，增加心肌耗氧量的因素（发热、心动过速、甲状腺功能亢进、贫血、低氧、低血压等）可导致继发性 NSTEMI。冠状动脉夹层常见于在妊娠期女性发生的急性冠脉综合征。此外，冠状动脉动力性阻塞引起的 NSTEMI 较为少见。

（二）中医学认识

中医学常将本病归属于"真心痛"范畴，常因年迈体虚、情志失节、饮食失调、劳倦内伤、外邪内侵影响发病，主要病机为气血阴阳不足，邪闭心脉，不通则痛。病理变化主要表现为本虚标实，虚实夹杂。本虚可有气虚、阳虚、阴虚、血虚，气血阴阳相互影响而常见气血两亏、气阴不足、阴阳两虚，甚至阳微阴竭、心阳外越等。标实有寒凝、痰浊、气滞、血瘀之不同，同时又有兼寒、兼热的区别，临床上常表现为虚实兼夹，如阴虚与痰热并见，阳虚与寒邪互存等。病理因素为痰浊、血瘀、气滞、寒凝、毒邪等。

1. 痰浊血瘀

外感六淫、情志内伤、饮食不节等导致脏腑功能失调，气机升降失常，水液代谢紊乱，水湿内停，聚而成痰。久病脏腑功能虚损，阳虚则水液输布失常，水湿上泛，聚而成痰；阴虚则虚火内生，灼津为痰。瘀血之病机亦有虚实之分：虚者，是指气虚血瘀，心气不足，无力推动血行，血停而为瘀；实者，是指气滞、寒凝、热毒、痰浊等实邪客于脉中，阻遏血流，而致瘀血。痰浊、血瘀均是机体脏腑功能失调的病理产物，痰浊壅滞血脉，阻遏血行，则滞血成瘀；瘀血停于胸中则胸阳不振，精微不布，则痰浊内生。由此可见，痰瘀可互为因果，互相兼夹，循环往复，痰瘀互结，痹阻心脉。情志过激、劳累过度、饱餐、暴受寒邪等诱因均可引起机体气机逆乱，引动痰浊、血瘀阻遏胸中气机，胸阳痹阻，心脉闭塞不通而发为真心痛。痰浊和瘀血互结，贯穿疾病的始终，在本病发生发展过程中起到重要作用。

2. 寒凝气滞

胸阳不足，心阳不振，复受寒邪，阴寒内盛，阳气失展，寒凝心脉，血行受阻，发为本病。心脉不通，不通则痛，故心痛彻背；寒为阴邪，心阳不振，虚寒内生，复感外寒则阴寒益甚，故易引发心痛；心阳失展，营血运行不畅，心失所养，阳气失达，心液失摄，故见心悸、气短、手足不温、冷汗出等症，以心痛较剧、遇寒而作、舌淡、苔白、脉紧为特征。气机阻滞，推动无力，气不能行津、运血，而加重痰阻血瘀，而致本病发生。

3. 毒损心络

引发本病的毒邪主要为热毒和瘀毒。心阴不足，虚热内生，复感温热之邪，或气郁化火，或湿浊蕴久化热，均可使热结于内，火热之邪（热毒）上扰于心，阻滞心脉而成心痛。由于寒凝、热结、气滞、气虚等因素，皆可致血行郁滞而为瘀血。血瘀停着不散，心脉不通，故作心痛如刺如绞，而痛处不移；血为气母，瘀血痹阻，则气机不运而见胸闷；暴怒则肝气上逆，气与瘀交阻，闭塞心脉，故作猝然剧痛，痛则脉弦涩，舌紫暗有瘀斑均为瘀血之候。若瘀久化热，酿生毒邪，或从化为毒，可致瘀毒内蕴，如迁延日久，失治误治，则正消邪长，一旦外因引动，蕴毒骤发，则蚀肌伤肉，进而毒瘀搏结，痹阻心脉，导致病情突变。

二、临床诊断

（一）辨病诊断

1. 临床表现

（1）症状

①先兆：部分患者在发病前有突然出现较以往更加剧烈、频繁的心绞痛，且持续时间较长，诱因不明显，硝酸酯制剂疗效差，或心律失常频发。此外，恶心、呕吐、大汗，急性心功能不全或血压波动较大都可能是心肌梗死的先兆。

②疼痛：胸痛是最突出、最先出现的症状，常发生于安静或睡眠时，性质可类似以往的心绞痛，但常呈压榨性，程度较重，范围较广，可持续数小时或数天，休息或用硝酸酯制剂多不能缓解。患者常感

到烦躁不安、恐惧，或有濒死感。少数患者疼痛不典型，症状很轻，甚至完全没有疼痛，容易误诊；如患者出现上腹部疼痛，伴有恶心呕吐，易被误诊为胃溃疡、急性胃炎或急性胰腺炎；如表现为一般性胸闷或钝痛，无其他不适，发病初期即表现为休克或急性心功能不全，则出现心肌梗死时易被忽视，多见于老年人，或糖尿病、高血压、房颤、心脏排血量低及心力衰竭患者；少数患者也可在病程中无疼痛或其他症状，事后才发现有心肌梗死病史。

③发热：一般在疼痛发生 24~48 小时后出现，程度常与梗死范围呈正相关，体温多在 38℃ 以下，很少超过 39℃，持续 1 周左右。

④胃肠道症状：约 1/3 有疼痛症状的患者，在发病早期伴有恶心、呕吐、上腹部胀痛，可有肠胀气，严重时可发生呃逆。

⑤心律失常：见于 75%~95% 的患者，多于起病后 1~2 周内发生，尤其 24 小时内。常见室性心律失常，以室性期前收缩多见。室性心律失常多发生在前壁心肌梗死时，而下壁心肌梗死易发生房室传导阻滞；室上性心律失常较少出现。如果前壁心肌梗死而发生房室传导阻滞时，阻滞部位往往在房室束以下处，说明梗死范围广泛，且常伴有休克或心力衰竭。

⑥低血压和休克：血压下降常出现在疼痛期，可持续数周后再上升，但往往不能恢复到以前的水平，此时并非是休克。20% 的患者可出现休克，而且大多在起病后数小时至 1 周内发生。休克发生时，患者疼痛缓解而收缩压低于 90mmHg，烦躁不安，面色苍白，皮肤湿冷，脉细而快，大汗淋漓，尿量减少（每小时 < 20ml），神志迟钝，甚者昏厥。通常休克持续数小时至数天，可反复出现，严重者可在数小时内死亡。

⑦心力衰竭：有 20%~48% 的患者发生

心力衰竭，以急性左心功能不全为主，可在起病初，或疼痛缓解、休克好转阶段发生。患者可表现为呼吸困难、咳嗽、发绀、烦躁等，严重者可出现肺水肿，或颈静脉怒张、肝大、水肿等右心衰竭表现。右心室心肌梗死者，一开始即可出现右心衰竭的症状。

（2）体征

①心脏：心脏浊音界正常或轻度至中度增大。心率多增快，少数减慢。心尖区第一心音减弱，可出现第四心音（心房性）奔马律，少数有第三心音（心室性）奔马律。10%~20%患者在起病第2~3天出现心包摩擦音，为反应性纤维性心包炎所致。心尖区可出现粗糙的收缩期杂音或伴收缩中晚期喀喇音，为二尖瓣乳头肌功能失调或断裂所致。室间隔穿孔时可在胸骨左缘第3、4肋间新出现粗糙的收缩期杂音伴有震颤。

②血压：除极早期血压可增高外，几乎所有患者都有血压降低。起病前有高血压病史者，血压可降至正常且不再恢复到起病前的水平。

③其他：可有与心律失常、休克或心力衰竭相关的其他体征。

2. 相关检查

（1）白细胞计数　发病1周内白细胞可增至（10~20）×10^9/L，中性粒细胞多在75%~90%，嗜酸性粒细胞减少或消失，约1周后恢复正常。

（2）红细胞沉降率　红细胞沉降率增快多发生于心肌梗死后1~2天，第4~5天达到顶峰，可持续1~3周。

（3）血清酶　血清肌酸磷酸激酶（CPK）在发病6小时内即出现，24小时达高峰，48~72小时后消失，阳性率达92.7%。天门冬氨酸氨基转移酶（GOT）在发病后6~12小时升高，24~48小时达高峰，3~6天后降至正常。乳酸脱氢酶（LDH）在发病后8~12小时升高，2~3天达高峰，1~2周才恢复正常。此外，LDH1是乳酸脱氢酶的同工酶，来源于心肌，在总乳酸脱氢酶尚未出现前就已出现，可持续10天，其阳性率超过95%。另外，CPK-MB是CPK的同工酶，来自心肌，其变化幅度和持续时间有助于判定梗死的范围和严重性，敏感性、特异性极高，分别达到100%和99%。

（4）肌红蛋白　血清肌红蛋白的升高及高峰消失时间均略早于CPK，在发病后4小时左右升高，多数在24小时高峰即消失、恢复正常。

（5）心电图　心肌梗死症状在不典型情况下要结合病史、血清酶等进行诊断。心肌梗死的心电图波形变化包括以下三种类型。①坏死区：面向坏死区心肌的导联，出现深而宽的Q波。②损伤区：面向坏死区周围的导联，有抬高的ST段出现。③缺血区：面向损伤区外周的导联，显示T波倒置。

典型心电图演变过程：起病数小时内（超急性期）ST段一时性抬高或压低，T波宽大或倒置。起病数小时后（急性期）有关导联出现异常Q波和ST段明显抬高，后者弓背向上与T波连接呈单向曲线，R波减低或消失；而与之相对应的导联则显示R波增高和ST段压低。在发病后数日至2周左右（亚急性期），面向梗死区的导联ST段逐渐恢复到基线水平，T波变为平坦或显著倒置；背向梗死区的导联则可见T波增高。在发病后数周至数月（慢性期），T波可呈V形倒置，其两肢对称，波谷尖锐。异常Q波将永久存在而T波有可能在数月至数年内恢复正常。

（6）心电向量图　心肌梗死时有QRS环的改变，ST向量的出现和T环的变化。其中以QRS环的变化最有诊断价值。ST向量多在1~2周内消失。心肌梗死时T环的改变主要是最大向量与QRS最大平均向量指向的方向相反，或 QRS-T 夹角增大，T 环长宽比小于 2.6：1，T 环离心支与归心支运行速度相等。此种 T 环改变可历时数月至数年后消失。

（7）放射性核素显像　将放射性核素注入血流，有些可进入并集中在梗死区，有些则不进入梗死区。通过胸前扫描或照相，可以显示出正常心肌与梗死心肌的不同放射性浓度，形成所谓"冷点"和"热点"，从而可判断梗死的部位和范围。临床常用 ^{201}TI，正常心肌显影，而缺血、坏死心肌和瘢痕组织不显影，形成"冷点"成像，主要用于心肌梗死慢性期。与此相反，^{99m}Tc、^{131}I 等则选择性地集中在缺血、梗死心肌中，使梗死部位显影而正常心肌不显影，形成"热点"成像，主要用于心肌梗死急性期。此外，通过门电路控制 γ 闪烁照相法进行放射性核素心脏血池显像，可观察心室壁的动作和左心室射血分数，有助于判断心室功能、诊断梗死后所造成的室壁运动异常和室壁瘤等。

（8）超声检查　以 B 超、彩超和 M 型超声扫描测定左心室射血分数、心室容量和室壁运动情况等，有助于诊断。

（9）其他检查　心肌梗死造成的心脏收缩功能失常，还可通过 X 线检查、心前区阻抗图等进行诊断。

（二）辨证诊断

1. 气虚血瘀型

临床证候：心胸阵阵闷痛，或疼痛剧烈、如刺如绞，痛有定处。胸闷气短，动则喘促，心悸怔忡，倦怠乏力，易汗出。舌淡红或紫暗、有瘀斑，或舌下络脉青紫，苔薄，脉细涩或结代。

辨证要点：胸痛而有定处，气短乏力，舌紫暗或有瘀斑，脉细涩。

2. 痰浊闭阻型

临床证候：胸闷而兼胸痛时作，或胸痛持续，胁腹胀满，憋闷不舒，咳唾痰涎，或痰黏腻，便秘不畅。苔白腻而干，或黄腻，脉弦滑或结代。

辨证要点：胸闷而痛，胁腹胀满，痰黏。苔厚腻，脉弦滑。

3. 气阴两虚型

临床证候：心胸阵阵隐痛，胸闷气短，倦怠乏力，动则喘息，心悸怔忡，心烦不寐，头晕，盗汗口干，或有面红升火之象，舌淡红或暗红少津，苔薄而小或剥，脉细数或结代。

辨证要点：心胸阵阵隐痛，倦怠乏力，心烦不寐，盗汗口干，舌红少津，脉细数等。

4. 阳虚水泛型

临床证候：心悸而痛，喘促不得卧，咳唾涎沫，神倦怯寒，遇冷则心痛加剧，颜面虚浮，下肢或全身水肿，腹大膨隆，二便不利。舌淡胖，苔白或腻，脉虚细迟或结代。

辨证要点：心悸而痛，喘促，神倦怯寒，下肢浮肿。舌淡胖，苔白或腻，脉虚细迟或结代。

5. 心阳欲脱型

临床证候：面色苍白，冷汗淋漓，四肢厥逆，气少息促，神情淡漠，面色晦暗，尿少或遗尿。甚者身冷如冰，神识模糊，反应迟钝或昏不知人。舌淡紫苔白，脉微细欲绝或促结代。

辨证要点：面色苍白，冷汗淋漓，四肢厥逆，脉微细欲绝。

三、鉴别诊断

（一）西医学鉴别诊断

1. 与心绞痛鉴别

心绞痛与心肌梗死均有胸骨后疼痛，但心绞痛发作历时较短，次数较频繁；心肌梗死疼痛范围较大，可表现为上腹部疼痛，疼痛更剧烈，可有濒死感，持续时间较长。心绞痛一般发作持续时间不超过15分钟，且常有诱因引起，不伴有发热、白细胞增加、红细胞沉降率增快等异常，心电图无变化或有ST段暂时性压低或抬高，很少发生心律失常、休克或心力衰竭。

2. 与急腹症鉴别

临床中表现为上腹部剧痛并伴有恶心呕吐的心肌梗死患者，易被误诊为急性胰腺炎、溃疡穿孔或急性胃炎、急性胆囊炎、胆结石等。可依据病史、体征及心电图、血清心肌酶活性测定等相关检查结果进行综合判断，常不难鉴别。

3. 与急性心包炎鉴别

急性心包炎，尤其是急性非特异性心包炎患者，也有心前区疼痛、轻度发热等症状，如患者年龄较大，更易与心肌梗死混淆。但心包炎患者发热和血白细胞计数增高常与疼痛同时或先于疼痛出现，疼痛常因深呼吸、咳嗽加重，病情较心肌梗死轻；查体可闻及心包摩擦音，心电图除aVR导联外，各导联均有ST段弓背向下抬高，无异常Q波出现，可资鉴别。

4. 与急性肺动脉栓塞鉴别

急性肺动脉栓塞常表现为胸痛、气急、咯血及休克，有右心负荷急剧增加表现；其胸痛多靠外侧且为胸膜性刀割样疼痛，随呼吸运动加剧。而心肌梗死患者一般无咯血，除非有左心衰竭，一般无明显的呼吸困难。如急性肺动脉栓塞使右心室急剧增大，可见肺动脉瓣区搏动增强、第二心音亢进，三尖瓣区出现收缩期杂音等。心电图表现为心电轴右偏，Ⅰ导联出现S波或原有S波加深，Ⅲ导联出现Q波和T波倒置，aVR导联出现高R波，胸导联过渡区向左移，右胸导联T波倒置等，皆与心肌梗死心电图表现不同，可资鉴别。

5. 与主动脉夹层动脉瘤鉴别

主动脉夹层动脉瘤常以剧烈胸痛起病，颇似急性心肌梗死，但疼痛一开始即达高峰，常放射到背、肋、腹、腰和下肢，双侧上肢血压和脉搏可有明显差别，有时可出现下肢暂时性瘫痪或偏瘫，少数有主动脉瓣关闭不全。其他检查如超声心动图、X线等检查可资鉴别。

（二）中医学鉴别诊断

1. 与悬饮鉴别

悬饮为饮停胸胁之病证，以饮邪停聚之一侧或双侧胸胁胀痛为主，疼痛一般持续不解，且于呼吸、咳唾、转侧时加重，并见肋间饱满，有咳嗽、咯痰等肺系症状，与真心痛迥异。

2. 与胃痛鉴别

胃痛的疼痛部位在上腹胃脘部，以胀痛、灼痛为主，局部可有压痛，持续时间较长，常因饮食不当而诱发，并多伴有嗳气吞酸、恶心呕吐、纳呆、泄泻等消化系统症状。配合B超、胃肠造影、胃镜及实验室检查，可资鉴别。部分心肌梗死亦表现为胃痛，应予警惕。

3. 与胁痛鉴别

胁痛一般发生在两侧胁肋部，伴有恶心、口苦口干等肝胆病症状，实验室检查可见肝胆病征象。而胸痛主要发生在整个胸部，通常伴有胸闷不适、心悸气短、咳嗽喘息、痰多等心、肺系疾病表现。心电图、胸部CT、胸部X线检查结果亦可资鉴别。

四、临床治疗

（一）提高临床疗效的要素

1. 中西医结合治疗

西医学认为，心肌梗死的基本问题是心肌缺氧，治疗目的是挽救濒危的心肌及防治并发症。在制订治疗方案时，须考虑改善氧供应、减少能量消耗、增强细胞活力等方面。急性心肌梗死的治疗原则包括预防室颤及其他心律失常；减轻患者痛苦，根据病情适量使用止痛、镇静药物；最大限度减轻心脏负担；防治休克、心力衰竭及其他合并症；抢救缺血区心肌，缩小梗死范围。

中医学认为，在治疗心肌梗死的过程中应注意：①扶正祛邪，补攻兼施。本病基本病机为本虚标实、心脉痹阻，治疗大法为扶正祛邪、疏通心脉、攻补兼施。临床应用时须视具体证情而有所侧重，勿因补虚而忽视邪浊之存在，亦勿专事疏通祛邪而愈伤正气。辨证准确，随证应变，据证用药，掌握好补与通的尺度，是提高疗效的关键。②补益心气，温运心肾之阳。心为君主之官、五脏六腑大主，肾阳为一身阳气之根本，阳回则生、阳脱则亡，故能否有效地鼓舞心阳、肾阳，对挽救垂危患者起到重要作用。发病初期即注重补益心气，可降低死亡率、减少并发症的出现。③平调阴阳气血，强心复脉。本病在缓解期应平调阴阳气血，强心复脉。用药做到温而不过燥，养阴补血不滋腻，补气勿滞气，扶正勿碍邪。

综合中西医诊疗观念，在临床中使用中西医结合的治疗方法处理心肌梗死，往往能获得较好疗效。

2. 重视舌象，了解病情及预后

冠心病患者多见暗红、淡暗、青紫、紫暗等舌质，心肌梗死初起胸痛剧烈时，舌质青紫加重或转为晦暗少泽，经治疗疼痛缓解后，舌紫可减轻。若原为红舌，随病情进展可加深，出现红绛舌或光红舌，反映正气进一步受损，阳气亏虚，营阴耗损，病情转重。红绛舌而苔厚腻者，病情多较复杂严重，治疗多有矛盾，预后差。若淡暗舌渐转为轻度红舌，多属正气渐复好转之兆，常见于急性心肌梗死恢复期。

舌苔变化有助于了解实邪为患之深浅，

病初症轻苔多薄白，重症者可见薄黄苔或腻苔，甚至黄腻苔。绝大多数患者发病1~2天后，舌苔逐渐由薄变厚，3~4天即可变为厚白腻苔，有的变为黄厚腻苔，同时伴有消化道症状。第3周以后舌苔渐薄，患者能活动后舌苔恢复常态，这是病情较轻，预后较好的舌苔变化。若腻苔易化者，有转危为安之机；腻苔持久不化或日渐加重，预后多险恶。

（二）辨病治疗

1. 监护及一般治疗

（1）休息　急性期绝对卧床休息，解除精神过度紧张与恐惧，可予适量镇静剂。如地西泮（安定）2.5~5mg，每日4次。此外，应保持环境安静，减少探视，防止不良刺激。

（2）吸氧　起病2~3日可间断或持续地通过鼻导管或面罩给氧，无低氧血症者不宜过多给氧。

（3）监测　密切观察患者病情变化，监测心电图、血压、呼吸，必要时还应监测血流动力变化5~7天。监测同时应保证患者的安静和休息。

（4）护理　发病后第1周应完全卧床休息，并加强护理，包括帮助患者吃饭、洗脸、翻身、使用便器等。注意患者不宜进食过饱，宜食易消化、低脂肪、少产气食物，限制钠盐摄入，给予必需的热量和营养；保持大便畅通，便秘时给予缓泻剂，不可用力大便。从第2周起，可在床上起坐，活动四肢。第3周至第5周帮助患者逐步离床，在床旁站立或在室内缓步走动。但近年有学者认为，在第1周即应下床开始适度活动。病重或有并发症的患者，卧床时间不宜过短。

2. 药物治疗

（1）缓解疼痛　疼痛能够引起冠状动脉痉挛，促进儿茶酚胺分泌及患者躁动，从而使心率加快、心肌耗氧量增加、心肌梗死范围扩大，所以对疼痛应尽快有效的控制。临床常用哌替啶 50~100mg 肌内注射或吗啡 5~10mg 皮下注射，每 4~5 小时可重复应用，最好与阿托品合用。疼痛较轻者可用可待因或罂粟碱 0.03~0.06g 肌内注射或口服，亦可使用硝酸甘油 0.5mg 或硝酸异山梨酯 5~10mg 舌下含服；或用硝酸甘油 1mg 溶于 100ml 5% 葡萄糖注射液中静脉滴注，每分钟 50~100μg，或硝酸异山梨酯 10mg 溶于 100ml 5% 葡萄糖注射液中静脉滴注，每分钟 30~100μg，但均需注意监测血压变化。如疼痛顽固、使用上述方法无效者，可用人工冬眠法，以哌替啶 50~100mg、异丙嗪 25~50mg、二氢麦角碱 0.6~0.9mg，溶解于 500ml 5% 葡萄糖注射液中静脉滴注，同时密切监测血压。近年有学者提出对疼痛伴有血压较高、心率较快的前壁梗死患者，止痛可用 β 受体拮抗剂如美托洛尔（静脉注射 15mg，1 次；口服 50mg，每日 4 次，连服 2 个月；2 个月后改为 100mg 口服，每日 2 次，连服 3 个月）、普萘洛尔（心得安）、阿替洛尔、噻吗洛尔等，能够止痛且改善预后，但用药过程中要密切检测血压、心率和心功能的变化。

（2）心肌再灌注 急性心肌梗死早期应用溶栓疗法，约 75% 的患者能够实现阻塞的冠状动脉再通，从而挽救濒死的心肌、降低死亡率。发病 6 小时以内，心肌梗死病患者如无禁忌证，心电图显示 ST 段抬高 $\geq 0.2mV$，年龄 ≤ 70 岁，在行选择性冠状动脉造影、链激酶皮肤试验阴性后，向阻塞的冠状动脉一次注入链激酶 2 万 IU，继而每分钟注入 2000~5000IU，共 30~90 分钟。冠状动脉再通之后，继续每分钟注入 2000IU，共 30~60 分钟。如未能使冠状动脉再通，发生急性再阻塞或动脉再通后仍见重度狭窄时，可作紧急的经皮腔内冠状动脉成形术，术后服用扩张冠状动脉药物、

肝素 10 天进行抗凝，同时注意警惕发生出血。溶栓治疗后，若疼痛解除、抬高的 ST 段恢复、血清心肌酶增高的高峰提前出现、出现室性心律失常，常提示心肌得到再灌注。

有学者主张先静脉注射（1 小时内用链激酶 10 万 IU），然后继续冠状动脉内给药或单用静脉注射法治疗。静脉注射法可用链激酶 50 万 IU 加入 100ml 5% 葡萄糖注射液中静脉滴注，在 30 分钟左右滴完，然后每小时给予 10 万 IU，连续静脉滴注 24 小时，继以肝素治疗。此外，也有学者主张在 1 小时内静脉滴注链激酶 100 万 ~150 万 IU 的大量短期疗法。需要注意的是，用药前后要进行有关血凝方面的检查，注意出血倾向。治疗前半小时用异丙嗪 25mg 肌内注射，配合少量的地塞米松（2.5~5mg）同时进行静脉滴注，可防止链激酶引起的寒战、发热等不良反应。

临床其他常用溶栓制剂如下。①尿激酶：冠状动脉内注射量为每分钟 6000IU，至少 1 小时；血栓溶解后，继续注射 0.5~1 小时，或每分钟注射 12 万 IU，共 8 次；静脉滴注可用 96 万 ~180 万 IU、30 分钟内滴完的大剂量疗法，或静脉滴注 48 万 ~96 万 IU（可用到 100 万 ~150 万 IU）30~60 分钟滴完的中剂量疗法。②组织型纤溶酶原激活物（t–PA）：冠状动脉内滴注 0.375mg/kg 持续 45 分钟，或静脉滴注 0.75mg/kg，持续 90 分钟。③单链尿激酶型纤溶酶原激活物、甲氧苯基化纤溶酶原 – 链激酶激活剂复合物等，均不引起寒战、发热，不需要同时应用皮质激素。但治疗后均需用抗凝药，每日服用阿司匹林。

（3）消除心律失常 可参考心律失常相关章节。

1）快速型心律失常

①室性快速型心律失常：发病后立即肌内注射利多卡因 200~250mg，以预

防室性心律失常发生。频繁室性期前收缩或室性心动过速，宜静脉注射利多卡因50~100mg，若无效则5~10分钟后再次注射；病情控制后，用利多卡因100mg加入100ml 5%葡萄糖注射液中静脉滴注，每分钟1~3ml维持治疗。情况稳定后，可改用口服美西律150~200mg、普鲁卡因胺250~500mg、溴苄铵100~200mg、丙吡胺100~200mg、妥卡尼400~600mg或奎尼丁200mg，每6小时1次。发生室颤时，应立即进行直流电除颤，用最合适的能量（一般为300J），争取一次除颤成功；在无电除颤的条件下，可立即进行心脏胸外按压和口对口人工呼吸，心腔内注射利多卡因100~200mg、普鲁卡因200~300mg或溴苄铵250mg，并施行其他心脏复苏处理。对于加快的心室自主心律，一般无须处理，但如果由于心房输送血液进入心室的作用未能发挥，引起血流动力失调时，可用阿托品加快窦性心律，从而控制心室自主心律。必要时可用人工心脏起搏或应用控制心率药物进行治疗。

②室上性快速型心律失常：如窦性心动过速、频发房性期前收缩、阵发性室上性心动过速、心房扑动和心房颤动等，可选用β受体拮抗剂、洋地黄制剂、维拉帕米（异搏定）、胺碘酮、奎尼丁、普鲁卡因胺等药物治疗。阵发性室性心动过速，心房扑动和心房颤动若经过药物治疗无效时，可考虑应用同步直流电复律器或心脏起搏器复律，尽量缩短快速心律失常持续的时间。

2）缓慢型心律失常：对窦性、房室交界性或室性的缓慢型心律失常，可用阿托品、异丙肾上腺素、麻黄素或乳酸钠（静脉注射或滴注）进行治疗。近年来认为阿托品在使心率加快的同时，可使心肌耗氧量增加，并可引起严重的心律失常；异丙肾上腺素可升高血压，增强心肌收缩力，

故也可引起心肌耗氧量增加，临床上当慎用。如用上述药物无效或发生明显不良反应时，可考虑应用人工心脏起搏器进行治疗。

对三度（包括有可能发展为三度）和二度Ⅱ型（莫氏Ⅱ型）房室传导阻滞，宜应用临时性人工心脏起搏进行治疗，待情况好转后撤除。如传导阻滞成为持续性，则可安装永久性的埋藏式起搏器。对于一度和二度Ⅰ型（文氏现象）房室传导阻滞，可根据患者情况应用药物治疗，如肾上腺皮质激素、阿托品、异丙肾上腺素或麻黄素等，同时密切观察病情变化。

3）心脏停搏：立即进行胸外心脏按压和人工呼吸、心腔内注射肾上腺素、异丙肾上腺素、阿托品和乳酸钠等，并采取其他心脏复苏措施。

（4）休克　多为心源性休克，常有周围血管舒张、收缩功能障碍或血容量不足等因素存在，需分别处理。①补充血容量；②应用升压药物，多巴胺或去甲肾上腺素，亦可选用多巴酚丁胺静脉滴注；③经上述处理血压仍不升，而肺毛细血管楔压（PCWP）增高，心指数（CI）低或周围血管显著收缩以致四肢厥冷并有发绀时，可选用硝普钠、硝酸甘油等血管扩张剂，根据PCWP调节直至左心室充盈压下降；④其他治疗，包括纠正酸中毒、避免脑缺血、保护肾功能，必要时应用洋地黄制剂等。

（5）心力衰竭　可参考心力衰竭相关章节。以急性左心衰竭为主，可选用扩血管药减轻左心室的后负荷，或用多巴酚丁胺治疗。洋地黄制剂可引起室性心律失常，而且早期出现的心功能不全主要是心肌充血、水肿所致的顺应性下降所导致，而左心室舒张末期容量并不增多。因此，洋地黄制剂只适用于心力衰竭较轻的患者，但在梗死发生后的24小时应尽量避免使用。

右心室梗死的心力衰竭患者应慎用利尿剂。

（6）辅助治疗　下述辅助治疗应在心肌梗死早期及长期的二级预防中坚持进行。

①β受体拮抗剂：STEMI或NSTEMI均为ACC/AHA指南中的Ⅰ类适应证，推荐无禁忌证患者尽早应用。治疗剂量以静息心率降低为度。

②血管紧张素转换酶抑制剂（ACEI）：已被确定为急性心肌梗死重要的辅助治疗药物。STEMI伴左室功能障碍患者应在血流动力学稳定后尽早使用ACEI，以改善长期存活率，减少心肌梗死再发。在无禁忌证的情况下，推荐在心肌梗死24小时内开始使用ACEI。高危患者如有左室收缩功能降低、二尖瓣反流及高血压，应持续使用ACEI治疗。

③血管紧张素受体拮抗剂（ARB）：研究还不够充分，但缬沙坦和坎地沙坦已被证实有效。对STEMI有左室功能障碍且不能耐受ACEI的患者可应用ARBs（Ⅰ类适应证），对能够耐受ACEI的患者也可用缬沙坦或坎地沙坦代替ACEI（Ⅱa类适应证）。

④调脂治疗：已成为急性心肌梗死后二级预防的重要治疗方法。

⑤抗血小板/抗凝治疗：阿司匹林可减少急性心肌梗死死亡率，阿司匹林过敏者可用氯吡格雷、噻氯匹定或Ⅱb/Ⅲa阻滞剂；普通肝素（UFH）能够抑制血栓形成，皮下固定剂量注射低分子肝素（LMWH）较UFH有更好的可预测性且作用时间更长。

3. 手术治疗

（1）早期干预使心肌梗死相关动脉达到TIMI血流3级可减少梗死面积，从而降低死亡率。发病6小时以内有ST段抬高或出现左束支传导阻滞（LBBB）者，应行直接再灌注治疗，经皮冠状动脉介入治疗或静脉溶栓。在心肌梗死后期（6~12小时），虽然对改善死亡率效果稍差，但再灌注治疗仍有效。有心绞痛、前壁心肌梗死，持续性ST段抬高的患者，症状发作后超过12个小时，如为高危无禁忌证者应行再灌注治疗。最佳的再灌注治疗需要达到心外膜及心肌灌注正常（TIMI血流3级）。此外，开放梗死相关动脉能减少心室重构和心律失常，故可使晚期介入获益。梗死后12~18小时再灌注能否获益尚不清楚，但如果这些患者存在发作性心绞痛或处于ST段动态改变的高危状态，还是应考虑PCI，而不是溶栓。

（2）AMI并发室间隔穿孔、急性二尖瓣关闭不全或室壁膨胀瘤，都可导致严重的血流动力学方面的改变或心律失常，应积极采取手术方法治疗。可先用辅助循环措施改善循环情况，同时进行必要的术前检查，了解冠状动脉和心肌的病变情况，然后施行手术修补室间隔穿孔，替换人工二尖瓣、切除梗死的心肌或室壁膨胀瘤，同时进行主动脉 – 冠状动脉旁路移植术改善心肌血供。心肌梗死并发急性心室破裂时，常因病情发展迅速死亡。

（三）辨证治疗

1. 辨证论治

（1）气虚血瘀型

治法：活血化瘀，益气止痛。

方药：参芪汤合血府逐瘀汤加减。黄芪30g，红参12g（另煎），当归12g，川芎10g，桃仁10g，红花5g，赤芍10g，地龙12g，檀香9g，葛根30g，丹参25g，甘草9g。

加减：若痛剧而见四肢不温、冷汗出者，可即含化苏合香丸；心胸憋闷甚者，加全瓜蒌15~30g、郁金12g；大便秘结者，加大黄6g或芒硝6~15g（冲服）；心悸怔忡明显者，加琥珀3g、枣仁15g。

（2）痰浊闭阻型

治法：通阳化痰，宣痹宽胸。

方药：瓜蒌薤白半夏汤或枳实薤白桂

枝汤合温胆汤加减。瓜蒌 15g，半夏 10g，茯苓 20g，橘红 12g，竹茹 12g，枳实 12g，薤白 12g，桂枝 6g，郁金 12g，青皮 10g。

加减：痰浊化热者，可用黄连温胆汤；大便秘结者，务必保持大便通畅，可加生大黄或礞石滚痰丸。若痰浊闭塞，痰浊上蒙心窍，症见目不识人、苔浊腻者，急用苏合香丸；若因于痰热、痰火、风痰者，用行军散。

（3）气阴两虚型

治法：益气养阴，养心复脉。

方药：生脉散合炙甘草汤加减。太子参 30g，麦冬 15g，五味子 10g，炙甘草 20g，黄芪 25g，生地黄 30g，玉竹 12g，黄精 15g，天冬 12g，柏子仁 12g，枣仁 12g。

加减：若阴虚火旺明显，可改用天王补心丹，甚者用黄连阿胶汤；若气虚明显，可用人参或西洋参 6~12g（另煎）；若大便秘结，加火麻仁 15g、元参 12g；若心悸怔忡，加琥珀末 3g、龙齿 15g；心痛甚者，可选择丹皮、赤芍、丹参、益母草、郁金、凌霄花等性凉或微寒的药物加减治疗。

（4）阳虚水泛型

治法：温阳益气，利水强心。

方药：真武汤合五苓散加减。制附子 12g（先煎），生姜 12g，炒白术 12g，茯苓 15g，桂枝 9g，芍药 10g，猪苓 15g，泽泻 10g，葶苈子 15g，车前子 12g（包煎）。

加减：水肿明显者，加大腹皮 12g、泽兰 15g、桑白皮 12g；兼有气滞血瘀者，可选用偏于温性的理气活血之品，如薤白、沉香、香附、鸡血藤、川芎、桃仁、红花、乳香、没药等；突然心胸剧痛、四肢不温而汗出者，立即含服苏合香丸 1 粒。

（5）心阳欲脱型

治法：回阳救逆，急固其脱。

方药：四逆汤合参附汤加减。人参 10g（另煎），制附片 10~30g，肉桂 4g，煅龙骨、牡蛎各 30g，黄芪 30g，甘草 20g，干姜 9g，山茱萸 20g，熟地黄 15g，当归 12g。

注意：此危象多为病初第 1~7 日发生，一旦出现，须急以大剂参附之属益气回阳固脱。一时汤药未备，可用参附注射液静脉给药并采取综合抢救措施，以尽快控制病情。

2. 外治疗法

（1）针刺疗法　第 1 组：巨阙、心平（心经，肘横纹下三寸处）、足三里。第 2 组：膻中、内关、三阴交。两组穴位交替使用，将针刺入穴位，提插捻转得气后，留针 20 分钟，每日 1 次。

（2）贴敷疗法

①通心膏：取徐长卿、当归、丹参、王不留行、鸡血藤、葛根、玄参、红花、川芎、桃仁、姜黄、郁金、三七、血竭、椿皮、穿山甲、乳香、没药、樟脑、冰片、木香、人工麝香、透骨草等，捣碎调成糊状，敷心俞、厥阴俞或膻中穴。

②中药硬膏护心贴：由苏合香丸配制而成，可交替贴敷膻中、心俞穴，起到宽胸理气效果。

（3）耳针疗法　取心、胃、小肠、交感、神门、皮质下和内分泌等耳穴，每次 3~4 个穴位，留针 20 分钟。

五、预后转归

1. 危险预测因素

（1）梗死大小　梗死大小是长期危险性的重要决定因素，面积越大长期预后越差。对多次梗死患者应累计梗死量作为预测指标。可通过测定 LVEF 来判定。

（2）梗死类型　NSTEMI 患者较 STEMI 患者更易再发胸痛及梗死。STEMI 短期预后差，需要及时行再灌注治疗，常并发心律失常，为预后差的重要标志。如果患者住院期间并发心力衰竭，则预后更差。

（3）恶性心律失常　许多患者在 AMI

演变期发生恶性心律失常，其危险性增加。原发性室颤为预后的负性指标。

2. 危险评估

高龄（＞65岁）、有心肌梗死病史、前壁心肌梗死、梗死后心绞痛、NSTEMI、有机械并发症、充血性心力衰竭及伴有糖尿病均提示患者心肌梗死后6个月内发生再梗死或死亡的危险性很高，在出院前需根据心肌缺血、心室功能等情况进行危险分级。

六、预防调护

（一）预防

注意调摄精神，避免情绪波动，避免过于激动或喜怒忧思无度，保持心情平静愉快；本病发生与气候异常变化有关，因此要注意生活起居，居处除保持安静、通风，还要保证寒温适宜。

（二）调护

1. 调整危险因素

饮食宜清淡低盐，多吃水果及富含纤维素食物，食勿过饱，保持大便通畅；烟酒等刺激之品，有碍脏腑功能，应戒烟戒酒；注意劳逸结合，坚持适当活动，发作期患者应立即卧床休息，缓解期要注意适当休息，保证充足的睡眠，坚持力所能及的活动，做到动中有静；加强护理及监护。

2. 危险处理

患者有再发心肌缺血、严重室性心律失常、LVEF下降（＜0.40）或具有严重心肌缺血证据时需行心导管检查。

（1）二级预防　无论是否行再灌注治疗，对STEMI及NSTEMI患者都应使用β受体拮抗剂，伴充血性心力衰竭的患者应随时调整剂量；阿司匹林是否与β受体拮抗剂有协同作用尚不清楚，但梗死后阿司匹林小剂量长期服用对患者有益；对伴心

室重构后遗症（LVEF＜0.45）的患者主张长期使用ACEI，梗死后即使患者的LVEF正常，也应考虑使用ACEI；有心功能不全的患者应使用地高辛（在负荷剂量后每日0.125mg维持）；洋地黄合用其他药物控制心房颤动的心室率也有效。

（2）康复治疗　研究证明，参与运动康复项目的患者再发心肌缺血的危险因素和精神刺激减少。运动训练能改善其周围肌肉的能力，强化训练（每周5天，至少9个月）能减少心肌缺血发生。因此，对梗死后患者，尽可能进行运动康复。所需的运动量依患者的心率和血压而定，患者在运动时应监测心率、血压（不能超过140/90mmHg）。如发生高血压应调整运动康复方案，或用β受体拮抗剂、ACEI改善血压的不稳定。

（3）精神因素　现已明确高达20%~25%的AMI患者符合抑郁症的临床标准。抑郁症对患者预后有不良影响，也许与基础病变有不良的协同作用，共同影响预后。对心肌梗死患者应注意排除抑郁症的诊断，如伴有抑郁症，应请精神科医生会诊并给予治疗，以改善患者的生活质量，减少心肌缺血，改善预后。

七、专方选要

1. 芪蒌保元汤

黄芪20g，瓜蒌15g，茯苓15g，太子参20g，肉桂5g，焦神曲15g，炙甘草8g等。加水1500ml浸泡20分钟，煎煮30分钟，得药液约250ml，加三七粉3g冲服，每周治疗5日，每日1剂，分2次口服，疗程为6个月。有益气活血之效，适用于气虚血瘀型冠心病心肌梗死患者。

2. 活血舒痹汤

黄芪30g，仙鹤草、当归、桃仁、三七、丹参各12g，水蛭、全蝎各5g，瓜蒌、竹茹、薤白各9g，生姜、大枣各10g，

用水煎成300ml药液，早晚温服，连用2个月。有益气活血之效，适用于气虚血瘀型冠心病心肌梗死患者。

3. 养心通痹汤

人参10g，黄芪30g，桃仁10g，红花10g，川芎15g，赤芍15g，当归15g，丹参30g，柴胡12g，炒枳壳12g，三七粉6g（冲服），桂枝12g，延胡索10g，甘草6g，水煎至300ml，每日1剂，分早晚2次服用。有活血化瘀之功，适用于瘀血痹阻型冠心病心肌梗死患者。

4. 参麦通脉汤

人参15g，麦冬20g，五味子6g，黄芪20g，丹参20g，赤芍10g，川芎10g，红花6g，降香8g，生地黄20g，北沙参15g，山茱萸15g，酸枣仁20g，知母10g。水煎，每天1剂，分早晚2次温服。有益气活血之功，适用于急性心肌梗死后低血压患者。

5. 参芪山萸心衰方

党参、黄芪各30g，山茱萸、丹参各20g，葶苈子、桂枝各15g，五加皮、当归、赤芍各12g，桃仁、红花各10g，炙甘草6g。若胸闷、胸痛甚者加姜黄、延胡索；水饮凌心、咳逆倚息者，加干姜、细辛；胃气上逆，格拒严重者加吴茱萸、生姜、法半夏；失眠多梦者，加酸枣仁、合欢花、夜交藤；尿少浮肿甚者，加泽泻、茯苓皮。浓煎取汁，每日1剂，每日2次，早晚温服。有益气活血、温阳利水之功，适用于心肌梗死合并心衰，伴有水肿的患者。

参考文献

［1］陈光瑞，姚建斌，付立彪，等. 芪蒌保元汤对于急性心肌梗死PPCI术后阳气亏虚证证候及康复的影响［J］. 中医药临床杂志，2023，35（6）：1157-1160.

［2］郑祥，王审. 自拟活血舒痹汤治疗急性心肌梗死PCI术后缺血再灌注损伤的临床研究［J］. 中华全科医学，2023，21（6）：966-969+972.

［3］杨仲秋，司富国，杨矗立，等. 自拟养心通痹汤治疗急性心肌梗死后缺血再灌注损伤患者的疗效分析［J］. 中国药物滥用防治杂志，2022，28（7）：962-965.

［4］饶文娟，韩育明. 参麦通脉汤治疗急性心肌梗死后低血压34例临床观察［J］. 湖南中医杂志，2021，37（6）：47-48+70.

［5］郑珂，王勃，赵明. 参芪山萸心衰方治疗急性心肌梗死合并心力衰竭临床疗效研究［J］. 中国中医急症，2021，30（7）：1211-1214.

第八章 原发性高血压

高血压是一种由多种病因相互作用所致的复杂的以动脉血压持续升高为特征的进行性"心血管综合征"。临床上高血压可分为两类，一为原发性高血压，又称高血压病，是一种以血压升高为主要临床表现，伴或不伴有多种心血管危险因素的综合征，占90%以上；一为继发性高血压，是由某种器质性疾病引起，病因明确，高血压仅是该种疾病的临床表现之一，占5%~10%，如能及时治愈原发病，血压或可恢复正常。继发性高血压除了高血压本身造成的损害外，与之伴随的电解质紊乱、内分泌失衡、低氧血症等还可导致心血管损害，其危害程度较原发性高血压更大。

高血压早期可无特异性临床表现，常在体检或偶然测量血压时发现血压升高，或具有非特异性大脑皮层功能失调表现，如头痛、头晕、记忆力减退、心悸失眠等。当出现靶器官损害时，才有特殊的临床表现。

一、病因病机

（一）西医学认识

1. 发病原因

原发性高血压的病因多种多样，尤其与遗传和环境因素关系密切，但对其影响机制至今尚无完整统一的认识。高血压在不同个体间病因和发病机制不尽相同，且病程较长、进展一般较缓慢，不同阶段始动、维持和加速机制不同。因此，高血压是多因素、多环节、多阶段、个体差异性较大的疾病。

（1）遗传因素 本病发病有较明显的家族聚集性。父母均患有高血压，子女的发病概率可高达46%。约60%高血压患者有高血压家族史。在遗传表型上，不仅血压升高发生率体现遗传性，而且在血压高度、并发症发生等其他方面也有遗传性。高血压的遗传可能存在主要基因显性遗传和多基因关联遗传两种方式。血压升高是一组基因的作用。关于高血压的基因定位，约有30多个可能相关的染色体区段，分布在除了73和20号染色体以外的所有染色体上。高血压的基因关联相关研究涉及交感神经系统、肾素－血管紧张素－醛固酮系统、离子通道或转运体、内皮素、利钠肽及脂质代谢等，可能与血管紧张素基因、血管紧张素转换酶基因、血管紧张素Ⅱ1型受体基因、内皮素－2基因、内皮型一氧化氮合酶基因等相关。基因改变会影响个体药物的血药浓度和药物降压效果，通过检测药物的代谢、转运靶点的基因，确定患者对药物的反应性，选择最合适的治疗方案，根据个体的基因型选择用药方案、寻找基因差异可能是实现精准医疗的重要手段。

（2）环境因素

①饮食：不同地区人群血压水平和高血压患病率与钠盐平均摄入量显著相关，摄盐越多，血压水平和患病率越高，但是同一地区人群中个体间血压水平与摄盐量并不相关。研究发现，饮食中摄入的盐只对于遗传性钠转运缺陷所致摄盐敏感者才有致高血压的作用。摄盐过多导致血压升高主要见于盐敏感人群，约占我国人口60%。此外，钾摄入量与血压呈负相关；摄入饱和脂肪酸或饱和脂肪酸/多不饱和脂肪酸比值较高也属于升压因素；饮酒量与血压，尤其是收缩压水平呈线性相关；叶酸缺乏导致血浆同型半胱氨酸水平增高，与高血压发病呈正相关，尤其增加高血压引起脑卒中的风险。

②精神应激：城市脑力劳动者高血压

患病率超过体力劳动者；从事精神紧张度高的职业发生高血压的可能性较大；因长期生活在噪声环境中，听力敏感性减退者患高血压也较多。高血压患者经休息后往往症状和血压可获得一定改善。

（3）其他因素　①体重超重或肥胖是血压升高的重要危险因素，约 1/3 的高血压患者有不同程度肥胖，尤以腹型肥胖多见。②女性血压升高的发生率及程度与服用避孕药的时间长短有关，口服避孕药引起的高血压一般为轻度并可逆转，在停药后 3~6 个月血压常恢复正常。③睡眠呼吸暂停低通气综合征（SAHS）是指睡眠期间反复出现发作性呼吸暂停所引起的临床综合征。50% 的 SAHS 患者有高血压，且血压高度与其病程和严重程度相关。

2. 发病机制

（1）神经机制　交感神经系统及其相关的神经体液因子通过对周围心血管的影响，在高血压的发生发展过程中起着重要作用。精神源学说认为患者在长期或反复的外因刺激下会出现较明显的精神紧张、焦虑、烦躁等情绪变化，此时各类感受器传入的病理信号增加，大脑皮质兴奋，抑制平衡的机制失调，以致不能正常行使调节、控制皮质下中枢活动的功能，交感神经活性亢进，传出的冲动以缩血管占优势，血浆儿茶酚胺浓度升高，小动脉收缩，而发生血压升高。

此外，肾脏是人体调节血压的重要器官。肾交感神经分为传出神经和传入神经，其中传出神经过度激活，产生和分泌过多的去甲肾上腺素，使肾血管收缩致肾血流量减少，进而激活肾素 - 血管紧张素 - 醛固酮系统，导致血管收缩、水钠重吸收增多；传入神经的过度激活可通过中枢交感神经系统使全身交感神经活性亢进，从而引起肾脏、心脏和血管等靶器官的结构和功能改变，导致高血压加剧和心力衰竭等。因此，抑制交感神经的过度激活被认为是治疗难治性高血压及其相关并发症的一个重要靶点，理论上阻断肾交感神经可降低肾脏局部和全身的交感神经活性。

（2）肾脏机制　体内钠过多除与摄入有关外，肾脏排钠障碍也是重要原因，正常人在血压上升时肾脏排钠排水增加，血压得以恢复正常，称为压力 - 利尿钠机制。各种原因引起的肾性水钠潴留，如交感活性亢进使肾血管阻力增加、肾小球有微小结构病变、肾脏排钠激素（前列腺素、激肽酶、肾上腺髓质素）分泌减少等，能够通过自身调节使外周血管阻力和血压升高，通过压力 - 利尿钠机制再将潴留的水、钠排泄出去。高血压患者在血压上升时肾脏不能排出体内多余的钠和水分，致使血压持续上升。也可能通过促进排钠激素分泌、释放，在排泄水、钠的同时使外周血管阻力增高，例如内源性类洋地黄物质。这个学说的理论意义在于将血压升高作为维持体内水钠平衡的一种代偿方式。

（3）激素机制　在经典的 RAAS 中血管紧张素 II 是主要效应物质，作用于血管紧张素 II 受体，使小动脉平滑肌收缩，刺激肾上腺皮质球状带分泌醛固酮，通过交感神经末梢突触前膜的正反馈使去甲肾上腺素分泌增加，使血压升高，从而参与并维持高血压发病。近年来发现，很多组织器官，如血管壁、心脏、中枢神经、肾脏及肾上腺，也有 RAAS 各种组成成分，其对心血管功能和结构所起的作用，可能在高血压发生发展过程中起到更大影响。

（4）血管机制　覆盖在血管壁内表面的内皮细胞能生成、激活和释放各种血管活性物质，例如一氧化氮（NO）、前列环素（PGI_2）、内皮素 -1（ET-1）、内皮源性收缩因子（EDCF）等，调节心血管功能。随着年龄增长，各种心血管危险因素出现，如血脂异常、血糖升高、吸烟、高同型半胱氨酸血症等，使氧自由基产生增加，NO 灭活增强，氧化应激反应影响动脉弹性功能和结构。由于大动脉弹性减退，脉搏传导速度增加，反射波抵达大动脉的时相从舒张期提前到收缩期，出现收缩期延迟压力波峰，从而导致收缩压升高，舒张压降低，脉压增大。小动脉结构（血管数目稀少或壁/腔比值增加）和功能（弹性减退和阻力增大）改变，影响外周压力反射点的位置或反射波强度，也对脉压增大有重要影响。

（5）胰岛素抵抗（IR）　胰岛素抵抗是指必须以高于正常的血胰岛素释放水平来维持正常的糖耐量，表示机体组织对胰岛素处理葡萄糖的能力减退。约50%原发性高血压患者存在不同程度的IR，在肥胖、血甘油三酯升高、高血压与糖耐量减退同时并存的四联症患者中最为明显。

胰岛素抵抗、高胰岛素血症和高血压密切相关，研究发现基因突变者首先出现高胰岛素血症，继之出现高血压、低HDL-C，从另一侧面提示高血压可能与代谢性疾病相关。胰岛素抵抗使血压升高的机制可能包括胰岛素水平升高影响 Na^+,K^+-ATP酶与其他离子泵，促使胞内钠、钙浓度升高，并使交感神经活性增加，促进肾小管对水、钠的重吸收，提高血压对盐的敏感性，以及减少内皮细胞产生NO，刺激生长因子及内皮素分泌等。

3. 病理变化

高血压早期无明显病理改变，随着病情进展，长期患病的高血压患者可出现病理改变。心脏和血管是高血压病理生理作用的主要靶器官，目前认为血管内皮功能障碍是高血压最早期、最重要的血管损害。

（1）动脉　小动脉病变是高血压最重要的病理改变，早期小动脉痉挛，长期小动脉内膜玻璃样变性，中层平滑肌细胞增殖、肥大而增厚，出现血管壁重构，包括小动脉非肥厚型重构和肥厚型重构。前者管壁不增厚、血管的外径与内径缩小，见于大部分轻、中度高血压；后者管壁增厚、血管内径缩小，多见于重度高血压。两者均表现为壁/腔比值增大，管壁纤维化、管腔狭窄呈不可逆病变，是各种应激情况下血压急剧上升的病理基础，可导致组织器官慢性缺血。急进型高血压小动脉壁可在较短时期内出现纤维样坏死。各期的小动脉病变均可使管腔狭窄，促进高血压的维持和发展，周围组织和器官内的小动脉均可发生上述病变，以肾脏的细小动脉最为明显。

大动脉病变有粥样硬化与纤维性硬化两种类型，前者主要在冠状动脉、腹主动脉、股动脉、颈动脉发生，呈局灶性，病变主要在内膜层，能引起管腔狭窄，导致组织缺血或梗死；后者分布呈弥漫性，病变累及动脉壁全层，以中层为主，能引起管腔扩张。随着年龄增长大动脉逐渐硬化，动脉顺应性减退。大动脉顺应性减退是发生心脑血管事件重要的病理基础。高血压本身也是动脉顺应性减退的一个因素。高血压后期，主动脉可发生中层囊样坏死和夹层分离，后者好发于主动脉弓和降主动脉交界处，亦可发生于升主动脉和腹主动脉，高压血液将主动脉内膜撕裂，血液进入中膜，使内膜和中膜分离形成假腔。

（2）心脏　左心室肥厚是高血压的特征性改变，心肌肥厚并不总与血压升高的程度呈正相关，全身小动脉管腔变窄导致周围血管阻力长期上升是左心室肥厚的原因之一。交感神经兴奋时释放的儿茶酚胺类物质可刺激心肌细胞蛋白质合成，而循环中与心肌局部RAAS的血管紧张素Ⅱ、醛固酮等除可刺激心肌细胞肥大外，尚可使心肌细胞间的胶原增生。早期左心室以向心性肥厚为主，长期病变时心肌出现退行性改变，心肌细胞萎缩、间质纤维化，心室壁由厚变薄，左心室腔扩大。根据左心室肥厚和扩张的程度，可以分为对称性肥厚、不对称性室间隔肥厚和扩张性肥厚。长期高血压发生心脏肥厚或扩大时，称为高血压心脏病。高血压心脏病常合并冠状动脉粥样硬化和微血管病变。心肌肥厚时冠状动脉血流储备下降，加之高血压时易有冠状动脉粥样硬化，更促使心肌缺血发生，从而加重心脏病变。高血压时心肌的生理生化改变和心力衰竭十分相似，提示高血压时出现心肌肥大可能是一种心肌病的过程，如不治疗终将导致心力衰竭。此外，心肌肥厚、左心室舒张期顺应性下降亦可致左心房扩大。

老年患者由于心肌细胞减少而胶原组织相对增加，心脏的收缩功能和舒张功能平时已有所下降，高血压时更容易出现心功能失代偿，由于心肌已有生理性丧失，高血压时不易出现心肌肥厚。

（3）脑　长期高血压对脑组织的影响，无论是脑卒中或慢性脑缺血，都是脑血管病变的后果。长期高血压使脑血管发生缺血与变性，形成微动脉瘤，从而发生脑出血。高血压促进脑动脉粥样硬化形成，粥样斑块破裂可并发脑血栓。脑小动脉闭塞性病变，引起针尖样小范围梗死病灶，称为腔隙性脑梗死。高血压的脑血管病变部位，特别容易发生在大脑中动脉的豆纹动脉、基底动脉的旁正中动脉和小脑齿状核动脉。这些血管直接来自压力较高的大动脉，血管细长而且垂直穿透，容易形成微动脉瘤或闭塞性病变。因此，脑卒中通常累及壳核、丘脑、尾状核、内囊等部位。

（4）肾脏　肾小动脉病变主要发生在入球小动脉，也涉及叶间小动脉，如未合并糖尿病则较少累及出球小动脉。病变血管管腔变窄，甚至闭塞，造成肾实质缺血、肾小球纤维化、肾小管萎缩、间质纤维化、肾皮质逐渐变薄，相对正常的肾单位可代偿性肥大。早期患者肾脏外观无改变，病变进展到相当程度时肾表面呈颗粒状，肾体积可随病情的发展逐渐萎缩变小。上述病理改变见于缓进型高血压，病情发展缓慢，称为良性肾硬化，但最终亦可导致肾衰竭。

急进型高血压患者入球小动脉中层发生纤维素样坏死，可直接延伸至肾小球毛细血管丛，使肾小球硬化。叶间、弓状动脉内膜细胞增生，胶原和成纤维细胞呈"洋葱皮"状的同心圆排列。病情发展快，短期内出现肾衰竭，称为恶性肾硬化。

（5）视网膜　视网膜小动脉早期发生痉挛，随着病程进展常出现硬化改变。血压急骤升高可引起视网膜渗出和出血。

（6）微循环　微循环由微动脉、毛细血管和微静脉组成，其管壁薄，由内皮细胞和1~2层平滑肌细胞组成，其改变包括内皮脱落、白细胞载附和炎症反应，血管密度稀疏或扭曲、变形，形成微血管病变。微血管病变是发生心、脑、肾病变的主要病理基础之一。

（二）中医学认识

中医学虽无高血压的病名，但按其不同的病理阶段和主要临床表现，可分别归入"头痛""眩晕"等范畴。本病的病因与情志失调、饮食不节、久病过劳，以及先天禀赋异常等因素有关。本病病性分虚实两端，病位在清窍，与肝、脾、肾三脏有关。各种病因引起机体阴阳失调，脏腑、经络功能紊乱，导致风、火、痰、瘀扰乱清窍；或髓海气血不足，脑失所养，形成眩晕、头痛。精神紧张或忧思郁怒，使肝失条达，肝气郁结，气郁化火伤阴，肝阴耗伤，风阳易动；久病过劳，耗伤肾精，或素体阳盛阴衰之人，阴亏于下，阳亢于上，上扰头目而出现眩晕、头痛。先天禀赋不足或年老肾精亏虚，导致髓海不足、脑失所养亦能发为本病。饮食不节，嗜食肥甘厚味，损伤脾胃，或忧思劳倦伤脾，以致脾虚健运失职，聚湿生痰；或肝气郁结，气郁湿滞生痰，痰湿中阻，或兼内生之风火作祟，上扰清窍，则表现为头痛、胸闷、眩晕欲仆等。高血压患者随病程的延续，病情进一步发展，殃及血分，可致血行不畅、瘀血阻络。久病不愈，可致阴损及阳，阴阳两虚，并累及心、脑、肾，出现中风、胸痹心痛、喘证、水肿等。

二、临床诊断

（一）辨病诊断

1.临床表现

（1）症状与体征　根据起病与病情进展的缓急及病程长短，原发性高血压可分为两型，缓进型和急进型，前者为良性高血压，绝大部分患者属此型，后者为恶性高血压，仅占本病患者的 $1\%\sim5\%$。

1）缓进型高血压：多于青中年起病，有家族史者发病年龄可较轻。多数起病隐匿，病情发展慢，病程长。早期患者血压波动、时高时正常，在劳累、精神紧张、情绪波动时易有血压升高，去除上述因素后血压常可降至正常。随着病情的发展，血压可趋向持续性升高或波动幅度变小。患者的症状和血压升高的程度可不一致，约半数患者无明显症状，只是在体检或因其他疾病就医时才发现有高血压，少数患者在发生心、脑、肾等器官的并发症时才明确高血压的诊断。

①神经系统：头痛、头晕和头胀是高血压常见的神经系统症状，也可有头枕部或颈项扳紧感。高血压所致头痛多发生在早晨，位于前额、枕部或颞部；头晕可为暂时性或持续性，伴有眩晕者较少，与内耳迷路血管障碍有关，经降压药物治疗后症状可减轻，但有时血压下降过快、幅度过大也可引起头晕。部分患者有乏力、失眠、工作能力下降等。

高血压并发的脑血管病（脑卒中）可分为缺血性和出血性两大类，大部分脑血管意外仅涉及一侧半球而影响对侧肢体活动，或发生在脑干而影响双侧肢体。由于发生脑血管病变的类型、部位、范围和程度的不同，临床症状有很大的差异，轻者仅出现一过性头晕、眩晕、失明、失语、吞咽困难、口角歪斜、肢体活动不利等，重者可出现偏瘫、昏迷，甚至短期内死亡。

②心血管系统：高血压时心血管系统最先受影响的是左心室舒张功能。左心室肥厚时舒张期顺应性下降，松弛和充盈功能受影响，甚至可出现在临界高血压和临床检查没发现左心室肥厚时，患者可无明显临床症状。临床心功能不全的症状多在高血压起病数年至十余年之后出现。在心功能代偿期，除有时心悸外，其他心血管表现可不明显；代偿功能失调时，则可出现左心衰竭症状，如夜间阵发性呼吸困难，在劳累、饱食和说话过多时发生气喘、心悸、咳嗽，病情严重或血压骤然升高时发生肺水肿。反复或持续的左心衰竭，可影响右心室功能而发展为全心衰竭，出现尿少、水肿等症状。

心脏未增大前，体检可无特殊发现，或仅有脉搏或心尖搏动较强有力，主动脉瓣区第二心音亢进；心脏增大后，体检可见心界向左、向下扩大，心尖搏动强而有力、可呈抬举样，心尖区和（或）主动脉瓣区可听到 2/6、3/6 级收缩期吹风样杂音。主动脉瓣区杂音是主动脉扩张，主动脉瓣顺应性下降、血流加快，导致相对性主动脉瓣狭窄所致。主动脉瓣区第二心音可因主动脉及瓣膜硬化而呈金属音调。心尖区杂音是左心室扩大导致相对性二尖瓣关闭不全或二尖瓣乳头肌功能失调所致，可有第四心音。由于高血压可促进动脉粥样硬化，部分患者可因合并冠状动脉粥样硬化性心脏病而有心绞痛、心肌梗死的表现；部分患者可有期前收缩、房颤等心律失常表现。

③泌尿系统：肾血管病变的程度和高

血压程度、病程密切相关。高血压早期可无任何临床表现，但血压未得到控制的患者已有肾脏病变。随病程进展患者可先出现微量白蛋白尿，继之蛋白尿；但未合并心力衰竭和糖尿病的高血压患者，24小时尿蛋白总量很少超过1g；控制高血压可减少尿蛋白。患者可出现血尿，多为显微镜血尿，少有透明和颗粒管型。肾功能失代偿时，可出现多尿、夜尿、口渴、多饮等，尿比重逐渐降低，最后固定在1.010左右，称等渗尿。当肾功能进一步减退时，尿量可减少，血中尿素氮、肌酐常增高，酚红排泄试验显示排泄量明显降低，尿素清除率或肌酐清除率可明显低于正常，上述改变随肾脏病变的加重而加重，最终可出现尿毒症，但缓进型高血压患者在出现尿毒症前多数已死于心脑血管并发症。

④其他：出现急性大动脉夹层者，根据病变的部位可有剧烈的胸痛或腹痛；有下肢周围血管病变者可出现间歇性跛行。

2）急进型高血压：起病较急骤，也可在发病前有病程不一的缓进型高血压病史，典型表现为血压显著升高，舒张压多持续在130~140mmHg或更高。男女比例约3∶1，多在青中年发病，近年来此型高血压已少见，可能和早期发现并及时有效治疗有关。临床表现基本上与缓进型高血压相似，但症状和头痛等更加明显，病情严重，发展迅速，常于数月至1~2年内出现严重的脑、心、肾损害。可发生脑血管意外、心力衰竭和尿毒症；常有视力模糊或失明，可发生视网膜出血、有渗出物及视神经乳头水肿；肾脏损害最为显著，常有持续蛋白尿，24小时尿蛋白可达3g，并出现血尿和管型尿，如不及时治疗多因尿毒症而死亡。

3）高血压危象：高血压急症和高血压亚急症的区别在于前者有靶器官的急性损害。

①高血压急症：是指原发性或继发性高血压患者，在某些诱因作用下血压突然和明显升高（一般超过180/120mmHg），同时伴有进行性心、脑、肾等重要靶器官功能不全的表现。一部分高血压急症并不伴有特别高的血压值，如并发于妊娠期或某些急性肾小球肾炎的患者。并发急性肺水肿、主动脉夹层、心肌梗死者，即使血压仅为中度升高，也应视为高血压急症。常见表现有：A.加剧性恶性高血压，舒张压常＞140mmHg，伴眼底视神经乳头水肿、出血、渗出，患者可出现头痛、呕吐、嗜睡、迷糊、失明、少尿甚至抽搐昏迷等；B.有脑、心、肾等严重病变，如高血压脑病、脑卒中、急性心肌梗死、急性心力衰竭、急性主动脉夹层、急性肾炎、嗜铬细胞瘤等。高血压脑病患者常表现为剧烈头痛、头晕、恶心、呕吐、烦躁不安、脉搏慢而有力，可有呼吸困难或减慢、视力障碍、抽搐、意识模糊、昏迷，也可出现暂时性偏瘫、失语、偏身感觉障碍等。检查可见视神经乳头水肿，脑脊液压力、蛋白含量增高。发作短暂者历时数分钟，长者可数小时，甚至数天。

②高血压亚急症：虽然血压明显升高，但无重要靶器官功能迅速恶化的临床表现。

（2）诊断要点　确诊高血压包括判断血压水平是否高于正常，除外症状性高血压及评估患者出现心血管事件的危险程度。

①血压的测量：至少3次在非同日静息状态下测得血压升高时方可诊断高血压，而血压值应以连续测量3次的平均值计，须注意情绪激动、体力活动时会引起一时性的血压升高，被测者手臂过粗周径大于35cm或有明显动脉粥样硬化者使用气袖法测得的血压可高于实际血压。应采用经核准的水银柱或电子血压计，测量安静休息时，坐位上臂肱动脉部位血压，一般需非同日测量三次血压值收缩压均≥140mmHg和（或）舒张压均≥90mmHg

可诊断高血压；既往有高血压史，正在使用降压物，血压虽然正常，也诊断为高血压。一般而言，左、右上臂的血压相差≤10~20mmHg，右侧＞左侧。如果左、右上臂血压相差较大，要考虑一侧锁骨下动脉及远端有阻塞性病变。如疑似直立性低血压，应测量平卧位和站立位血压。

②排除症状性高血压：须注意情绪激动、体力活动时会引起一时性的血压升高，被测者手臂过粗周径大于35cm时，明显动脉粥样硬化者气袖法测得的血压可高于实际血压。是否血压升高，不能仅凭1次或2次诊室血压测量值作出诊断，需要经过一段时间的随访，进一步观察血压变化和总体水平。

③心血管风险水平分层：10年内发生主要心血管疾病事件危险的可能性，低危组＜15%，中危组15%~20%，高危组20%~30%，很高危组则＞30%。见表8-1、表8-2。

表8-1　高血压患者心血管风险水平分层

其他危险因素和病史	血压（mmHg）		
	1级高血压（SBP140~159或DBP90~99）	2级高血压（SBP160~179或DBP100~109）	3级高血压（SBP≥180或DBP≥110）
无	低危	中危	高危
1~2个其他危险因素	中危	中危	很高危
≥3个其他危险因素，或靶器官损害	高危	高危	很高危
临床并发症或合并糖尿病	很高危	很高危	很高危

表8-2　高血压患者心血管风险水平分层依据

心血管危险因素	靶器官损害（TOD）	伴临床疾患
• 高血压（1~3级） • 男性＞55岁；女性＞65岁 • 吸烟 • 糖耐量受损（2小时血糖7.8~11.0mmol/L）和/或空腹血糖异常（6.1~6.9mmol/L） • 血脂异常 　TC≥5.7mmol/L（220mg/dl） 　或LDL-C＞3.3mmol/L（130mg/dl） 　或HDL-C＜1.0mmol/L（40mg/dl） • 早发心血管系统疾病家族史（一级亲属发病年龄男性＜55岁，女性＜65岁） • 腹型肥胖（腰围男性≥90cm，女性≥85cm）或肥胖（BMI≥28kg/m²） • 血同型半胱氨酸升高（≤10μmol/L）	• 左心室肥厚 　心电图：Sokolow（$S_{V1}+R_{V5}$）＞38mV或Cornell（$R_{aVL}+S_{V3}$）＞2440mV·ms 　超声心动图： 　LVMI男≥125g/m²，女≥120g/m² • 颈动脉超声IMT≥0.9mm或动脉粥样硬化斑块 • 颈股动脉PWV≥12m/s（*选择使用） • 踝臂指数＜0.9（*选择使用） • eGFR＜60ml/（min·1.73m²）；或血肌酐轻度升高，男性115~133μmol/L（1.3~1.5mg/dl），女性107~124μmol/L（1.2~1.4mg/dl） • 尿微量白蛋白30~300mg/24h或白蛋白/肌酐≥30mg/g	• 脑血管病 　脑出血 　缺血性脑卒中 　短暂性脑缺血发作 • 心脏疾病 　心绞痛、心肌梗死史 　冠状动脉血运重建史 　充血性心力衰竭 • 肾脏疾病 　糖尿病肾病，肾功能受损 　血肌酐男性＞133μmol/L（1.5mg/dl），女性＞124μmol/L（1.4mg/dl） 　尿蛋白（＞300mg/24h） • 周围血管病 • 视网膜病变 • 出血或渗出，视乳头水肿 • 糖尿病

TC：总胆固醇；LDL-C：低密度脂蛋白胆固醇；HDL-C：高密度脂蛋白胆固醇；LVMI：左心室质量指数；IMT：颈动脉内膜中层厚度；PWV：脉搏波传导速度；eGFR：估测的肾小球滤过率；BMI：体质量指数。

2. 相关检查

（1）基本项目　血液生化（钠、钾、空腹血糖、总胆固醇、甘油三酯、高密度脂蛋白胆固醇、低密度脂蛋白胆固醇和尿酸、肌酐）；全血细胞计数、血红蛋白和血细胞比容；尿液分析（尿蛋白、尿糖和尿沉渣镜检）；心电图。

（2）推荐项目　24小时动态血压监测、超声心动图、颈动脉超声、餐后2小时血糖、血同型半胱氨酸、尿白蛋白定量、尿蛋白定量、眼底、胸部X线检查、脉搏波传导速度及踝臂血压指数等。

动态血压监测（ABPM）是由仪器自动定时测量血压，每隔15~30分钟自动测压，连续24小时或更长时间。正常人血压呈明显的昼夜节律，表现为双峰一谷，在上午6~10时及下午4~8时各有一高峰，而夜间血压明显降低。目前认为动态血压的正常参考范围为：24小时平均血压 < 130/80mmHg，白天血压均值 < 135/85mmHg，夜间血压均值 < 120/70mmHg。动态血压监测可诊断白大衣高血压，发现隐蔽性高血压，检查是否存在顽固性高血压，评估血压升高程度、短时变异、昼夜节律及治疗效果等。

（3）选择项目　对怀疑为继发性高血压患者，可以根据需要选择以下检查项目：血浆肾素活性测定，血醛固酮、皮质醇、肾上腺素、去甲肾上腺素、儿茶酚胺、尿醛固酮、皮质醇、儿茶酚胺，动脉造影，肾、肾上腺超声，CT，MRI，睡眠呼吸监测等。对于有并发症的高血压患者，应对心、脑、肾等器官进行相应检查。

（二）辨证诊断

1. 肝阳上亢型

临床证候：眩晕耳鸣，头痛且胀，遇劳、恼怒加重，肢麻震颤，失眠多梦，急躁易怒。舌红苔黄，脉弦。

辨证要点：眩晕耳鸣，头痛且胀。舌红苔黄，脉弦。

2. 肝火上炎型

临床证候：头晕且痛，其势较剧，目赤口苦，胸胁胀痛，烦躁易怒，寐少梦多，小便黄，大便干结。舌红苔黄，脉弦数。

辨证要点：头晕且痛，目赤口苦。舌红苔黄，脉弦数。

3. 痰浊上蒙型

临床证候：眩晕，头重如蒙，视物旋转，胸闷作恶，呕吐痰涎，食少，多寐。苔白腻，脉弦滑。

辨证要点：眩晕，头重如蒙，呕吐痰涎。苔白腻，脉弦滑。

4. 瘀血阻窍型

临床证候：眩晕头痛，兼见健忘，失眠，心悸，精神不振，耳鸣耳聋，面唇紫暗。舌有瘀点或瘀斑，脉弦涩或细涩。

辨证要点：眩晕头痛，面唇紫暗。舌有瘀点或瘀斑，脉弦涩或细涩。

5. 气血亏虚型

临床证候：头晕目眩，动则加剧，遇劳则发，面色㿠白，爪甲不荣，神疲乏力，心悸少寐，纳差，便溏。舌淡苔薄白，脉细弱。

辨证要点：头晕目眩，遇劳则发，心悸少寐。舌淡苔薄白，脉细弱。

6. 肝肾阴虚型

临床证候：眩晕久发不已，视力减退，两目干涩，少寐健忘，心烦口干，耳鸣，神疲乏力，腰酸膝软，遗精。舌红苔薄，脉弦细。

辨证要点：眩晕久发不已，腰酸膝软。舌红苔薄，脉弦细。

三、鉴别诊断

（一）西医学鉴别诊断

与继发性高血压鉴别

继发性高血压的临床表现与原发性高

血压相似，但是二者治疗方法不尽相同，且有些继发性高血压可以通过根除病因进行治疗。某些引起继发性高血压的基础疾病，如皮质醇增多症（库欣综合征）、嗜铬细胞瘤等可能伴发代谢异常、靶器官损害、血压变异性增加等，此类患者为心血管性致残、致死事件的高危人群。因此，在临床工作中对继发性高血压与原发性高血压及时进行诊断与鉴别、及时给予患者正确的治疗尤为重要。

对于下列高血压患者应考虑继发性高血压的可能：①病史、常规体检和实验室检查提示患者有引起高血压的系统性疾病存在；②20岁之前或50岁之后开始出现高血压；③高血压起病突然，或程度严重、进展急剧，或高血压患者原来控制良好的血压突然恶化，难以找到其他原因；④顽固性或难治性高血压（即患者已经使用包含噻嗪类利尿剂在内的3种或3种以上、适当剂量的降压药物且服药依从性良好，但血压仍不能达到靶目标）；⑤靶器官损害严重，与血压升高水平不相称，宜仔细、深入地询问病史，进行体格检查和必要的实验室检查。

在病史询问中，应特别注意询问各种肾脏病、泌尿道感染和血尿史、肾脏病家族史（多囊肾），有无发作性出汗、头痛与焦虑不安（嗜铬细胞瘤），肌肉无力和抽搐发作（原发性醛固酮增多症）等。体格检查中注意有无皮质醇增多症体征，有无叩及增大的肾脏（多囊肾），有无出现腹部杂音（肾血管性高血压），有无出现心前区或胸部杂音（主动脉缩窄或其他主动脉病变），有无出现双上肢血压及股动脉搏动减弱、延迟或胸部杂音、下肢动脉压降低（主动脉缩窄或其他主动脉病变），有无出现神经纤维瘤性皮肤斑（嗜铬细胞瘤）等。除常规实验室检查外，根据不同的病因可选择进行下列检查：游离甲状腺素、促甲状腺激素（TSH）、甲状旁腺激素；血浆肾素、血管紧张素、醛固酮、皮质醇、儿茶酚胺；经胸超声心动图和主动脉磁共振成像，肾血管B超、磁共振血管成像或计算机体层血管成像（CTA），肾上腺B超或薄层CT、放射性核素显像等。

（1）与肾实质性高血压鉴别　肾实质性高血压是最常见的继发性高血压，临床上有时难以将其与原发性高血压伴肾脏损害相区别。一般而言，除了恶性高血压，原发性高血压很少出现明显蛋白尿，血尿罕见，肾功能减退首先从肾小管浓缩功能开始，肾小球滤过功能仍可长期保持正常或增强，直到最后阶段才有肾小球滤过降低，血肌酐上升；肾实质性高血压往往在发现血压升高时已经有蛋白尿、血尿和贫血，肾小球滤过功能减退，肌酐清除率下降。如果条件允许，肾穿刺组织学检查有助于确立诊断。

（2）与肾血管性高血压鉴别　凡进展迅速或突然加重的高血压，均应怀疑为肾血管性高血压。大多有舒张压中、重度升高，查体时在上腹部或背部肋脊角处可闻及血管杂音。大剂量快速静脉肾盂造影、多普勒超声、放射性核素肾图有助于诊断，肾动脉造影可明确诊断和狭窄部位。

（3）与原发性醛固酮增多症（PA）鉴别　6%~10%的高血压患者、20%难治性高血压患者可能是由于原发性醛固酮增多症，而该病也成为继发性高血压最常见的原因。血醛固酮/肾素比值（ARR）是目前筛查PA的主要方法，然而年龄、体位、药物等因素可以影响ARR测定结果，降低诊断敏感性和特异性。应该进一步通过醛固酮抑制试验证实或排除。由于只有少数患者（9%~37%）存在低钾血症，故血清钾的检测不应再作为PA首选或重要的筛查试验。2016年"中国原发性醛固酮增多症专家共识"推荐4种确诊方法，包括氟氢可的松抑制试验（给予激素4天不能使血浆醛固酮水平降至阈值以下）、口服高钠饮食试验、生理盐水负荷试验及卡托普利抑制试验。上述试验阳性的患者，还应该接受肾上腺薄层CT检查以除外肾上腺皮癌。

（4）与嗜铬细胞瘤鉴别　嗜铬细胞瘤是一种少见的继发性高血压病因，约占所有继发性高血压患者的0.5%。约70%的嗜铬细胞瘤患者出现高血压，为稳定性或阵发性，并伴有头痛、出汗、心悸和苍白等症状；超过50%患者在阵发性血压增高的间歇期可出现直立性低血压。因此，若高血压患者发生直立性低血压，除降压药物影响外，需要着重考虑嗜铬细胞瘤的可能。由于嗜铬细胞瘤明显增加患者发生心血管事件的风险，且大部分高血压在手术切除肿瘤后得以根除，因此明确该病的诊断极为重要。应当首先进行生化检测以获得支持诊断的依据，血浆游离3-甲氧基肾上腺素具有相对高的敏感性与特异性，被认为是可以用来排除嗜铬细胞瘤的最佳筛选手段。若临床怀疑嗜铬细胞瘤患者血浆3-甲氧基肾上腺素浓度超过正常上限4倍以上，则患有该疾病的可能性几近100%；若患者血浆3-甲氧基肾上腺素浓度超过正常上限但低于上限值的4倍，则应进一步检测血浆儿茶酚胺与非3-甲氧基肾上腺素的儿茶酚胺代谢物浓度，联合可乐定抑制试验协助诊断；给予可乐定后血浆儿茶酚胺水平显著下降被视为可乐定抑制试验阴性。一旦做出定性诊断后，还需要进行定位诊断。95%位于肾上腺附近，常为体积较大的肿瘤，有时可通过超声波检查而被发现。[123]I标记放射性核素扫描技术具有较高的诊断特异性。近期研究表明绝大多数嗜铬细胞瘤均可以摄取氟代脱氧葡萄糖（18F-FDG），因此使用18F-FDG正电子发射断层扫描技术（PET）在评估成人嗜铬细胞瘤或副神经节瘤方面具有明显优势。

（5）与皮质醇增多症鉴别　在皮质醇增多症患者中80%有高血压，同时有向心性肥胖、满月脸、水牛背、皮肤紫纹、毛发增多、血糖增高等表现。需要对以下患者进行筛查：①具有与年龄不相符的某些特征（如高血压、骨质疏松）；②出现典型体征；③存在与肾上腺腺瘤共存的肾上腺意外瘤。24小时尿氢化可的松浓度、过夜1mg地塞米松抑制试验和午夜血清可的松浓度，是筛查皮质醇增多症的首选方法。由于尿氢化可的松浓度的变异较大，至少需要收集2次标本进行测定。此外，2天小剂量地塞米松抑制试验（每6小时给予0.5mg，口服，共8次）检测第2天尿氢化可的松水平，也可以作为初筛方法；也有采用后半夜血清或唾液氢化可的松作为更简单的诊断指标。经过过夜1mg地塞米松抑制试验（夜23时给予1mg口服），若患者血清可的松水平超过50mmol/L（18ng/ml或1.8mg/dl），则提示皮质醇增多症。颅内蝶鞍X线检查，肾上腺CT，放射性核素肾上腺扫描可确定病变部位。

（6）与主动脉缩窄鉴别　先天性主动脉缩窄多发生在动脉导管或动脉韧带邻近区域的主动脉，男性多于女性，常常与其他先天性缺陷（如室间隔缺损、动脉导管未闭、二叶式主动脉瓣、二尖瓣或主动脉瓣狭窄）相关联。由于儿童胸壁较薄，经胸超声心动图足以作为该疾病的诊断工具。对于成年人，胸部X线片无特异性诊断价值，主动脉CTA或MRI是目前常用且有价值的影像学检查。临床表现为上臂血压增高，而下肢血压不高或降低。在肩胛间区、胸骨旁、腋部有侧支循环的动脉搏动和杂音，腹部听诊有血管杂音。胸部X线检查可见肋骨受侧支动脉侵蚀引起的切迹。主动脉造影可确定诊断。

（7）与睡眠呼吸暂停综合征（SAS）鉴别　睡眠呼吸暂停综合征是一种值得重视

的继发性高血压的病因。当高血压患者主诉打鼾、白天嗜睡，伴睡眠时呼吸暂停等特点时，需怀疑SAS的可能，尤其是对于40~59岁、肥胖伴夜间高血压、难治性高血压患者均应考虑本病存在。SAS患者的血压较难控制，较单纯性高血压患者更易发生靶器官损害和心脑血管事件。

（二）中医学鉴别诊断

1. 与中风鉴别

中风以猝然昏仆，不省人事，伴有口舌歪斜，半身不遂，失语；或不经昏仆，仅以歪斜不遂为特征。中风昏仆与眩晕之仆倒相似，眩晕可为中风先兆，但眩晕患者无半身不遂、口舌歪斜及舌强语謇等表现。

2. 与厥证鉴别

厥证以突然昏仆，不省人事，或伴有四肢厥冷为特点，发作后一般在短时间内逐渐苏醒，醒后无偏瘫、失语、口舌歪斜等后遗症。严重者也可一厥不醒而死亡。眩晕发作严重者也可有眩晕欲倒的表现，但一般无昏迷不省人事的表现。

3. 与痫病鉴别

痫病以突然仆倒，昏不知人，口吐涎沫，两目上视，四肢抽搐，或口中如作猪羊叫声，移时苏醒，醒后一如常人为特点。痫病昏仆与眩晕甚者之仆倒相似，且其发前多有眩晕、乏力、胸闷等先兆，发作日久常有神疲乏力、眩晕时作等症状表现，故应与眩晕鉴别，其鉴别要点为痫病昏仆必有昏迷不省人事，且伴口吐涎沫、两目上视、抽搐、猪羊叫声等。

四、临床治疗

（一）提高临床疗效的要素

1. 首重诊断，寻准治疗切入点

高血压在我国患病率高，但高血压知晓率、治疗率、控制率依然很低，在临床上对疑似高血压患者，不能仅凭1次或2次诊室血压测量值作出诊断，需要经过一段时间的随访，进一步观察血压变化和总体水平。对确诊高血压患者，要注重生活方式的调节，不能一诊断为高血压就开始药物治疗。

2. 完善检查，着重鉴别诊断

高血压一旦确诊后，应完善相关检查，分辨出是原发性还是继发性高血压，对于继发性高血压，还应分辨出其具体类型，需考虑疾病包括：肾实质性高血压、肾血管性高血压、嗜铬细胞瘤、原发性醛固酮增多症、主动脉缩窄、皮质醇增多症等。完善相关检查，不但利于治疗效果的提升，还能最大限度地减少药物的不良反应对人体的损害，因为有些继发性高血压的病因可以消除，其原发疾病治愈后，血压即可恢复正常。

3. 整体入手，宏观辨证

临床上，注重辨证施治，辨脏腑，辨虚实，辨体质，辨标本。辨脏腑，眩晕病位虽在清窍，但与肝、脾、肾三脏功能失常关系密切。辨虚实，眩晕以虚证居多，挟痰挟火亦兼有之；一般新病多实，久病多虚，体壮者多实，体弱者多虚，呕恶、面赤、头胀痛者多实，体倦乏力、耳鸣如蝉者多虚；发作期多实，缓解期多虚。病久常虚中夹实，虚实夹杂。辨体质，面白而肥多为气虚多痰，面黑而瘦多为血虚有火。辨标本，眩晕以肝肾阴虚、气血不足为本，风、火、痰、瘀为标。

（二）辨病治疗

1. 一般治疗

（1）改善生活行为　①减轻体重：尽量控制体重，使体重指数（BMI）< 25。体重降低对改善胰岛素抵抗、糖尿病、高脂血症和左心室肥厚均有益。②减少钠盐

摄入：应减少烹调用盐，每人每日盐摄入量不宜超过6g。③补充钙和钾盐。④减少脂肪摄入。⑤戒烟、限制饮酒。⑥增加运动：运动有利于减轻体重和改善胰岛素抵抗，提高心血管适应调节能力，稳定血压。尽量保持中等强度运动每周4~7次，每次30~60分钟。⑦减轻精神压力，保持心态平和。⑧必要时补充叶酸制剂。

（2）降压药治疗对象 目前认为，高血压患者药物治疗的启动与否应当根据患者的心血管事件风险高低，结合血压水平决定。

对危险分层为高危、很高危的高血压患者，一旦确诊，应立即开始降压治疗，同时对并存的其他心血管疾病危险因素和临床情况进行综合治疗，包括：①所有3级高血压患者；②伴有3个心血管危险因素、慢性肾功能不全（CKD）3期或靶器官损害、伴发临床疾病或伴糖尿病的1、2级高血压患者；③部分伴有3个心血管危险因素、CKD 3期、靶器官损害或无并发症的糖尿病、所有伴发临床疾病或有并发症糖尿病的血压在（130~139）/（80~89）mmHg的患者。

对危险分层为中危的高血压患者，应先对其血压进行数周观察，并评估靶器官损害情况，然后决定是否开始药物治疗，包括：1、2级高血压患者中无其他危险因素或仅有1~2个其他危险因素者，以及部分伴有3个心血管危险因素、CKD 3期、有靶器官损害或无并发症的糖尿病，且血压在（130~139）/（80~89）mmHg的患者。

对危险分层为低危的高血压患者，应先对患者进行较长时间（如3~6个月）的观察，反复测量血压，评估靶器官损害情况，然后决定是否及何时开始药物治疗，包括：1级高血压患者中无其他危险因素或仅有1~2个其他危险因素，且血压在（130~139）/（80~89）mmHg的患者。

（3）血压控制目标值 原则上应将血压降到患者能最大耐受的水平，目前一般主张血压控制目标值至少＜140/90mmHg；糖尿病或慢性肾脏病合并高血压患者，血压控制目标值＜130/80mmHg。根据临床试验已获得的证据，老年收缩期性高血压的降压目标水平，收缩压（SBP）为140~150mmHg，舒张压（DBP）＜90mmHg但不低于65~70mmHg，舒张压降得过低可能抵消收缩压下降得到的益处。大多数高血压患者，应根据病情在数周至数月内将血压逐渐降至目标水平，年轻、病程较短的高血压患者可较快达标，但对于老年人、病程较长或已有靶器官损害或并发症的患者降压速度宜适度缓慢。

（4）多重心血管危险因素 协同控制各种心血管危险因素相互之间有关联，80%~90%高血压患者有血压升高以外的危险因素。降压治疗后尽管血压控制在正常范围，血压升高以外的多种危险因素依然对预后产生重要影响。因此，必须在心血管危险控制新概念指导下实施抗高血压治疗，控制某一种危险因素时应注意尽可能改善或至少不加重其他心血管危险因素。降压治疗方案除了必须有效控制血压和依从治疗外，还应顾及对糖代谢、脂代谢、尿酸代谢等可能产生的影响。

2.降压治疗

（1）降压药物应用的基本原则 使用降压药物应遵循以下4项原则，即小剂量开始、优先选择长效制剂、联合用药、个体化。大量临床随机对照试验的结果表明，抗高血压治疗的主要得益来自降压本身，目前常用的一线抗高血压都能有效地降低血压和减少心血管事件，因此，都能作为降压治疗的初始用药和维持用药（单用或互相联合）。临床医生应熟悉常用抗高血压药物的药理特性，结合高血压患者的病史（并发症和降压药物的使用经验）、年龄、病理生理特点、伴随的其他危险因素、靶器官损害、合并其他临床疾病（尤其代谢异常）的情况，选择具体的抗高血压药物及起始剂量。

（2）降压药物种类　目前常用降压药物可归纳为五大类，即利尿剂、β受体拮抗剂、钙通道阻滞剂（CCB）、血管紧张素转换酶抑制剂（ACEI）和血管紧张素受体拮抗剂（ARB）。

（3）常用降压药物

①利尿剂：有噻嗪类、袢利尿剂和保钾利尿剂三类。噻嗪类使用最多，常用的有氢氯噻嗪和氯噻酮。降压起效较平稳、缓慢，持续时间相对较长，作用持久，服药2~3周后作用达高峰。适用于轻、中度高血压，对于盐敏感性高血压、合并肥胖或糖尿病、更年期女性和老年人高血压有较强降压效应。利尿剂能增强其他降压药的疗效，主要不利作用是低钾血症和影响血脂、血糖、血尿酸代谢，往往发生在大剂量时，因此推荐小剂量使用。以氢氯噻嗪为例，每天剂量不超过25mg。保钾利尿剂可引起高血钾，不宜与ACEI、ARB合用，肾功能不全者禁用。袢利尿剂主要用于肾功能不全时。

②β受体拮抗剂：有选择性（β_1）、非选择性（β_1与β_2）和兼有α受体阻滞三类。常用的有美托洛尔、阿替洛尔、比索洛尔、卡维地洛、拉贝洛尔。降压起效较迅速、强力，持续时间各有差异，适用于各种不同严重程度高血压，尤其是心率较快的中、青年患者或合并心绞痛患者，对老年人高血压疗效相对较差。临床上治疗高血压宜使用选择性β_1拮抗剂或者兼有α受体阻滞作用者，使用能有效减慢心率的相对较高剂量。β受体拮抗剂不仅能够降低静息血压，而且能抑制体力应激和运动状态下血压急剧升高。

③钙通道阻滞剂：钙通道阻滞剂分为二氢吡啶类和非二氢吡啶类，前者以硝苯地平为代表，后者有维拉帕米和地尔硫䓬。根据药物作用持续时间，又可分为短效和长效。长效钙通道阻滞剂包括长半衰期药物，例如氨氯地平；脂溶性膜控型药物，例如拉西地平和乐卡地平；缓释或控释制剂，例如非洛地平缓释片、硝苯地平控释片。钙通道阻滞剂还能减轻血管紧张素Ⅱ和α_1肾上腺素能受体的缩血管效应，减少肾小管钠重吸收，降压起效迅速，降压疗效和降压幅度相对较强，短期治疗一般能降低血压10%~15%，剂量与疗效呈正相关关系，疗效的个体差异性较小，与其他类型降压药物联合治疗能明显增强降压作用。除心力衰竭外禁忌证较少，对血脂、血糖等代谢无明显影响，长期控制血压的能力和服药依从性较好；对老年患者有较好的降压疗效，高钠摄入不影响降压疗效，非甾体类抗炎药不干扰降压作用，对嗜酒的患者也有显著降压作用；可用于合并糖尿病、冠心病或外周血管病患者；长期治疗时还具有抗动脉粥样硬化作用。

④血管紧张素转换酶抑制剂（ACEI）：常用的有卡托普利、依那普利、贝那普利、赖诺普利、西拉普利、培哚普利、雷米普利和福辛普利。降压起效缓慢，逐渐增强，在3~4周时达最大作用，限制钠盐摄入或联合使用利尿剂可使起效迅速和作用增强；具有改善胰岛素抵抗和减少尿蛋白作用，对于肥胖、糖尿病和心脏、肾脏靶器官受损的高血压患者具有相对较好的疗效，特别适用于伴有心力衰竭、心肌梗死后、糖耐量减退或糖尿病肾病的高血压患者。

⑤血管紧张素受体拮抗剂（ARB）：常用的有氯沙坦、缬沙坦、厄贝沙坦、替米沙坦、坎地沙坦和奥美沙坦。降压作用起效缓慢，但持久而平稳，一般在6~8周时才达最大作用，作用持续时间能达到24小时以上。各种不同血管紧张素Ⅱ受体阻滞

剂之间在降压强度上存在差异，低盐饮食或与利尿剂联合使用能明显增强疗效。多数 ARB 随剂量增大降压作用增强，治疗剂量窗较宽。最大的特点是直接与药物有关的不良反应很少，不引起刺激性干咳，持续治疗的依从性高。

⑥其他：交感神经抑制剂（如利血平）、直接血管扩张剂（如肼屈嗪）、α_1受体阻滞剂（如哌唑嗪、特拉唑嗪）曾用于临床多年，因不良反应较多目前不主张单独使用，但是在复方制剂或联合治疗时仍在使用。

（4）降压治疗方案　大多数无并发症或合并症患者可以单独或者联合使用噻嗪类利尿剂、β受体拮抗剂、CCB、ACEI 和 ARB，治疗应从小剂量开始，逐步递增剂量。临床实际使用时，患者心血管危险因素状况、靶器官损害、并发症、合并症、降压疗效、不良反应及药物费用等，都可能影响降压药的具体选择。目前认为，2 级高血压（≥ 160/100mmHg）患者在开始时就可以采用两种降压药物联合治疗，处方联合或者固定剂量联合，联合治疗有利于血压在相对较短时期内达到目标值，也有利于减少不良反应。

联合治疗应采用不同降压机制的药物，比较合理的两种降压药联合治疗方案是利尿剂与 β 受体拮抗剂，利尿剂与 ACEI 或 ARB，二氢吡啶类钙通道阻滞药与 β 受体拮抗剂，钙通道阻滞药与利尿剂或 ACEI 或 ARB。三种降压药合理的联合治疗方案必须包含利尿剂。采用合理的治疗方案和良好的治疗依从性，一般可使患者在治疗后 3~6 个月内达到血压控制目标值。对于有并发症或合并症患者，降压药和治疗方案选择应个体化。

高血压患者需要长期降压治疗，尤其是高危和极高危患者，是决定治疗成败的关键。在每个患者确立有效治疗方案并获得血压控制后，仍应继续治疗，不可随意停止治疗或频繁改变治疗方案，停服降压药后多数患者在半年内又回到原来的高血压水平。在血压平稳控制 1~2 年后，可以根据需要逐渐减少降压药品种与剂量。

（5）儿童青少年高血压　儿童青少年高血压以原发性高血压为主，表现为轻、中度血压升高，通常没有明显的临床症状，与肥胖密切相关，近一半儿童高血压患者可发展为成人高血压，左心室肥厚是最常见的靶器官受累。儿童青少年血压明显升高者多为继发性高血压，肾性高血压是首位病因。绝大多数儿童与青少年高血压患者通过非药物治疗即可达到血压控制目标。但如果生活方式治疗无效，出现高血压临床症状、靶器官损害，合并糖尿病、继发性高血压等情况应考虑药物治疗。ACEI 或 ARB 和 CCB 在标准剂量下较少发生不良反应，通常作为首选的儿科抗高血压药物；利尿剂通常作为二线抗高血压药物或与其他类型药物联合使用；其他药物，如 α 受体拮抗剂，因为不良反应的限制多用于儿童青少年严重高血压患者的联合用药。

3. 有并发症和合并症的降压治疗

（1）脑血管病　对于已发生过脑卒中的患者，降压治疗的目的是减少脑卒中再次发生。高血压合并脑血管病患者不能耐受血压下降过快或过大，压力感受器敏感性减退，容易发生直立性低血压，因此降压过程应该缓慢、平稳，最好不减少脑血流量，可选择 ARB、长效钙通道阻滞药、ACEI 或利尿剂，从单种药物小剂量开始，再缓慢递增剂量或联合治疗。

（2）冠心病　高血压合并稳定型心绞痛的降压治疗，应选择 β 受体拮抗剂、ACEI 和长效钙通道阻滞药；发生过心肌梗死患者应选择 ACEI 和 β 受体拮抗剂预防心室重构。尽可能选用长效制剂，减少血压波动，控制 24 小时血压，尤其清晨血压高峰。

（3）心力衰竭 高血压合并无症状左心室功能不全的降压治疗，应选择 ACEI 和 β 受体拮抗剂，注意从小剂量开始；对于有心力衰竭症状的患者，应采用利尿剂、ACEI 或 ARB 和 β 受体拮抗剂联合治疗。

（4）慢性肾衰竭 终末期肾脏病时常有高血压，两者病情呈恶性循环。降压治疗的目的主要是延缓肾功能恶化，预防心、脑血管病发生。应该实施积极降压治疗策略，通常需要 3 种或 3 种以上降压药方能达到目标水平。ACEI 或 ARB 在早、中期能延缓肾功能恶化，但要注意在低血容量或病情晚期（肌酐清除率 < 30ml/min 或血肌酐超过 265μmol/L，即 3.0mg/dl）有可能反而使肾功能恶化。血液透析患者仍需降压治疗.

（5）糖尿病 糖尿病与高血压常常合并存在，并发肾脏损害时高血压患病率达 70%~80%。1 型糖尿病在出现蛋白尿或肾功能减退前通常血压正常，高血压是肾病的一种表现；2 型糖尿病往往较早就与高血压并存。高血压患者约 10% 有糖尿病和糖耐量异常。多数糖尿病合并高血压患者往往同时有肥胖、血脂代谢紊乱和较严重的靶器官损害，属于心血管危险的高危群体，约 80% 患者死于心脑血管病。应该实施积极降压治疗策略，为了达到目标水平，通常在改善生活行为基础上需要 2 种以上降压药物联合治疗。ARB 或 ACEI、长效钙通道阻滞药和小剂量利尿剂是较合理的选择。ACEI 或 ARB 能有效减轻和延缓糖尿病肾病的进展，改善血糖控制。

4. 顽固性高血压治疗

约 10% 的高血压患者，尽管使用了 3 种以上合适剂量降压药联合治疗，血压仍未能达到目标水平，称为顽固性高血压或难治性高血压。对顽固性高血压的处理，首先要寻找原因，然后针对具体原因进行治疗。

（1）假性高血压 由于血压测量错误、"白大衣现象"或治疗依从性差等可导致假性高血压。血压测量错误包括袖带大小不合适、上臂围粗大者使用了普通袖带，袖带置于有弹性阻力的衣服（毛线衣）外面，放气速度过快，听诊器置于袖带内，在听诊器上向下用力较大等。假性高血压亦可发生在广泛动脉粥样硬化和钙化的老年人，测量肱动脉血压时需要比硬化的动脉腔内更高的袖带压力方能阻断血流。在以下情况时应怀疑假性高血压：血压明显升高而无靶器官损害；降压治疗后在无过多血压下降时产生明显的头晕、乏力等低血压症状；肱动脉处有钙化证据；肱动脉血压高于下肢动脉血压；重度单纯性收缩期高血压。

（2）降压治疗方案不合理 可能由于采用不合理的联合治疗不能显著增强降压效应；或采用了对某些患者有明显不良反应的降压药，导致无法增加剂量提高疗效和不依从治疗；或在三种降压药的联合治疗方案中无利尿剂。

（3）药物干扰降压作用 同时服用干扰降压作用的药物是血压难以控制的一个较隐蔽的原因。非类固醇性抗炎药引起水钠潴留，增强对升压激素的血管收缩反应，能抵消除钙通道阻滞药外各种降压药的作用。拟交感胺类药物具有激动 α 肾上腺素能受体活性作用，例如某些滴鼻液、抑制食欲的减肥药，长期使用可升高血压或干扰降压作用。三环类抗抑郁制剂阻止交感神经末梢摄取利血平、可乐定等降压药。治疗晚期肾脏疾病贫血的重组人红细胞生成素能直接作用于血管，升高周围血管阻力。口服避孕药和糖皮质激素也拮抗降压药的作用。

（4）生活方式未获得有效改善 比如体重、食盐摄入未得到有效控制，过量饮酒、未戒烟等导致血压难以控制。

（5）容量超负荷饮食 钠摄入过多抵消降压药作用，肥胖、糖尿病、肾脏损害和慢性肾功能不全时通常有容量超负荷。在一些联合治疗依然未能控制血压的患者中，常发现未使用利尿剂，或者利尿剂的选择和剂量不合理，可以采用短期强化利尿治疗试验来判断，联合服用长效噻嗪类利尿剂和短效袢利尿剂观察治疗效应。

（6）胰岛素抵抗 胰岛素抵抗是肥胖和糖尿病患者发生顽固性高血压的主要原因。在降压药治疗基础上联合使用胰岛素增敏剂，可以明显改善血压控制。肥胖者减轻体重5kg就能显著降低血压或减少所使用的降压药数量。

（7）继发性高血压 其中肾动脉狭窄和原发性醛固酮增多症是最常见的原因，尤其在老年患者。约1/3原发性醛固酮增多症患者表现为顽固性高血压，而且有些患者无低血钾症。在老年高血压患者中隐性甲状腺功能减退不少见。

另外，睡眠呼吸暂停低通气综合征也是造成顽固性高血压的原因。顽固性高血压的处理应该建立在可能病因评估的基础上，大多数患者可以找到原因并加以纠正。如果依然不能控制血压，应该进一步进行血流动力学和神经激素检查。若仍未找到解决办法，宜短时期内停止药物治疗，严密监测血压，重新开始新的治疗方案，可能有助于打破血压升高的恶性循环。

5. 高血压急症治疗

在高血压发展过程的任何阶段和其他疾病急症时，可能出现严重危及生命的血压升高，需要作紧急处理。高血压急症是指短时期内（数小时或数天）血压重度升高，舒张压＞130mmHg和（或）收缩压＞200mmHg，伴有重要器官组织如心脏、脑、肾脏、眼底、大动脉的严重功能障碍或不可逆性损害。高血压急症可以发生在高血压患者中，表现为高血压危象或高血压脑病；也可发生在其他许多疾病过程中，主要在心脑血管病急性阶段，例如脑出血、蛛网膜下腔出血、缺血性脑梗死、急性左心衰竭、心绞痛、急性主动脉夹层和急、慢性肾衰竭等。

及时正确处理高血压急症十分重要，可在短时间内使病情缓解，预防进行性或不可逆性靶器官损害，降低死亡率。根据降压治疗的紧迫程度，可分为紧急和次急两类。前者需要在几分钟到1小时内迅速降低血压，采用静脉途径给药；后者需要在几小时到24小时内降低血压，可使用快速起效的口服降压药。

（1）治疗原则

①迅速降低血压：选择适宜有效的降压药物，放置静脉输液管，静脉滴注给药，同时应经常不断测量血压或无创性血压监测。静脉滴注给药的优点是便于调整给药的剂量。如果情况允许，及早开始口服降压药治疗。

②控制性降压：高血压急症短时间内血压急剧下降，有可能使重要器官的血流灌注明显减少，应采取逐步控制性降压，即开始的24小时内将血压降低20%~25%，48小时内血压不低于160/100mmHg。如果降压后发现有重要器官的缺血表现，血压降低幅度应更小些。在随后的1~2周内，再将血压逐步降到正常水平。

③合理选择降压药：高血压急症处理对降压药的选择，要求起效迅速，短时间内达到最大作用；作用持续时间短，停药后作用消失较快；不良反应较小。另外，最好在降压过程中不明显影响心率、心输出量和脑血流量。硝普钠、硝酸甘油、尼卡地平和地尔硫䓬注射液相对比较理想。在大多数情况下，硝普钠往往是首选的药物。

避免使用的药物应注意有些降压药不适宜用于高血压急症，甚至有害。利血平肌内注射的降压作用起始较慢，如果短时间内反复注射又导致难以预测的蓄积效应，发生严重低血压；引起明显嗜睡反应，干扰对神志状态的判断。因此，不主张用利血平治疗高血压急症。治疗开始时也不宜使用强力的利尿降压药，除非有心力衰竭或明显的体液容量负荷过度，因为多数高血压急症时交感神经系统和RAAS过度激活，外周血管阻力明显升高，患者体内循环血容量减少，强力利尿是危险的。

（2）降压药选择与应用

①硝普钠：能同时直接扩张动脉和静脉，降低前、后负荷。开始时以50mg/500ml浓度每分钟10~25μg速率静脉滴注，立即发挥降压作用。使用硝普钠必须密切观察血压，根据血压水平仔细调节滴注速率，稍有改变就可引起血压较大波动。停止滴注后，作用仅维持3~5分钟。硝普钠可用于各种高血压急症。在通常剂量下不良反应轻微，有恶心、呕吐、肌肉颤动。滴注部位如药物外渗可引起局部皮肤和组织反应。硝普钠在体内红细胞中代谢产生氰化物，长期或大剂量使用应注意可能发生硫氰酸中毒，尤其是肾功能损害者。

②硝酸甘油：扩张静脉和选择性扩张冠状动脉与大动脉。开始时以每分钟5~10μg速率静脉滴注，然后每5~10分钟增加滴注速率至每分钟20~50μg。降压起效迅速，停药后数分钟作用消失。硝酸甘油主要用于急性心力衰竭或急性冠脉综合征时高血压急症。不良反应有心动过速、面部潮红，头痛和呕吐等。

③尼卡地平：是二氢吡啶类钙通道阻滞剂，作用迅速，持续时间较短，降压作用同时改善脑血流量。开始时从每分钟0.5μg/kg静脉滴注，逐步增加剂量到每分钟6μg/kg。尼卡地平主要用于高血压危象或急性脑血管病时高血压急症。不良作用有心

动过速、面部潮红等。

④拉贝洛尔：是兼有α受体阻滞作用的β受体拮抗剂，起效较迅速（5~10分钟），但持续时间较长（3~6小时）。开始时缓慢静脉注射50mg，以后可以每隔15分钟重复注射，总剂量不超过300mg，也可以每分钟0.5~2mg速率静脉滴注。拉贝洛尔主要用于妊娠或肾衰竭时高血压急症。不良反应有头晕、直立性低血压、心脏传导阻滞等。

（二）辨证治疗

1. 辨证施治

（1）肝阳上亢型

治法：平肝潜阳，滋养肝肾。

方药：天麻钩藤饮加减。天麻12g、钩藤15g、石决明15g、杜仲15g、牛膝15g、桑寄生15g、栀子12g、黄芩12g、益母草12g、茯神12g、夜交藤15g。

（2）肝火上炎型

治法：清肝泻火，清利湿热。

方药：龙胆泻肝汤加减。龙胆草9g、栀子12g、黄芩12g、柴胡6g、甘草6g、木通9g、泽泻15g、车前子15g、生地黄15g、当归15g。

（3）痰浊上蒙型

治法：燥湿祛痰，健脾和胃。

方药：半夏白术天麻汤加减。半夏12g、白术12g、天麻12g、茯苓15g、陈皮12g、生姜3片、大枣3枚。

（4）瘀血阻窍型

治法：活血化瘀，通窍活络。

方药：通窍活血汤加减。赤芍12g、川芎12g、桃仁12g、红花12g、老葱3根、鲜姜9g、麝香0.15g（绢包）。

（5）气血亏虚型

治法：补养气血，健运脾胃。

方药：归脾汤加减。当归15g，龙眼肉15g，黄芪15g，人参10g，白术15g，炙甘

草 10g，远志 12g，枣仁 15g，木香 6g。

（6）肝肾阴虚型

治法：滋养肝肾，养阴填精。

方药：左归丸加减。熟地黄 30g，炒山药 20g，枸杞子 15g，山萸肉 20g，川牛膝 10g，菟丝子 10g，鹿角胶 6g，龟甲胶 3g。

2. 外治疗法

（1）针刺疗法

①取穴：风池、太冲、行间、曲池、合谷。加减：烦躁失眠加神门，便秘加支沟，咽干舌燥加太溪。操作方法：除风池外各穴，均视病情予以捻转提插，行补法或泻法，间歇留针，针感要求"气至病所"，留针 20~30 分钟，每日 1 次，10 次为 1 个疗程。

②取穴：曲池、丰隆。操作方法：先用泻法，待血压下降到正常后改为平补平泻，开始每日针刺 1 次，2 周后根据血压变化情况改为每周 2~3 次。

③取穴：风池、太冲。加减：头痛剧烈、目赤目胀加太阳，热盛面赤加合谷。操作方法：取上穴针刺，得气后留针 20~30 分钟，每日 1 次，10 次为 1 个疗程。

（2）耳针疗法

①取穴：心、肝炎区、缘中、角窝上。加减：失眠者加神门，多梦者加胆，心悸者加心脏点，四肢麻木者加耳廓四肢相应穴位，严重头晕痛者加耳尖，均取双侧。操作方法：耳廓常规消毒，用镊子持耳环针，准确刺入穴位，再用菱形胶布固定，隔日 1 次，嘱患者每天按压数次，加强刺激，10 次为 1 个疗程。

②取穴：降压沟、神门、交感、心、枕。操作方法：每次选用 3~5 个耳穴，中等刺激，留针 20~30 分钟，每日 1 次。或埋揿针夏季 2~3 天，冬季 5~7 天。

（3）放血疗法 取穴：以背部督脉和足太阳膀胱经四肢肘膝以下穴位为主，手、足阴经为次。加减：伴有胸闷、心悸，可

在心俞、督俞、厥阴俞穴加强刺激，痰湿重者可加强刺激胃俞、脾俞穴。操作方法：用滚刺筒在消毒好的部位，循经自上而下、缓慢轻浅、反复刺激 15~20 分钟，见患者施治部位皮肤充血，呈红疹样为佳，不宜重而快地压刺，避免刺破皮肤。

（4）贴敷疗法 取涌泉穴。桃仁、杏仁各 12g，栀子 3g，胡椒 7 粒，糯米 14 粒，共捣烂，加鸡蛋清 1 个，调成糊状，分 3 次用。每晚临睡前贴敷于涌泉穴，白昼除去，每日 1 次，每次敷一足，两足交替治疗，6 次为 1 个疗程。

（5）推拿疗法 取穴：印堂、太阳、人迎、风池、风府、百会、颔厌、心俞、肺俞、肩井、合谷。操作方法：患者取坐位。医者站于患者正面，用一指禅推法推印堂 1 分钟，双拇指同时推两侧太阳，按前额部、眼眶部；医者站至患者身后，双食指勾起按太阳至人迎，拇指、食指、中指平抹风池、风府；以上手法操作 2 次，每次 5 分钟。医者仍站于患者身后，用拇指按百会，食指按揉颔厌并勾起按太阳至人迎，一指禅推心俞、肺俞，拿肩井；医者站至患者正面，左手握住患者左手腕部，用右手轻轻握住患者左上臂，由腋部至前臂推拿上肢，最后推合谷，然后推拿另一侧；以上手法约需 10 分钟。医者立于患者前面，一指禅推印堂、睛明、攒竹，平抹印堂、眼眶部，以上手法需 2 分钟。此外，可根据证型选取体穴，用一指禅推法治疗。

（6）中药足浴 取茺蔚子 30g，桑枝 30g，桑叶 10g。将上方加水 2L，煎至 1L，弃渣，把双脚放入温热的药液盆内浸泡半小时，每日 2 次，药液可反复多次利用，具有平肝清热之功效。

3. 成药应用

（1）牛黄降压丸 每次 1~2 丸，每日 1 次，口服。

（2）全天麻胶囊 每次 2~6 粒，每日 3

次，口服。

（3）脑立清　每次10粒，每日2次，口服。

（4）杞菊地黄丸　每次9克，每日2次，口服。

（5）养血清脑颗粒　每次1袋，每日3次，口服。

（6）血塞通片　每次50~100mg，每日3次，口服。

（三）医家诊疗经验

1. 焦树德

焦老治疗顽固的头痛、偏头痛，常在辨证论治的应证方剂内，加用荆芥或芥穗（病情较轻者用荆芥，重者用芥穗），往往取得良效。他认为头痛久者，多与血分有关，而荆芥、芥穗可兼入血分，风药上达而引药力至头部，发挥治疗作用；可疏散风邪、清头目而治头痛、头晕、目眩，使头部气血疏畅则疼痛可减。对肝阳偏盛之高血压，可加用泽泻或与地骨皮同用。泽泻能泻肝肾湿热、郁火，并能起阴气以召上亢之阳复返于下；肝经郁热不解者，常有肾经虚热上浮，故配地骨皮清热益肾，二药合用肝肾兼顾，相得益彰。

2. 邓铁涛

邓教授将高血压分为四型，即肝阳上亢、肝肾阴虚、阴阳两虚、气虚痰浊。①肝阳上亢，宜平肝潜阳，用石决牡蛎汤。石决明30g（先煎），生牡蛎30g（先煎），牛膝15g，钩藤15g，莲子心6g，莲须10g。苔黄、脉数有力者加黄芩；兼阳明实热便秘者，可加大黄之类泄其实热；苔厚腻者去莲须加茯苓、泽泻；头痛甚、属热者加菊花或龙胆草；头晕甚者加明天麻；失眠者加夜交藤或酸枣仁。②肝肾阴虚，宜滋肾养肝，用莲椹汤。莲须12g，桑椹子12g，女贞子12g，墨旱莲12g，山药15g，龟板30g（先煎），牛膝15g。气虚加

太子参；舌光滑无苔加麦冬、生地黄；失眠心悸加酸枣仁、柏子仁。③阴阳两虚，宜补肝肾阴阳，方用肝肾双补汤。桑寄生30g，何首乌24g，川芎9g，淫羊藿9g，玉米须30g，杜仲9g，磁石30g（先煎），生龙骨30g（先煎）。若兼气虚加黄芪30g；若以肾阳虚为主，用附桂十味汤（肉桂3g、熟附子10g、黄精20g、桑椹10g、丹皮9g、云茯苓10g、泽泻10g、莲须12g、玉米须30g、牛膝9g）；若肾阳虚甚兼浮肿者，用真武汤加黄芪30g、杜仲12g。④气虚痰浊，宜健脾益气，用赭决七味汤。黄芪30g，党参15g，陈皮6g，法半夏12g，云茯苓15g，代赭石30g（先煎），草决明24g，白术9g，甘草2g。

3. 周仲瑛

周仲瑛教授认为，高血压在临床上大致可分为风阳上亢、痰火内盛，气血失调、肝肾阴虚、阴虚及阳五个证型进行辨治。有以下七辨：①辨肝风之上冒、旁走、虚实；②辨痰证之痰浊、痰火、风痰；③辨火盛之用清肝泻火与兼泄心肾；④辨火旺与阴虚的轻重缓急；⑤辨调气和血法的应用；⑥辨温补脾肾法之应用；⑦辨病情之动态变化与标实、本虚。

4. 周次清

周次清认为，高血压的发生主要由于肝、肾、脾之阴阳气血的正常生理功能被破坏，而代之以气、火、风、痰及阴虚阳衰的病理状态。引起肝、肾、脾阴阳失调的主要原因是情志、虚衰、饮食等因素的长期刺激，从阴损阳而致阴阳两虚。所以对高血压的治疗，要从调肝、益肾、理脾入手。

5. 孙伯扬

孙伯扬认为，本病早期以肝阳亢盛或肝火上升为常见，属火热上扰，多为实证，药用平肝泻热潜阳之品。中、晚期肝阳偏亢，又多与阴精、血气亏虚有关，故多为

虚证或虚中夹实（亦称上实下虚），药用滋阴、养血、益气之品，佐以潜阳。

6. 曹玉山

曹玉山认为，高血压的根本病机为阴虚阳亢兼痰瘀互阻，治疗的关键在于补益肝肾、调整阴阳平衡，临床中多采用自拟方加减治疗。自拟方：豨莶草20g、夏枯草20g、杜仲12g、天麻12g、钩藤（后下）15g、葛根20g、牛膝15g。

7. 袁海波

袁海波认为，原发性高血压的病机是肝脏及相关脏腑功能失调，以风、火、痰、虚为主要病理因素。风盛者，以养阴平肝息风为法，方用镇肝熄风汤加减；火盛者，以清肝镇惊、养阴安神为法，方用天麻钩藤饮加减；痰盛者，祛痰化湿兼活血通络为法，方用二陈汤合当归芍药散加减；虚为主者，以滋阴养血、柔肝清热为法，方选滋水清肝饮加减。

8. 李士懋

李士懋从肝风辨治原发性高血压眩晕。首先，要分清实肝风与虚肝风，两者的区别在于脉之沉取有力无力，有力者实，无力者虚。实者泻之，虚者补之。其次，根据脉证标准进行辨证论治。脉兼滑数、舌红、苔黄腻者，为痰热壅盛化风，治以黄连温胆汤，清热涤痰息风；脉沉弦躁数、舌红、少苔者，为肝经郁火内伏化风，治以升降散合四逆散或龙胆泻肝汤，清透肝经郁火；脉弦细数、舌嫩红绛、少苔者，为肝肾阴虚、肝风内动，治以三甲复脉汤，滋补肝肾、平肝息风；脉兼濡滑而尺弱、舌红暗、苔薄白者，为脾虚，阴火浮于上、真阴亏于下，治以补中益气汤合理阴煎，健脾益气升清，温补下元真阴。最后，根据兼证的不同加减化裁，痰盛、脉滑大者加紫苏子、芥子、莱菔子涤痰，风盛、脉弦韧者加全蝎、蜈蚣、地龙息风解痉，郁火、脉躁数不宁者加连翘、栀子、薄荷清

透郁火，汗出、脉细者加浮小麦、五味子止汗，肝肾虚、脉细无力者加牛膝、杜仲、山茱萸滋补肝肾、填补肾精。

9. 韩旭

韩旭认为，老年高血压以阴虚阳亢多见，疾病后期常因迁延日久、阴损及阳出现阴阳两虚证，亦有患者呈阳虚之证。①滋阴潜阳法：肝肾阴虚、阴不敛阳，而成阴虚阳亢之证，法当滋补肝肾之阴以镇潜肝阳，可用天麻钩藤饮、镇肝熄风汤等加减。②阴阳平补法：阴损及阳所致阴阳两虚证，治宜阴阳平补，以恢复阴阳平衡。可用桂枝、桑枝、巴戟天、肉苁蓉温阳化气，远志、石菖蒲沟通阴阳、交通上下，熟地黄、山茱萸、桑寄生、怀牛膝滋补肝肾之阴。阳虚较盛者，酌情配伍附子、肉桂温肾壮阳；阴虚火旺者，加知母、黄柏清泄肾中伏火，使水火相济；虚阳上越者，佐龙骨、牡蛎镇潜虚阳。③温阳法：素体阳虚者，或者高血压后期患者，久服苦寒之品，损伤肾阳，形成阳虚证，治宜温肾壮阳。韩师认为老年人阴常不足，温补阳气应从容和缓，阴中求阳，喜用巴戟天、肉苁蓉、杜仲、菟丝子、沙苑子、枸杞等既能温阳又能益阴，不燥不腻之品。

五、预后转归

高血压的预后不仅与血压升高水平有关，而且与其他心血管危险因素存在及靶器官损害程度有关。靶器官损害发生后不仅独立于始动的危险因素，加速心脑血管病发生，而且成为预测心脑血管病的危险标记。左心室肥厚、颈动脉内膜中层厚度（IMT）增加，或出现粥样斑块、动脉弹性功能减退和微量白蛋白尿等靶器官损害，是目前公认的心血管危险的重要标记。

六、预防调护

（一）预防

1.饮食有节

减少钠盐摄入，膳食中约80%钠盐来自烹调用盐和各种腌制品，所以应减少烹调用盐，每人每日食盐量以不超过6g为宜。补充钙和钾盐，多食用新鲜蔬菜和牛奶。减少脂肪、热量摄入，保持脂肪酸的良好比例，防止超重或肥胖。戒烟、限制饮酒。

2.调畅情绪

心情舒畅，精神愉快，则机体气血调和、气机调畅，功能活动正常，身体健康；反之，突然、反复持续的精神刺激，可使人体气机逆乱、气血阴阳失调而发病。中医学认为"恬淡虚无，真气从之，精神内守，病安从来"，应保持心情开朗，避免不良精神刺激。

3.加强锻炼

经常锻炼身体能增强体质，减少或防止疾病发生。中医学在保健体育方面积累了丰富经验，如太极拳、八段锦、易筋经、五禽戏等。

（二）调护

1.保证充分休息

病室保持安静、舒适，避免噪声，室内光线以柔和为宜。患者应保证充足睡眠，注意劳逸结合。病情发作时应卧床休息，闭目养神，少作或不作旋转、弯腰等动作，服药呕吐时可改为频服或兑姜汁服。

2.加强护理，注意监测

护理人员应精心护理，加强巡视。注意眩晕发作时间和诱发因素。对高血压患者要按时测量血压，对重症患者密切监测血压、呼吸、神志、脉搏等情况，以便及时处理，防止坏证、变证发生。

3.调畅情志，调整饮食

患者应保持心情愉悦，饮食以清淡、易消化为宜，多吃新鲜蔬菜、水果，忌烟酒、油腻、辛辣之品，少食海腥发物，适当食用粗粮。虚证眩晕可适当增加营养。

4.保证治疗依从性

医师与患者之间应保持经常性的良好沟通，让患者和家属参与制定治疗计划，鼓励患者在家中自测血压，从而提高患者的治疗依从性。

5.食疗

（1）参苓粥 取党参30g，茯苓15g，生姜6g，水煎去渣留汁，入粳米100g煮粥，临熟时下鸡子1枚及盐少许，继续煮至粥而成。常食此粥，能健脾益气，适用于气虚不复者。

（2）桃仁粥 桃仁（去皮尖）、生地黄各10g，同煎，取汁去渣，入粳米100g煮粥，粥熟入精粉20g，红糖5g而成。适用于瘀血不复者。

七、专方选要

1.降压汤

组成：钩藤12g，白蒺藜10g，石决明15g，夏枯草15g，黄芩10g，小蓟15g，旋覆花6g，代赭石30g，桃仁10g，红花10g，槐花15g，豨莶草15g。

用法：水煎服，每日1剂，早晚分服。

功效：平肝息风、苦泄降火、降气镇逆、化瘀和络。

适应证：阳亢体实之高血压。

2.加味红龙夏海汤

组成：川、怀牛膝，地龙，夏枯草，海藻，天麻，钩藤，葛根，川芎。

加减：肝阳亢甚者加石决明、代赭石等，肝火旺盛者加黄芩、龙胆草、茺蔚子等，肝风内动明显者加白蒺藜、僵蚕等，肝阴虚明显者加枸杞子、杭白芍、龟甲等，肾阴虚明显者加生地黄、熟地黄、山萸肉等，脾气虚者加党参、白术等，心气虚者加生脉散，气虚者加黄芪、大枣等，血虚者加当归、鸡血藤等，阳虚者加仙茅、淫羊藿等，痰重者加胆南星、天竺黄等，血瘀重者加益母草、丹皮等，湿浊重者加豨莶草、蔓荆子等。

功效：功专于肝而兼顾肾、脾，以平肝清肝为主而兼除痰、瘀诸邪，使肝火消、肝阳潜、肝阴复、肝风息、肝性达、痰瘀除，而使肝府宁、血压降。

3.定眩平压方

组成：天麻15g，钩藤15g（后下），石决明30g（先煎），夏枯草15g，葛根15g，桑叶10g，菊花10g，怀牛膝15g，白芍15g，炒杜仲15g，桑寄生15g，茯神20g，夜交藤15g，益母草10g，丹参15g，虎杖15g，甘草6g。

加减：阴虚较甚，舌红少苔，脉细弦数者，可加生地黄、玄参、女贞子、何首乌等以滋养肝肾之阴；若肝火亢盛，眩晕、头痛较甚，耳鸣、耳聋突作，目赤、口苦，舌红，苔黄燥，脉弦数，可加用丹皮、栀子、黄芩等清肝泻火。便秘者可加用大黄、芒硝等以通腑泄热；若眩晕剧烈，呕恶，手足麻木或震颤者，有阳动化风之势，加用生龙骨、生牡蛎、珍珠母、羚羊角等以镇肝息风。

功效：平肝潜阳，滋养肝肾，豁痰化瘀。

适应证：眩晕之肝肾阴虚，肝阳上亢，兼夹痰瘀证。

八、研究进展

1.对单味中药的研究

（1）杜仲　杜仲是目前临床中常用的疗效较好且不良反应较少的一种天然降压药物，其降压的有效成分是松脂醇二葡萄糖苷。杜仲叶浸膏对实验动物有非常明显且持久的降压作用，随着用药剂量增加，降压强度增加，降压维持时间也随之延长。亦有研究表明，杜仲对血压有双向调节作用，即高血压患者服用后可降低，低血压患者服用后可升压。

（2）川芎　川芎中的有效成分川芎嗪作为一种新型钙离子拮抗剂，具有扩张外周血管、降低动脉压、改善微循环、降低血小板聚集性、提高红细胞变形能力等作用。

2.对中药复方及成药的研究

（1）天麻钩藤饮　天麻钩藤饮对肝阳上亢型高血压有良好的降压作用，并有降血脂作用。药理研究证实，天麻钩藤饮中的钩藤可以保护内皮功能，能够抑制内皮细胞的自由基增生，对高血压所致血管损伤具有保护作用。

（2）防己黄芪汤　防己黄芪汤治疗阳虚型高血压，可能是通过发挥利尿作用，降低血容量及周围血管阻力而达到降低血压的目的；并通过温运气血，改变了瘀血阻滞的小动脉痉挛状态，起到了扩张周围小动脉的作用，从而使血压降低。

（3）牛黄降压丸　牛黄降压丸能增加冠状动脉血流量，扩张血管，改善心肌供血、供氧；能扩张外周血管、使外周血管阻力下降、调整心肌血管的顺应性，对心血管系统起到调整和改善作用，以维持血压正常。

参考文献

[1]葛志宏，沙凤桐.中国名老中医药专家学术经验集（第二卷）[M].贵阳：贵州科学技术出版社，1994.

[2]刘凯.曹玉山主任医师治疗原发性高血压病经验[J].甘肃中医学院学报，2011，28（6）：16-18.

[3]林凯旋.中医辨证分型治疗高血压病106例[J].医学理论与实践，2004（10）：1123-1124.

［4］郭明冬，崔玲，周文泉. 周文泉教授从肝论治原发性高血压经验［J］. 中国临床康复，2006（19）: 168.

［5］张惠斌，杨晟运，赵淳. 赵淳教授病证结合治疗高血压病的经验［J］. 云南中医中药杂志，2018, 39（5）: 6-8.

［6］闫政毅，徐慧，王垒. 傅有执辨治原发性高血压经验［J］. 河北中医，2012, 34（4）: 485-486.

［7］刘亚勤，方居正. 方居正教授诊疗高血压病经验撷英［J］. 光明中医，2019, 34（17）: 2621-2623.

［8］施俊峰，戴小华. 戴小华教授治疗高血压临床经验［J］. 世界最新医学信息文摘，2019, 19（76）: 251+260.

［9］祝珍珍，孙天福，袁智宇. 袁海波教授辨证论治原发性高血压病经验［J］. 中医研究，2013, 26（12）: 42-44.

［10］申雪娜，来于，石坛贝，等. 李士懋教授从肝风论治原发性高血压眩晕经验［J］. 河北中医，2019, 41（4）: 485-490.

［11］花木莲，韩旭. 韩旭教授从阴阳论治老年高血压经验［J］. 四川中医，2017, 35（2）: 5-7.

［12］王锐，靳昭辉，温金莉，等. 高普教授治疗老年高血压患者经验总结［J］. 中医药信息，2018, 35（1）: 84-86.

第九章　病毒性心肌炎

心肌炎是指心肌局灶或弥漫性的急性、亚急性或慢性炎症。其病因包括感染（如病毒、细菌等）、药物中毒、变态反应性疾病等，临床上以病毒性心肌炎最为常见。病毒性心肌炎是病毒感染引起的以心肌炎性病变为主要表现的疾病，病情轻重不一，有时可累及心包和心内膜，重者有发生心力衰竭、心源性休克、猝死等风险。本病多见于儿童及青壮年，以20~30岁最多，男性多于女性，发病以夏秋季节为高。近年来，病毒性心肌炎发病率明显增高，严重影响青少年的健康。

一、病因病机

（一）西医学认识

1. 病因

（1）柯萨奇病毒　柯萨奇病毒可分为A组24型和B组6型。已经证实柯萨奇A病毒可能会引起婴儿心肌、心包炎，偶可累及成年人；柯萨奇B病毒被认为是人类病毒性心肌炎的最常见原因。

（2）埃可病毒　埃可病毒19型和25型已被发现能引起胸痛和心肌炎，9型病毒曾在人体暴发性心肌炎中引起阵发性房性心动过速和完全性房室传导阻滞。

（3）腺病毒　腺病毒也是引起病毒性心肌炎的常见病毒之一，其中以7型、3型为多见。

（4）其他嗜心性病毒　几乎任何病毒均可成为心肌炎的潜在原因，除上述病毒外尚有麻疹、风疹、牛痘、水痘、腮腺炎、传染性单核细胞增多症、病毒性肝炎、流感、狂犬病、虫媒病毒等，近来由肺炎支原体引起的非典型性肺炎有所增加，亦可引起心肌炎。

（5）宿主抵抗力　人类在缺氧、继发感染、过度劳累、妊娠分娩、应用多种药物（如激素或抗生素）、酸碱平衡失调、低血压、营养不良、疫苗接种、高温、受寒和精神因素等情况下机体抵抗力减弱，易并发病毒性心肌炎。在病毒引起急性全身感染和发生临床心肌炎之间，有一段特有的潜伏期，强烈提示存在一个自身免疫机制，可能和病毒使心肌细胞改变有关。

2. 病理

病毒性心肌炎的发病机制主要有2种，一是病毒直接作用，二是免疫反应。一般来说病毒性心肌炎早期以病毒直接作用为主，而后则以免疫反应为主。根据病变范围可分为弥漫性或局限性，根据病程发展可分为急性或慢性。病变较重者肉眼可见心肌非常松弛，呈灰色或黄色，心脏扩大，病变较轻者仅在显微镜下能够发现异常而诊断。病理检查时，应于多部位切片，以防遗漏。显微镜下可见，肌纤维之间与血管四周的结缔组织中发现细胞浸润，心肌细胞中发现细胞浸润，以单核细胞为主，心肌细胞可有变性、溶解或坏死。病变累及心包时可合并心包炎，病变涉及心肌与间质时也可影响心脏的起搏与传导系统，成为心律失常的发病基础。病毒的毒力越强病变范围越广。

（二）中医学认识

中医学关于病毒性心肌炎有很多记载，如《素问·痹论篇》："脉痹不已，复感于邪，内舍于心。"《诸病源候论》："心藏神而主血脉，虚劳损伤血脉，致令心气不足，因为邪气所乘，则使惊而悸动不定。"说明正气不足、热毒犯心，是病毒性心肌炎的发病关键，根据病毒性心肌炎的临床表现和演变发展，多属于中医的"感冒""心悸"等范畴。

病毒性心肌炎发病的主要原因是感受外邪，但起决定作用的还是人体的正气。正如《黄帝内经》所言："正气存内，邪不可干，邪之所凑，其气必虚。"人体正气旺盛，抵抗力强就不会招致外邪而发病，反之则病。因此人体正气的强弱是"病毒"能否致病的内在条件，正如《温疫论》："本气充满，邪不易入，本气适逢亏欠，呼吸之间，外邪因而乘之。"病毒性心肌炎本于正虚，标于邪实，虚中有实，实中有虚，虚实夹杂，在防治上要注意扶持人体正气。

二、临床诊断

（一）辨病诊断

病毒性心肌炎的临床表现，可为无症状的亚临床型，也可发生心律失常、心力衰竭、休克，甚至猝死。病情轻重取决于病变的部位、范围及程度，轻者可无症状，或症状被病毒感染的全身症状所掩盖，重者在短时间内可表现为心脏扩大，甚至发展为急性心力衰竭、猝死。

1. 临床表现

（1）症状　发病前1~3周患者常有上呼吸道或消化道感染病史，表现为发热、全身酸困、乏力、咽痛、易出汗或腹痛、腹泻等。发病时，患者常感心悸、胸闷、心前区隐痛等心脏受累表现，严重者可在短期内迅速出现心力衰竭或心源性休克，个别可因严重心律失常而猝死。

（2）体征　体格检查通常可见心脏轻、中度增大，轻症患者心脏形态可正常，明显增大者少见；第一心音减弱，持续性心动过速或心动过缓，严重者出现奔马律；常有各种心律失常，以期前收缩或传导阻

滞最多见；并发心包炎者可闻及心包摩擦音。

2. 相关检查

（1）实验室检查　血常规结果常见血白细胞计数升高，红细胞沉降率可增加，部分患者血清GOT、LDH升高。心肌损伤标志物（如肌钙蛋白I、肌钙蛋白T、肌酸激酶同工酶等）虽缺乏特异性，但能够对心肌炎的诊断起辅助作用。而在急性心肌炎的患者中，肌钙蛋白I或T的血清浓度通常较肌酸激酶同工酶血清浓度明显升高，高浓度的肌钙蛋白T水平对评估预后具有重要价值，初始肌钙蛋白T处于高水平状态提示患者预后较差。

（2）心电图　最常见的是非特异性的ST段移位，T波平坦、双向或倒置；可出现各种心律失常，以期前收缩、传导阻滞多见，也可有心室肥大、QT间期延长、低电压等。

（3）X线检查　局灶性心肌炎者心影可无改变，病变广泛者可见心影增大，搏动减弱。

（4）超声心动图　超声心动图可评估心室腔结构与功能。心肌炎患者常表现为心腔扩大、心肌回声不均匀、左心室内血栓、舒张期充盈异常，而收缩功能可正常或降低，节段或全室壁运动异常、心包积液等。超声心动图是鉴别有无其他病因（如心脏瓣膜病、限制型心肌病等）诱发心力衰竭的重要工具之一。有研究对超声心动图测量的参数与预后进行关联性评估，结果发现暴发性心肌炎患者通常表现为心腔大小正常而室间隔厚度增加，急性心肌炎患者表现为左心室扩大而室间隔厚度正常。

（5）病原学检查　疾病早期可以从患者咽拭子、尿、粪、心包液、胸水中分离出病毒，或通过心肌细胞活检进行病理观察发现病原体。急性病例应在发病1周内，

取双份血清测定病毒抗体滴度，而后于第2~3周内第2次测定，如滴度增高4倍以上或首次滴定超过640IU者有诊断价值。此外，可通过电镜检查、免疫荧光检查从活检心肌中检查病毒颗粒或病毒抗原。

（6）心脏磁共振检查　心脏磁共振检查是评价心脏结构和功能的无创性、无辐射性的检查手段，在非侵袭性检查手段中，其敏感性及特异性均较高，结合钆对比剂延迟强化扫描能全面地评价心脏结构、形态，心室舒张、收缩功能，以及心肌灌注、心肌活性，且敏感性、特异性较高。心肌炎症的初始阶段反应表现为心肌细胞的膜通透性增加，细胞内及细胞间质水肿，而磁共振检查中T2加权像对组织水肿极为敏感，可见长T2信号现象中水肿组织呈现高信号，与正常组织对比明显，是确定心肌炎处于急性期的常规手段。心肌炎患者出现延迟增强的组织学基础是心肌细胞的水肿与坏死、淋巴细胞的浸润及心肌纤维化。由于钆对比剂作为细胞外对比剂不能通过正常的细胞膜且在正常心肌的间质组织中分布极少，心肌炎造成心肌损伤时心肌细胞的细胞膜破裂，钆对比剂可以通过受损的心肌细胞膜弥散进入心肌细胞内，再者心肌细胞间质水肿及后期的心肌纤维化，导致细胞外的间隙增大，使局部对比剂出现浓聚，在延迟强化扫描时呈现高信号，从而与正常组织之间形成鲜明的对比。美国心脏病学学院心血管介入杂志（JACC）于2009年发表了关于心脏磁共振在心肌炎中应用的白皮书，提出了3条诊断标准：①在T2加权像上，局部或全心心肌信号强度增高提示心肌水肿；②T1加权像（钆为造影剂）全心心肌早期增强显影；③钆增强扫描时，心肌呈延迟强化信号。符合以上3条中2条或以上时诊断成立。其中第3条提示存在心肌炎症引起的心肌损伤或瘢痕形成。若仅符合3条中1条或虽均不符合，但临床有证据高度疑似心肌炎，应在初次检查1~2周后，复查心脏磁共振，此外，左心衰竭及心包积液为心肌炎诊断次要证据。

（7）组织活检　心内膜心肌组织活检仍是公认诊断心肌炎的"金标准"。根据达拉斯病理组织学标准（Dallas标准），心肌炎的形态学定义为心肌炎症细胞浸润并伴有邻近的心肌细胞坏死；临界心肌炎是指心肌炎症细胞浸润，但无心肌细胞损伤或坏死。心内膜心肌组织活检受不同患者之间活检组织的高度差异性及部分活检组织不能检测到非细胞炎症过程的局限，因而免疫组化法有助于心肌炎的诊断。根据世界卫生组织与国际心脏病学会和协会工作组对于心肌病的定义和分类，心内膜心肌组织活检免疫组化结果示局灶性或弥漫性单核细胞浸润时提示存在炎症反应，其中不包括HLA-Ⅱ类分子标志的增强表达。

同时，心内膜心肌组织活检可采用分子生物学聚合酶链式反应（PCR）检测亲心性病毒基因组。但是受现有设备及临床经验影响，心内膜心肌组织活检尚不能在临床上广泛开展。

（二）辨证诊断

病毒性心肌炎发病的主要原因在于感受外邪，但在发病过程中起决定作用的是人体的正气盛衰，临床中多为虚实夹杂证，虚中有实，实中有虚，只有辨清虚实，察明阴阳盛衰，才能施以正确的治疗。病毒性心肌炎急性期和恢复期辨证的关键在于分清外感湿、热与人体气阳、阴津的虚实转化；慢性期和后遗症期辨证的重点在于察明人体阴阳盛衰与内伤热郁、血滞、痰湿、寒凝间的关系。治疗初期益气养阴以驱湿热，后期扶阳益阴而消郁阻。其中益气扶阳是治疗病毒性心肌炎的根本。

1. 急性期

病毒性心肌炎的发生主要是由于外感风热或外感风湿所致，发生于冬、春季者，多为风热犯肺；发于夏、秋季者，多为风湿困脾。风热感人，先袭肺卫，作用于人体之后，易伤肺卫之阴；肺朝百脉，肺之气阴不足时，势必导致心之虚损，形成心肺两虚；风湿内侵，易伤脾之阳气，脾为后天之本，脾阳不足影响心阳不足，出现心脾同病的现象。病毒性心肌炎的发展变化，一方面取决于感受病毒的类型、数量和毒力，另一方面也取决于人体正气的盛衰和抗病能力的强弱。如在急性期正盛邪却，则疾病趋向好转或痊愈；邪盛正衰，则病情转于恶化，甚至死亡。

（1）风热犯肺型

临床证候：多发于冬、春季，发热，微寒，周身不适，头痛，咽痛，咳嗽流涕，气短，心悸，胸闷或胸痛。舌红苔薄黄，脉浮数或脉促。

辨证要点：发热，微寒，周身不适，头痛。舌红苔薄黄，脉浮数或脉促。

（2）风湿困脾型

临床证候：多发于夏、秋季，寒热起伏，肌肉酸痛，腹泻，纳呆，恶心呕吐，神疲，乏力，心悸，气短，胸闷或胸痛。苔白滑或白厚，脉濡缓或结代。

辨证要点：寒热起伏，肌肉酸痛。舌苔白滑或白厚，脉濡缓或结代。

（3）心阳虚衰，心脉痹阻型

临床证候：起病急骤，除外感风湿或风热症状外，心悸，胸痛，头晕，呼吸困难，面色苍白，汗出肢厥，唇甲青紫，血压下降，抽搐昏迷，手足厥冷。舌暗红，苔腻，脉迟细微弱或结代。

辨证要点：发热，微寒，心悸，胸痛，头晕。舌暗红，苔腻，脉迟细微弱或结代。

2. 恢复期

急性期若经适当治疗，正气渐衰、病邪始减，病情趋于好转进入恢复期。临床所见有时病邪虽减但正气已伤明显，或因正气微虚，邪亦微实，正邪相持不下，可使病情迁延，日久难愈。

（1）气阳两虚，湿邪留恋型

临床证候：低热不解或发热起伏，胸闷气短，神疲乏力，面色苍白，纳呆便溏。舌淡暗，苔白腻，脉濡缓或脉结代。

辨证要点：低热不解或发热起伏，胸闷气短，神疲乏力。舌淡暗，苔白腻，脉濡缓或脉结代。

（2）气阴两虚，热邪未尽型

临床证候：午后发热，心悸，心烦，口干，盗汗。舌红少苔，脉细数或脉促。

辨证要点：午后发热，心悸，心烦。舌红少苔，脉细数或脉促。

（3）微虚微实型

临床证候：①冬、春季节感受风寒，自觉形寒微热，倦怠乏力，食欲不振，脉缓；②夏、秋季节冒暑湿，自觉似热非热，头目不清，胸闷，心悸，气短，舌红，苔白，脉缓。

辨证要点：形寒微热，倦怠乏力，食欲不振，舌红，苔白，脉缓。

3. 慢性期

（1）阳气不足型

临床证候：神疲乏力，短气自汗，面色苍白，或浮肿，或呼吸似喘，气短不足以息。舌淡苔薄白，脉迟涩或结代。

辨证要点：神疲乏力，短气自汗，舌淡苔薄白，脉迟涩或结代。

（2）阴血不足型

临床证候：心悸怔忡，胸闷胸痛，头晕烦躁，口干口苦，口干不欲饮，或但欲漱水不欲咽，不耐寒热，失眠多梦，盗汗，尿赤便干。舌红少苔，脉细数或脉促。

辨证要点：心悸怔忡，胸闷胸痛，头晕烦躁，舌红少苔，脉细数或脉促。

4. 后遗症期

若病情严重或延误治疗，由虚而成损，精气内夺，合脉失常，进入后遗症期。

临床证候：①损其心者，症见气短，胸闷，心动悸，舌尖红少苔，脉结代。②损其肾者，症见心悸，头晕，神疲乏力，食少，耳鸣，健忘，失眠，小便清长，畏寒恶热，舌少津，脉迟细而涩。

辨证要点：气短，胸闷，心动悸。舌少津，脉迟细而涩。

三、鉴别诊断

1. 与非病毒性心肌炎鉴别

非病毒性心肌炎的循环系统表现通常与病毒性心肌炎相似。但中毒性心肌炎患者有中毒史，如摄取磷病史等；风湿性心肌炎患者有风湿性疾病史，发热较高，可有关节炎、皮下小结、环形红斑等特征，血中抗链球菌溶血素"O"阳性，抗风湿治疗有效。结合病史及辅助检查，不难鉴别。

2. 与功能性心律失常鉴别

功能性心律失常较为常见且与病毒性心肌炎难以鉴别。功能性心律失常可见于房性期前收缩，甚至室性期前收缩、心动过缓、游走性心房内起搏点及一度房室传导阻滞等疾病，患者往往出现迷走神经张力增高表现，因运动而心率增快时心律失常消失。而心肌炎患者则因运动而激发心律失常，如新患房性心动过速、心房颤动或心房扑动、室性心动过速、二或三度房室传导阻滞，应考虑伴有器质性心脏病。

3. 慢性病毒性心肌炎与心肌病鉴别

对于慢性心肌炎能否过渡为心肌病，国际上尚无一致意见。通常考虑，凡临床有慢性心脏扩大、心肌损害或有心力衰竭时，同时满足以下三项可诊断慢性心肌炎：①明确急性心肌炎；②发病初期有明确病毒感染史；③合并心包炎。否则为心肌病。

四、临床治疗

（一）辨病治疗

1. 一般治疗

病毒性心肌炎患者需充分休息。一般病情较轻者在心脏大小和功能恢复正常后仍需休息 3 个月，重症患者应休息半年以上，直至心脏充分恢复。同时，应用促进心肌营养与代谢的药物，如辅酶 A、三磷酸腺苷、肌苷、辅酶 Q、维生素等。

2. 抗感染治疗

目前临床中抗病毒治疗可使用抑制病毒核酸复制的药物，如干扰素、阿糖胞苷、利巴韦林等。如合并细菌感染，可使用抗生素治疗。

3. 肾上腺皮质激素及免疫抑制治疗

由于激素能够抑制干扰素的合成、抗体的产生和细胞免疫功能，并加速病毒的扩散，故一般情况下，尤其是病程早期不主张应用激素治疗。但若病情危重，如出现高度房室传导阻滞、急性心力衰竭、心源性休克时，激素可抑制抗原 – 抗体反应，有利于改善局部炎症和消退水肿，可短期使用。常用地塞米松，每日 10mg，静脉注射；或氢化可的松，每日 100~200mg，加入葡萄糖注射液中静脉滴注；或泼尼松，每日 40mg，口服。

静脉注射免疫球蛋白（IVIG）可直接清除病毒，中和抗体，减轻心肌的炎症反应，抑制病毒感染后免疫损伤等。但在研究中，对于新发的扩张型心肌病及心肌炎的成年患者，应用 IVIG 未发现有明显益处。而应用 IVIG 治疗儿童患者的研究结果显示，大剂量的免疫球蛋白可以恢复左室功能并提高生存率。

在心肌炎的治疗中免疫抑制剂的使用仍存在较大争议，不主张常规使用免疫抑制剂。近年来研究显示，对重症患者合并心源性休克、致死性心律失常（三度房室传导阻滞、室性心动过速）或心肌活检证实为慢性自身免疫性心肌炎症反应者，应足量、早期应用糖皮质激素。糖皮质激素有较多的不良反应，应该短疗程应用，对于轻症病例，不宜使用。

4. 纠正心律失常及心力衰竭

合并心律失常者可选用相应的抗心律失常药物；心力衰竭者可用强心剂、利尿剂及血管扩张剂。但患有心肌炎时，心肌对洋地黄类及抗心律失常药耐受性较差，应用时需注意掌握剂量。

5. 其他治疗

心肌炎患者应给予低脂低盐饮食、限制体力活动以降低心脏负担，尤其是急性心肌炎及暴发性心肌炎急性期，应卧床休息或限制体力活动至少6个月，直至左室收缩功能恢复正常、心腔大小正常、无心律失常。同时给予磷酸肌酸钠、1,6- 二磷酸果糖、辅酶Q10、维生素C等保护心肌细胞。

（二）辨证治疗

1. 辨证论治

病毒性心肌炎发病时，一般先有风热犯肺或风湿困脾的症状，继而出现神疲乏力、心悸、气短、胸闷或胸痛等心系疾病表现，此时心电图检查多见心肌损害或心律失常，很少见到心脏扩大或心力衰竭，治疗上多从心、肺，或心、脾入手。急性期，邪盛而正气已伤，甚至阴竭阳绝，应扶正重于祛邪，扶阳益阴，治疗及时则病情可控；若见虚阳外脱或血虚寒厥之证，不及时治疗可因阳气暴脱而亡。

（1）急性期

①风热犯肺型

治法：疏表清热宣肺。

方药：辛凉清解饮加减。桔梗10g、杏仁9g、牛蒡子10g、蝉蜕10g、薄荷6g、金银花30g，连翘15g，淡竹叶10g。

加减：热盛而体温高者，加生石膏30g、知母10g、黄芩10g；咳嗽者，加炒杏仁10g、炙枇杷叶10g、百部10g；胸痛者，加瓜蒌皮10g、前胡10g、枳壳10g；咽痛者，加马勃10g、玄参20g；头痛甚，加白芷10g、荆芥10g；热伤气阴，损及心肺者，可用清暑益气汤加减（西洋参10g，石斛15g，麦冬15g，甘草10g，黄连10g，竹叶10g，知母10g，荷梗10g，西瓜翠衣12g）。

②风湿困脾型

治法：祛风胜湿，芳香辛开。

方药：宣疏表湿法加减。苍术20g，藿香15g，防风10g，秦艽12g，陈皮10g，枳壳10g，生甘草10g。

加减：若表里俱实，湿热内迫，症见胸闷、脉促、心悸、腹泻、舌红、苔黄腻者，可合用葛根芩连汤（葛根30g，黄芩10g，黄连10g，甘草6g）；若湿热郁阻，脾气受困，症见发热起伏、缠绵不解、心悸、胸闷、恶心、腹泻者，方用清热渗湿汤加减（盐黄柏10g，黄连10g，白术15g，泽泻20g，甘草6g）；气虚者，加生黄芪30g，党参30g、白术15g、茯苓20g。

③心阳虚衰，心脉痹阻型

治法：益气温阳，活血化瘀。

方药：回阳汤加减。人参10g，附子10g，甘草6g，当归10g，赤芍15g，川芎6g，细辛3g，麦冬20g，车前子30g。

加减：阴衰阳脱者，宜急用回阳返本汤（人参10g，麦冬15g，五味子10g，甘草6g，干姜5g，陈皮10g）；若阳气虚衰，阴寒内乘，宜用附子麻黄汤（人参10g，附子10g，干姜10g，白术15g，甘草6g，麻黄6g）。

（2）恢复期

①气阳两虚，湿邪留恋型

治法：益气温阳利湿。

方药：参芪丸加减。生黄芪 20g，苦参 10g，苍术 20g。

加减：若气虚明显，加党参 30g、白术 15g、茯苓 20g、炙甘草 6g；若阳虚明显，加肉桂 6g、附子 10g；湿邪较重，发热缠绵不解者，加黄连 10g、白术 10g、盐黄柏 10g。

②气阴两虚，热邪未尽型

治法：益气养阴清热。

方药：人参安神汤或黄连阿胶汤合生脉散加减。人参 10g，麦冬 15g，生地黄 15g，当归 10g，黄连 10g，酸枣仁 20g，茯神 10g。

③微实微虚型

治法：益元逐寒，调和营卫，或轻清缓补。

方药：阳虚冒寒者，用保元汤合桂枝汤加减（生黄芪 30g，人参 10g，桂枝 6g，炙甘草 6g，白芍 20g，生姜 3g，大枣 5 枚）；阴虚冒暑者，用生脉散合清络饮加减（西洋参 10g，麦冬 15g，五味子 6g，金银花 30g，西瓜翠衣 20g，鲜扁豆 30g，鲜丝瓜皮 30g，鲜竹叶芯 10g，鲜荷叶边 30g）。

（3）慢性期

①阳气不足型

治法：益气温阳。

方药：参芪益气汤加减。人参 10g，生黄芪 10g，炮附子 10g，白术 15g，炙甘草 6g，麦冬 15g，陈皮 10g。

加减：兼痰阻胸阳者，合用瓜蒌薤白半夏汤（瓜蒌 30g，半夏 10g，薤白 10g）；兼有气滞血瘀者，合用丹参饮（丹参 20g，檀香 3g，砂仁 6g）；胸中气陷者，可用升陷汤加味（生黄芪 30g，知母 10g，柴胡 6g，升麻 6g，人参 10g，山萸肉 15g）。

②阴血不足型

治法：养阴补血。

方药：人参养荣汤加减。人参 10g，麦冬 15g，五味子 6g，生地黄 15g，当归 15g，白芍 15g，知母 10g，陈皮 10g，甘草 6g。

加减：阴血少、心火旺者，加大生地黄、麦冬、五味子用量；心气虚者，加白术 15g、生黄芪 20g、益智仁 10g；瘀血痹阻者，加桃仁 10g、红花 10g；痰浊者，去龙眼肉、当归，加半夏 10g、瓜蒌 30g、石菖蒲 20g；阴阳俱虚者，宜用参附养荣汤加减（人参 10g，附子 10g，炒干姜 6g，生地黄 20g，当归 10g，白芍 15g）。

（4）后遗症期

治法：养心补肾。

方药：损其心者，用炙甘草汤加减（炙甘草 20g，阿胶 10g，人参 10g，生地黄 15g，麦门冬 15g，桂枝 10g，麻子仁 20g，生姜 3g，大枣 5 枚）；损其肾者，用生脉补精汤加减（人参 10g，麦门冬 15g，五味子 15g，熟地黄 20g，当归 10g，鹿茸 3g），或金真一气汤加减（熟地黄 20g，麦冬 15g，炒白术 15g，五味子 15g，牛膝 15g，制附子 10g，人参 10g）。

加减：属气滞血瘀者，用血府逐瘀汤加减（赤芍 10g，川芎 6g，桃仁 10g，红花 15g，当归 10g，生地黄 20g，柴胡 15g，枳壳 6g，桔梗 6g，甘草 6g，牛膝 12g）。

2.外治疗法

（1）针刺疗法　心悸怔忡者，取内关、神门、三阴交、足三里穴，脉数者加间使穴；头昏、乏力、脉迟者，取内关、足三里、通里穴，昏厥急刺素髎穴；畏冷、多汗、乏力者，取足三里、关元、气海、大椎穴；心慌、胸闷、气短、乏力者，取足三里、丰隆、极泉穴。隔日针刺 1 次，严格消毒。

（2）耳穴疗法　心悸怔忡者，取心、肝、脾、胆、神门、皮质下；头昏、乏力、脉迟者，取心、脾、肝、肾、内分泌、兴奋点；畏冷、多汗、乏力者，取肺、脾、肾、肾上腺或内分泌；心慌、胸闷、气短、乏力者，取心、肺、肾、三焦、神门、肾上腺。耳穴压豆，2~3 天更换 1 次，左右耳交替进行，注意严格消毒。

（3）推拿疗法 推拿可疏通血脉，增强体质，预防感冒可试做。

①按鼻法：双侧大鱼际或两拇指近节互相摩擦至有热意，然后将大鱼际肌或拇指近节从印堂穴开始，沿鼻两侧向下擦至迎香穴，连续擦 2~3 次。

②按迎香穴：双手中指指腹按压迎香穴 15 秒，然后分别以顺、逆时针方向各按摩 16 次。

③按合谷穴：用对侧拇指用力按压合谷穴，以顺、逆时针方向各按压 16 次，然后加压 15 秒，使之有酸胀麻木感为度。

3. 单方验方

（1）养阴清心汤 玄参 15~30g，沙参 9~15g，麦冬 9~15g，生地黄 15~30g，炙甘草 9~15g，黄芪 9~15g，蒲公英 9~12g，大青叶 9~12g。水煎服，每日 1 剂。适用于急性病毒性心肌炎。

（2）归脾汤合瓜蒌薤白汤 党参 15~30g，黄芪 15~30g，川芎 9~15g，当归 9~15g，白术 9~24g，丹参 15~30g，郁金 6~9g，炒枣仁 15~30g，龙眼肉 12~24g，炙远志 6~9g，柏子仁 10~24g，瓜蒌 9~24g，薤白 9~15g，大枣 5~10 枚，枳壳 9~12g，厚朴 9~12g，茯神 9~15g，炙甘草 3~6g。水煎服，每日 1 剂，分 3 次服，1 个月为 1 个疗程。

（3）清热祛火通经活络方 板蓝根 15g，金银花 15g，丹参 12g，赤芍 10g，薤白 10g，瓜蒌仁 12g，麦冬 10g，炙甘草 6g，川芎 12g。水煎服，每日 1 剂，随证加减，3 周为 1 个疗程，共治疗 2 个疗程。

（4）补心解毒汤 黄连 3g，黄芩 9g，黄柏 6g，炙黄芪 12g，党参 12g，生地黄 20g，当归 9g，麦冬 12g，炙甘草 9g，琥珀粉 15g（分吞）。每日 1 剂，水煎服。10 天为 1 个疗程。

五、预后转归

病毒性心肌炎 80% 能痊愈，5%~20% 可遗留心脏扩大、心电图异常而致慢性心肌炎或后遗症，不足 5% 的患者因急性心力衰竭、严重心律失常或心源性休克而死亡。病理改变及临床表现差异很大，因此其转归和预后也很不一致，大致可分为以下几类。

（1）重症或暴发性病毒性心肌炎 重症或暴发性病毒性心肌炎起病急，病势凶险。往往 1 个月内会出现充血性心力衰竭、心源性休克、持续恶性室性心律失常、阿－斯综合征、急性心包炎或急性肾功能衰竭等表现，也可引起猝死或因抢救无效死亡，死亡率为 5%~20%，婴幼儿有时可高达 50%。

（2）轻症病毒性心肌炎 轻症患者预后较好，虽然急性期可有明显的临床表现，但经治疗后一般能较快恢复，有的甚至未经特殊治疗也能恢复。少数患者恢复后可遗留部分心电图异常，但随着时间推移可逐渐减轻或消失，即使长时间遗留期前收缩也并不影响生活与工作。少数亚临床型患者，经一段无症状期或病情反复，可能发展为扩张型心肌病。

（3）慢性心肌炎或心肌炎后扩张型心肌病 急性或隐匿起病后病情继续发展，出现心脏逐渐扩大或室壁瘤形成，心功能进行性恶化，或症状反复发作，最终导致扩张型心肌病表现。病毒性心肌炎有很长的平台期，10%~20% 的患者可以发展为慢性心肌炎，其中一小部分患者最后发展为扩张型心肌病。一旦进展为扩张型心肌病，约半数患者在确诊 2 年后死亡，最有效的治疗方法是心脏移植。

（4）儿童病毒性心肌炎 大多数患儿经适当治疗后均可在较短时间内恢复正常，病死率不高。病死者多为年龄小的新生儿或婴幼儿，死因多为严重并发症。30%~40% 的患儿可遗留各种心律失常，如窦性心动过缓、电轴偏移或房室传导阻滞，可长期存在。

儿童急性心肌炎转为迁延性或慢性可能与以下因素有关：①急性期休息不充分；②治疗不适当；③反复的病毒感染；④急性期病情较重，伴有心脏扩大和心功能不全，恢复期未注意休息和长期监测；⑤年龄愈小，预后愈差。

六、预防调护

（一）预防

1. 受寒、过劳、营养不良、酗酒、细菌感染等是病毒性心肌炎的诱发因素，要培养良好的生活习惯，调情志，适寒温，节酒色。

2. 对于体虚易感者，可长时间服用玉屏风散或黄芪等益气固表，减少感冒发作的次数和程度，亦可中西药合用以及时预防和治疗上呼吸道感染、肠道感染。

（二）调护

1. 急性期应卧床休息，一般需 3~6 周，重者宜卧床 6 个月至 1 年。待体温稳定 3~4 周后，心力衰竭控制、心律失常好转时，可逐渐增加活动量。

2. 饮食宜清淡、富有营养，忌食过于肥甘厚腻及辛辣之品，不饮浓茶。

3. 密切观察患者病情变化，一旦发现患儿心率明显增快或减慢，出现严重心律失常，见呼吸急促、面色青紫，应立即采取各种抢救措施。

4. 食疗

（1）心悸怔忡，乏力，口干，舌红，脉细数或结代者，可用甘蔗汁、鲜藕汁饮用，或鲜梨煮水代茶饮。每次 1ml，每日 3 次。

（2）心悸，胸闷，乏力者，可用赤小豆、莲子、龙眼肉、小米煮粥食用。

（3）头晕，乏力，脉迟者，宜食韭菜、胡荽，或多食用花椒、胡椒、茴香、生姜。

（4）心慌，气短，乏力者，可用龙眼肉、枸杞子、大枣、小米煮粥服，或用狗肉、生姜、陈皮，炖至烂熟食用。

七、专方选要

益气解毒护心汤

炙甘草 12g，人参 10g，大枣 5 枚，麦冬 12g，金银花 25g，连翘 25g，薄荷 15g，阿胶 15g，荆芥穗 12g，淡豆豉 12g，牛蒡子 15g，五味子 10g，柏子仁 10g，丹参 10g，红花 6g。能够疏散风热，清热解毒，又可辟秽化浊，适用于急性病毒性心肌炎。[刘灿君. 益气解毒护心汤治疗邪毒侵心型急性病毒性心肌炎的疗效分析. 中国实验方剂学杂志，2016，9（22）：18]

参考文献

［1］葛均波，徐永健，王辰. 内科学［M］. 9版. 北京：人民卫生出版社，2018.

［2］李俊，王立新，翟玉民，等. 实用心血管病临床手册［M］. 北京：中国中医药出版社，2016.

［3］吴勉华，石岩. 中医内科学（新世纪第五版）［M］. 北京：中国中医药出版社，2021.

第十章 原发性心肌病

心肌病是一组异质性心肌疾病，由不同病因引起的心脏机械活动和电活动异常，表现为心室异常肥厚或扩张。严重心肌病会引起心血管性死亡或进行性心力衰竭。通常可将心肌病分为原发性心肌病和继发性心肌病。一般所说的心肌病通常是指原发性心肌病，原发性心肌病包括扩张型心肌病、肥厚型心肌病、限制型心肌病、未定型心肌病等。

一、病因病机

（一）西医学认识

原发性心肌病是发病原因尚不十分清楚而导致心肌损害的疾病，常引起心脏扩大，并最终发展成心力衰竭。按病因和病理常可分为3种类型。

（1）扩张型心肌病 扩张型心肌病以心室扩张为特征，最为常见，占心肌病的70%~80%。常引发充血性心力衰竭，所以亦可称充血型心肌病。

（2）肥厚型心肌病 肥厚型心肌病以心室肥厚为特征，占心肌病的10%~20%。由于不少患者有室间隔不对称肥厚而造成心室流出道梗阻，故既往称为梗阻型心肌病，但实际上有部分患者心肌肥厚并不造成梗阻。

（3）限制型心肌病 限制型心肌病以心内膜心肌瘢痕形成为特征，心室腔可能闭塞。过去以心肌瘢痕形成而无肥厚者为限制型心肌病；心室腔因纤维增生及附壁血栓而闭塞者为闭塞型心肌病，现在将这两种情况合并成限制型心肌病。

对于不能分入上述各型，具有轻度异常，进展或者不进展为显著心肌病的患者，列入"未定型心肌病"或者"隐匿性心肌病"。

（二）中医学认识

中医学认为，本病与客邪侵袭、将养失宜、先天禀赋不足，以及大病久病、误治失治等因素有密切关系。病位在心，与肾、脾、肝、肺诸脏有关。饮食起居不慎、七情劳伤、时邪疫毒侵袭等为其常见病因，心气血阴阳不足或肝、肾、脾、肺脏腑虚损失调为其发病基础，常因兼见痰浊、血瘀、气滞、寒凝等病理因素，总属本虚标实之证。

1. 寒邪侵袭

正气亏虚，阳气不足者，复因寒邪侵袭，营卫痹阻，胸阳不宣，心气郁滞不申，或风邪湿毒，浸淫于脉，内舍于心，或酷暑炎热，耗伤心气，复因感邪，使心气不畅。

2. 饮食起居失常

饥饱失常，过食生冷，饮酒无度，恣食膏粱厚味，或久居湿地，冒雨涉水，日久损伤脾胃，运化失司，津液不布，聚湿成痰，胸阳不展，心气运行受阻，脾胃气虚而致气血生化不足，心失所养。

3. 劳倦内伤

高强度脑力、体力劳动，房劳纵欲等，易损脾肾。脾气虚弱，生化乏源而心失所养，不能统帅五脏；肾气内耗致肾阴阳不足，肾阴不足不能上济于心而心阴内耗，肾阳不足不能鼓舞心阳而心阳不振。

4. 情志内伤

思虑过度伤及心脾，渐见气血不足而心神不藏，或忧思恼怒致脏腑气机郁结，肝失疏泄，心气郁而不申，气滞痰阻，胸阳不展，气滞血瘀，络脉不通，气血运行不畅。

5. 禀赋不足

先天禀赋不足，正气内虚，无力抵御外邪侵袭或内外合邪，从而易使心脏功能受累，气血运行不畅。

另外，大病久病，失治误治，临产过劳，护理不当，或复感病邪，皆致正气内耗，脏腑受损。

二、临床诊断

（一）辨病诊断

1. 临床表现

（1）扩张型心肌病　扩张型心肌病患者以中年人居多，起病多缓慢，以充血性心力衰竭相关症状为主要表现，以气短和水肿最为常见。发病初期患者多于体力活动或劳累后出现气短，随着病情进展，患者在轻度活动或休息时也有气短表现，甚至有夜间阵发性呼吸困难，患者常自觉乏力。查体可见心率加快，严重者可呈奔马律；心尖搏动向左下移位并可见抬举样搏动；心浊音界向左扩大，可闻及第三心音、第四心音；心脏扩大可致相对性二尖瓣或三尖瓣关闭不全，部分患者可有收缩期吹风样杂音，心功能改善后常可减轻；晚期患者可见血压降低，脉压小。

心力衰竭时舒张压可轻度升高，两肺可闻及啰音。交替脉的出现提示左心衰竭，脉搏常较弱。出现右心衰竭时，肝脏肿大，从下肢开始水肿，晚期可有胸腔、腹腔积液，并见各种心律失常表现。若发生高度房室传导阻滞、心室颤动、窦房传导阻滞等可导致阿-斯综合征，阿-斯综合征是本病致死原因之一。此外，可出现脑、肾、肺等部位的栓塞。

（2）肥厚型心肌病　肥厚型心肌病患者可无明显症状，也可表现为心悸、劳力性呼吸困难、心前区闷痛、易疲劳、晕厥，甚至猝死。晚期患者常有左心衰竭表现。梗阻性患者胸骨左缘可出现粗糙的收缩中、晚期喷射音，或伴震颤，应用洋地黄制剂、硝酸甘油、异丙肾上腺素或做瓦尔萨尔瓦动作后杂音增强，反之应用β受体拮抗剂、去甲肾上腺素或进行下蹲时杂音减弱。有时可闻及第三心音、第四心音及心尖区收缩期杂音。

（3）限制型心肌病　乏力、呼吸困难和运动耐力下降是限制型心肌病的主要表现，严重者可出现水肿、端坐呼吸、少尿等症状，或有肝大、腹水及消化道淤血。查体可见，患者血压偏低，脉压小；出现颈静脉怒张、库斯莫尔征阳性（吸气时静脉压升高）；心脏浊音界扩大，出现心律失常，可闻第三心音、第四心音；双肺可闻及湿啰音；双下肢水肿。当合并有二尖瓣、三尖瓣关闭不全时，常可闻及收缩期反流性杂音。

2. 相关检查

（1）X线检查　①扩张型心肌病：心影多增大，部分患者在心影增大前左心室已明显向后增大。肺静脉高压时可见Kerley B线；心包积液时可见心脏搏动减弱。由于X线检查反映右心室扩大的敏感性较高，且右心衰竭常提示预后不良，故而对预后判断有一定意义。②肥厚型心肌病：心脏大小正常或增大，心脏与左心室流出道之间的压力阶差和心脏大小成正比，压力阶差越大，心脏越大。以左心室肥厚为主，主动脉不增宽，肺动脉段多无明显表现，肺淤血大多较轻，常见二尖瓣钙化。③限制型心肌病：病变易侵及右心室，多显示心胸比例增大，合并右心房扩大者心影可呈球形；左心室受累时可见肺淤血；个别患者有心内膜钙化影。

（2）心电图　①扩张型心肌病：左心房和（或）左心室增大，但少有R波异常增高，可有 QRS 波低电压，多见 $R_{V6} >$ R_{V5}；胸导联常见病理性 Q 波，出现非特异性 QRS 波增宽；约 25% 的患者可有房颤，约 20% 的患者可出现左束支传导阻滞，除美洲锥虫病（Chagas 病）外右束支传导阻滞较少见；亦常出现 PR 间期延长、非特异性 ST 段压低及 T 波改变。出现严重传导阻滞可能提示巨细胞性心肌炎或结节病。②肥厚型心肌病：由于心脏缺血，心肌复极异常，常见 ST 段及 T 波改变，可能由于室间隔肥厚与心肌纤维化而出现 Q 波，也常见多种心律失常、左心室肥厚或左束支传导阻滞表现。③限制型心肌病：常见 P 波高尖，ST 段和 T 波改变，QRS 波可呈低电压，可出现期前收缩、束支传导阻滞等心律失常，约 50% 的患者可发生心房颤动。

（3）超声心动图　①扩张型心肌病：通过超声心动图结果可确定有无左、右心室扩大和心肌收缩力降低，并有助于同其他类型的心肌病，以及心脏瓣膜病、先心病等进行鉴别。其特征性改变为左、右心室腔增大及左室后壁运动减弱，室间隔可呈矛盾运动，室间隔和心室游离壁的厚度变薄或正常，短轴缩短率明显减低，可见功能性二尖瓣反流。继发于扩张型心肌病的功能性二尖瓣反流通常无瓣膜或腱索的异常改变。扩张型心肌病之弥漫性室壁运动减弱亦不同于冠心病之局部室壁运动障碍。②肥厚型心肌病：室间隔异常增厚，舒张期末室间隔厚度 > 15mm；室间隔运动幅度明显降低，一般 ≤ 5mm；室间隔厚度 / 左室后壁厚度比值可达（1.5~2.5）:1，一般认为比值 > 1.5:1 即有诊断意义；左心室收缩期末内径减小；收缩起始时室间隔与二尖瓣前叶的距离明显缩小；二尖瓣收缩期前向运动，向室间隔靠近，在第二心音之前终止；主动脉收缩中期关闭。但需综合考虑，注意高血压等疾病亦可引起类似表现。③限制型心肌病：常表现为心室

腔狭小、心尖闭塞、心内膜回声增强、房室瓣关闭不全、心房扩大和附壁血栓，二尖瓣叶呈多层反射、后叶无活动。心室舒张早期内径可增大，经二尖瓣血流加速导致 E 峰高尖，但 E 峰减速时间缩短（常 ≤ 150ms），多普勒血流图可见舒张期快速充盈突然中止；舒张中、晚期心室内径无继续扩大，A 峰减低，E/A 比值增大，E 峰 ≥ 1.0m/s，A 峰 ≤ 0.5m/s，E/A 比值 ≥ 2.0，等容舒张时间缩短（ ≤ 70ms）。

（4）心导管检查及心血管造影　①扩张型心肌病：出现心力衰竭并伴有心脏扩大时，为排除冠状动脉粥样硬化或冠状动脉畸形而行冠状动脉造影时需慎重考虑；当出现心力衰竭失代偿性血流动力学改变时，通过右心导管检查测定心排血量和心室充盈压有助于临床判断并指导治疗。②肥厚型心肌病：左心室与左心室流出道之间出现压力阶差，左心室舒张末期压力增高，压力阶差与梗阻程度呈正相关。室间隔肌肉肥厚明显时，心血管造影可见心室腔呈狭长裂缝样改变，对诊断有重要意义。③限制型心肌病：心室压力曲线可出现典型"平方根"形改变、右心房压力升高、Y 谷深陷，左、右心室舒张压差值常超过 5mmHg，右心室舒张末压 < 1/3 右心室收缩压，右心室收缩压常 > 50mmHg。左心室造影可见心室腔缩小，心尖部钝角化，并有附壁血栓及二尖瓣关闭不全。左心室外形光滑但僵硬，心室收缩功能基本正常。

（二）辨证诊断

1.心气虚弱型

临床证候：胸闷或痛，心悸气急，动则加剧，面色苍白，神疲乏力。舌淡胖暗红，苔白，脉细结代。

辨证要点：胸闷或痛，动则加剧，神疲乏力。舌淡胖暗红，苔白，脉细结代。

2. 气阴两虚型

临床证候：胸闷气短，神疲乏力，动则加剧，心悸怔忡，少眠多梦，口干少饮，或伴眩晕耳鸣。舌暗红，苔薄或红光无苔，脉细涩或细数。

辨证要点：胸闷气短，神疲乏力，动则加剧，心悸怔忡，少眠多梦。舌暗红，苔薄或红光无苔，脉细涩或细数。

3. 气阳两虚型

临床证候：胸闷憋气，或有胸痛，心悸气喘，不能平卧，夜晚加剧，胸腹胀满，纳谷不下，小便短少，腿足浮肿，畏寒肢冷，面色晦滞，口唇青紫。舌淡胖而紫，苔白滑，脉沉细结代。

辨证要点：胸闷憋气，或有胸痛，心悸气喘，不能平卧，腿足浮肿，畏寒肢冷。舌淡胖而紫，苔白滑，脉沉细结代。

三、鉴别诊断

1. 与风湿性心脏病鉴别

二者均可有二尖瓣或三尖瓣收缩期杂音，但原发性心肌病一般不伴有舒张期杂音，且在心力衰竭时较响，心力衰竭控制后减轻或消失，风湿性心脏病则与此相反。原发性心肌病常有多心腔同时扩大，而风湿性心脏病以左房、左室或右室为主。超声心动图有助于鉴别。

2. 与高血压性心脏病鉴别

原发性心肌病可表现为暂时性高血压，但血压多不超过 14.67kPa（110mmHg），且心力衰竭改善后血压下降，与高血压性心脏病不同。且心肌病患者眼底、肾功能正常。超声心动图有助于进一步鉴别。

3. 与冠心病鉴别

中年以上患者，若出现心脏扩大、心律失常或心力衰竭而无其他疾病者需考虑冠心病、心肌病。有高血压等易患因素，室壁活动呈节段性异常者有利于诊断冠心病。近年来，冠状动脉病变引起心脏长期广泛缺血而引起心肌纤维化，发展为心功能不全的情况可被称为"缺血性心肌病"，可有病理性 Q 波及心绞痛，若患者有心肌梗死病史则与心肌病颇难区别，此时鉴别须靠冠脉造影、心脏 MRI 等检查。

4. 与右心室心肌致密化不全鉴别

右心室心肌致密化不全多数具有明显的体征，不难区别，有三尖瓣区杂音，并可有奔马律、心搏减弱，出现右心扩大、右心衰竭，须与心肌病区别。但此病具有散发性或家族性，症状常于患者早年出现，左心室不大，发绀较著，超声心动图检查可明确诊断。

四、临床治疗

（一）辨病治疗

1. 扩张型心肌病

（1）治疗原则　①保持正常休息，必要时使用镇静剂，出现心力衰竭时低盐饮食。②防治心律失常和心功能不全。③有栓塞史者作抗凝治疗。④有大量胸腔积液者，作胸腔穿刺抽液。⑤病情严重者可考虑人工心脏辅助装置或心脏移植，可行心脏再同步治疗。⑥对症、支持治疗。

（2）缓解心力衰竭　①休息、避免劳累，尤其心脏扩大、心功能减退者宜长期休息。②正性肌力药物、利尿药和扩血管药：心肌损坏较广泛时，可用洋地黄类、利尿药；肾小球滤过率低时，氢氯噻嗪可能失效，需用祥利尿剂，如呋塞米。扩血管药，如血管紧张素转换酶抑制剂，用时须从小剂量开始，应避免出现低血压。病情稳定时可用β受体拮抗剂，有利于改善预后。③合并心律失常，尤其有症状者，需用抗心律失常药或进行电复律等。④预防栓塞性并发症，可口服抗凝血药或抗血小板药。⑤对长期心力衰竭、内科治疗无效者应考虑心脏移植。

（3）注意事项 ①心肌病变时对洋地黄类药物敏感，用量宜小，并注意毒性反应，或使用非苷类正性肌力药。②应用利尿剂需注意电解质平衡。③使用抑制心率的药物或电复律治疗快速型心律失常时，应警惕同时存在病态窦房结综合征的可能。④合并慢性完全性房室传导阻滞、病态窦房结综合征者可安装永久性人工心脏起搏器。⑤应用抗心律失常药物期间，定期复查心电图。⑥使用抗凝血药期间，警惕出血表现，定期复查凝血功能。

2. 肥厚型心肌病

（1）一般治疗 对无症状、室间隔肥厚不明显、心电图正常者暂行观察；避免剧烈运动，保持情绪稳定。

（2）药物治疗 避免应用洋地黄制剂、硝酸酯制剂、异丙肾上腺素等药物，可使用β受体拮抗剂、钙通道阻滞药等；抗心力衰竭治疗（终末期）可用利尿剂及扩血管药；抗心律失常可使用胺碘酮、丙吡胺等。

（3）室间隔心肌切除术 适用于对药物治疗无效，左心室流出道严重梗阻者。

（4）经皮经腔肥厚室间隔心肌消融术 将无水乙醇经导管注入供应室间隔心肌组织的间隔支血管，造成人为的间隔心肌梗死，以缓解左室流出道梗阻。

（5）预防猝死 高危患者应安装植入式心脏复律除颤器。

3. 限制型心肌病

（1）病因治疗 对于那些有明确原因的限制型心肌病，应首先治疗其原发病。如对患有嗜酸性粒细胞增多症的限制型心肌病患者，嗜酸性粒细胞增多症是该病的始动因素，造成心内膜及心内膜下心肌细胞炎症、坏死，形成附壁血栓、栓塞等继发性改变。因此，治疗嗜酸性粒细胞增多症对于控制病情的进展十分重要。糖皮质激素（泼尼松）、细胞毒性药物等，能够有效地减少嗜酸性粒细胞，阻止内膜心肌纤维化的进展。一些与遗传有关的酶缺乏导致的限制型心肌病，还可进行酶替代治疗及基因治疗。

（2）对症治疗

1）降低心室充盈压：硝酸酯类药物、利尿剂可以有效地降低前负荷，减轻肺循环和体循环淤血，降低心室充盈压，减轻症状，改善患者生活质量和活动耐量，但不能改善患者的长期预后。应当注意，限制型心肌病患者的心肌僵硬度增加，血压变化受心室充盈压的变化影响较大，过度的减轻前负荷会造成心排血量下降，血压下降，病情恶化，故硝酸酯类药物和利尿剂应根据患者情况，酌情使用。β受体拮抗剂能够减慢心率，延长心室充盈时间，降低心肌耗氧量，有利于改善心室舒张功能，可以作为辅助治疗药物，但在限制型心肌病治疗中的作用并不肯定。

2）控制心室率：以舒张功能受限为主要表现，使用洋地黄类药物无明显疗效，但出现房颤时，需控制心室率。对于房颤亦可以使用胺碘酮转复，并口服预防。但抗心律失常药物对于预防限制型心肌病患者的猝死无效，亦可植入ICD治疗。

3）抗凝治疗：本病易发生附壁血栓和栓塞，可给予抗凝或抗血小板治疗。

（3）外科治疗 对于严重的心内膜心肌纤维化可行心内膜剥脱术，切除纤维性心内膜。伴有瓣膜反流者可行人工瓣膜置换术。对于有附壁血栓者行血栓切除术。手术死亡率为20%。对于特发性或家族性限制型心肌病，伴有顽固性心力衰竭者可考虑行心脏移植。有研究显示儿童限制型心肌病患者即使没有明显的心衰症状，仍有较大的猝死风险，所以主张对诊断明确的患儿应早期进行心脏移植，从而改善预后。

（二）辨证治疗

1. 辨证论治

（1）心气虚弱型

治法：补益心气，活血通脉。

方药：十全大补汤加减。党参15g、白术12g、茯苓12g、熟地黄9g、当归9g、白芍9g、桂枝9g、黄芪5g、丹参15g、郁金9g、炙甘草9g。

加减：胸闷痛，苔白者，加瓜蒌皮15g、薤白10g；舌有瘀斑者，加制乳香、制没药各6g。

（2）气阴两虚型

治法：益气滋阴，活血养心。

方药：生脉饮合四物汤加减。党参15g、麦冬12g、五味子6g、当归9g、川芎9g、生地黄12g、赤芍12g、酸枣仁12g、丹参15g、黄芪20g、炙甘草9g。

加减：惊悸多梦者，加龙骨、牡蛎各30g；心烦畏热者，加黄连3g、知母9g；便秘者，加火麻仁9g、柏子仁9g。

（3）气阳两虚型

治法：益气温阳，化瘀利水。

方药：真武汤加味。人参6g、黄芪30g、附片15g、白术15g、茯苓15g、猪苓15g、桂枝12g、丹参15g、益母草30g、葶苈子15g（包煎）、麦冬12g、五味子6g。

加减：胸闷，胸痛，口唇青紫者，加当归9g、川芎9g、红花9g、延胡索12g；尿少肿甚者，加泽泻15g、大腹皮9g。

2. 外治疗法

耳穴压豆法　取心、交感、小肠、皮质下、内分泌、脾、肾上腺、肺等穴。每次选取其中3个穴位，使用耳穴压豆治疗，2~3天更换1次，双侧交替进行，注意严格消毒，2周为1个疗程。

五、预后转归

（1）扩张型心肌病　扩张型心肌病患者一旦发生心衰，则预后不良。据报道，约有3/4的扩张型心肌病患者病情进展很快，其中2/3患者于2年内死亡。扩张型心肌病合并二尖瓣严重反流的患者预后更差。对病毒感染进行治疗和预防（一级预防），应用ACEI、β受体拮抗剂和地尔硫䓬等对无心衰患者进行早期干预（二级预防），能够使患者心功能改善、心脏大小逐渐恢复正常，提高生活质量，延长患者生命，有可能使扩张型心肌病患者康复。

（2）肥厚型心肌病　肥厚型心肌病的自然转归多有变异，多数患者的初始症状不多，病程进展缓慢，可长期存活，但猝死可发生于病程的任何阶段。晚期及心室流出道梗阻的患者病情较重，症状较多，常并发心律失常或心力衰竭，预后不良。老年患者常无症状或有轻度症状，多在60~70岁后症状加剧，预后较好。

（3）限制型心肌病　限制型心肌病患者预后较差。在儿童患者中，疾病常呈进行性加重，诊断2年后生存率仅有50%。患者既往有胸痛及晕厥症状是发生猝死的危险因素，而与是否存在心力衰竭症状无关。即使患者心力衰竭症状不严重，亦可导致脑卒中，甚至猝死。有研究表明，在平均68个月的随访中，有半数左右的患者死亡，其中68%的死亡患者死于心血管因素，性别（男性）、年龄大、心功能不全和左心房前后径超过60mm亦是死亡的独立危险因素。

六、预防调护

（一）预防

营养缺乏者应予以纠正，与长期饮酒有关者须戒酒，治疗恢复后如因饮酒复发，则更难治疗。注意休息，避免劳累，以防复发。上呼吸道感染是扩张型心肌病患者出现心功能不全的常见诱因，特别是在冬、春季，酌情使用转移因子、丙种球蛋白提高机体免疫力，预防上呼吸道感染。

（二）调护

1. 注意休息

休息能减轻心脏负担，促进心肌恢复。根据心功能状况限制或避免体力和脑力劳动，以不发生症状为宜。心力衰竭及心脏明显扩大者应卧床休息。

2. 控制饮食

严格限制钠盐摄入，一般每日控制食盐摄入量在5g以下，病情严重者控制在1g以下。

3. 食疗

① 西洋参10g，百合30g，银耳30g，冰糖适量，加水共炖，炖熟后服用。每日1次，连服5天。适用于心肌病，症见心悸、烦热、动则气急者。

② 当归10g，茯苓15g，羊肉250g，生姜5片，大枣15枚，加水共炖，炖熟后食用。适用于心肌病合并心力衰竭，症见浮肿、畏冷者。

参考文献

［1］中华医学会心血管病学分会，中国心肌炎心肌病协作组. 中国扩张型心肌病诊断和治疗指南［J］. 临床心血管病杂志，2018，34（5）：421–434.

［2］国家心血管病中心心肌病专科联盟，中国医疗保健国际交流促进会心血管病精准医学分会"中国成人肥厚型心肌病诊断与治疗指南2023"专家组. 中国成人肥厚型心肌病诊断与治疗指南2023［J］. 中国循环杂志，2023，38（1）：1–33.

［3］吴勉华，石岩. 中医内科学（新世纪第五版）［M］. 北京：中国中医药出版社，2021.

第十一章　先天性心脏病

先天性心脏病，简称先心病，是先天性畸形中最常见的一类，约占各种先天畸形的28%，发病率占出生活婴的0.4%~1%。先天性心脏病是指在胚胎发育时期由于心脏及大血管的形成障碍或发育异常而引起的解剖结构异常，或出生后应自动关闭的通道未能闭合（在胎儿属正常）的疾病。

一、病因病机

（一）西医学认识

先天性心脏病谱系特别广，包括上百种具体分型，有些患者可以同时合并多种畸形，症状千差万别，最轻者可以终身无症状，重者出生即出现严重症状，如缺氧、休克，甚至夭折。根据血流动力学结合病理生理变化，先天性心脏病可分为发绀型或者非发绀型，也可根据有无分流分为3类，即无分流类（包括肺动脉狭窄、主动脉缩窄、二叶主动脉瓣等），左向右分流类（包括房间隔缺损、室间隔缺损、动脉导管未闭等），右向左分流类（包括法洛四联症、大血管错位等）。

一般认为妊娠早期（5~8周）是胎儿心脏发育最重要的时期，先天性心脏病发病原因很多，遗传因素仅占8%左右，而92%为环境因素造成，如女性妊娠时服用药物、感染病毒、环境污染、射线辐射等都会使胎儿心脏发育异常。尤其妊娠前3个月感染风疹病毒，会使孩子患上先天性心脏病的风险急剧增加。

少数先天性心脏病患者在5岁前有自愈的机会，另有少数患者畸形轻微、对循环功能无明显影响而无须任何治疗，但大多数患者需手术治疗、矫正畸形。随着医学技术的飞速发展，手术效果已经极大提高，目前多数患者如及时手术治疗，可以和正常人一样恢复正常，生长发育不受影响，并能胜任普通的工作，满足学习和生活的需要。

（二）中医学认识

先天性心脏病属中医学的"心悸""怔忡""虚劳"等范畴。古代中医典籍对先心病的早期表现，有不少记载。《小儿药证直诀·脉证治法》曰："胎怯……生下面色无精光。"《小儿药证直诀·五脏病》："心主惊，实则叫哭发热……虚则卧而悸动不安。"《幼幼集成·胎病论》亦曰："禀心气为血脉……心气不足则血不华色，面无光彩。"《幼幼新书·得病之源第七》亦曰："浑身皆壮热肢体不能任，怕冷增重覆，腮红面似金，口干常鼻燥，渐次病根深，只因惊仆得，此病本从心。"记载了先心病患者，其先兆症状在婴幼儿期即可出现，面无精光、发育迟缓、身体羸瘦、面白腮红、夜啼烦扰、咽乳发呛、心胸发凉常为先心病的信号。

中医学认为先心病是先天禀赋不足，心脏成而未全所致。病机多属气血亏虚，兼血脉瘀滞，卫外不固。病位主要在心、脾、肾，因肾藏精，先天之精受于父母，既是生命之源，又是生长发育之本；先天之精需赖后天之精不断滋养得以充实，正如《胎产心法·胎不长养过期不产并枯胎论》所言"胎之能长而旺者，全赖母之脾土输气于子。凡长养万物莫过于土，故胎之生发虽主乎肾肝，而长养实关乎脾土"。先心病患儿先后天同病，脾肾两虚，则各脏腑无以滋养，生长发育不全，心之形态、功能异常。心之气血两虚，则见心悸、气促、面无光彩；脾气不足，则肌肉不生，手足如削；肾气不足，则骨节软弱，身形矮小；舌淡，脉沉而无力均为心气不足之象；先天不足，形气未充，易受外邪侵袭而出现感冒、咳嗽；心脏瓣膜发育不全，则异常血流往返于心腔之内，或气虚无力行血，瘀血内停，则唇甲发绀、舌暗、脉结。

二、临床诊断

（一）辨病诊断

1.临床表现

先天性心脏病的种类很多，其临床表现主要取决于畸形的大小和复杂程度。复杂而严重的畸形在出生后不久即可出现严重症状，甚至危及生命。需要注意的是一些简单的畸形如室间隔缺损、动脉导管未闭等，早期可以没有明显症状，但疾病仍然会潜在发展、加重病情，需要及时诊治，以免失去手术机会。

（1）心悸、气急　大多数先心病皆以不同程度的心悸、气急为先兆症状，在劳累、生病、情绪激动时尤为明显，其程度仍然以分型不同而异，如无分流型不严重者，可以无征兆；右位心可终身无症状；右向左分流型则心悸、气急出现得早而较重；左向右分流型则出现较晚且较轻。

（2）杵状指　杵状指为先心病的常见征兆之一，提示缺氧已较为严重。

（3）颈动脉搏动及虚里（心尖搏动处）搏动应衣　大多数先心病患者由于心脏负荷重，心脏病理代偿性肥大，常有颈动脉及心尖搏动较强烈征象，并且出现得比较早。

（4）下蹲动作　下蹲动作常见于右向左分流的发绀型先心病患者，是由于全身缺氧所致。

（5）发绀　①左向右分流型：如动脉导管未闭、室间隔缺损、房间隔缺损等，在疾病早期动脉血分流到静脉，患者常无发绀，而晚期时心脏左侧压力超过右侧，可有发绀出现；②左向右分流型：如法洛四联症，大血管错位等，部分或全部静脉血直接进入动脉，出生后即发绀；③无分流型：如肺动脉狭窄，主动脉瓣狭窄，主动脉缩窄等，存在心脏畸形而无异常通道，通常不出现发绀。

2.相关检查

（1）X线检查　X线检查可见肺纹理增加或减少、心脏增大，部分患者可无异常表现。

（2）超声心动图　超声检查对心脏各腔室和血管大小进行定量测定，用以诊断心脏解剖上的异常及其严重程度，是目前最常用的先天性心脏病的诊断方法之一。

（3）心电图　心电图能反映心脏位置、心房、心室有无肥厚及心脏传导系统的情况。

（4）心导管检查　心导管检查是先天性心脏病进一步明确诊断和决定手术前的重要检查方法之一。通过导管检查，了解心腔及大血管不同部位的血氧含量和压力变化，明确有无分流及分流的部位。

（5）心血管造影　通过导管检查仍不能明确诊断但考虑手术治疗的患者，可进行心血管造影。将含碘造影剂通过心导管在机械的高压下，迅速地注入心脏或大血管，同时进行连续快速摄片，或拍摄电影，观察造影剂所示心房、心室及大血管的形态、大小、位置以及有无异常通道或狭窄、关闭不全等。

（6）染料稀释曲线测定　将各种染料（如伊文思蓝、亚甲蓝等），通过心导管注入循环系统的不同部位，然后测定指示剂在动脉血或静脉血中稀释过程形成的浓度曲线，根据此曲线的变化可判断分流的方向和位置，进一步计算出心排血量和肺血容量等。

（7）其他　多层螺旋 CT（MSCT）是目前临床常用的非创伤性检查技术，常有助于诊断。

（二）辨证诊断

1. 心气虚弱型

临床证候：心悸气短，劳则加重，神疲体倦，多汗，面白无华，夜寐不宁，或下肢浮肿。舌淡苔白，脉弱或促或结。

证候分析：心气不足，鼓动无力，故见心悸、神疲体倦、面白无华；心气虚，胸中宗气运转无力，则见胸闷气短；"劳则气耗"，故活动后加重；气虚卫外不固，故见自汗；舌淡苔白，脉弱或促或结，均为心气虚弱征象。

2. 水气凌心型

临床证候：心悸气短，咳嗽，咳稀白痰，胸脘痞满，渴不欲饮，小便短少，下肢浮肿，形寒肢冷，或兼眩晕、恶心。舌淡苔滑，脉弦滑或促涩结代。

证候分析：脾肾阳虚，饮停不化，阻遏心阳，则见心悸气短、形寒肢冷；水气上凌于肺，则见咳嗽、咳稀白痰；水液泛溢肌肤，则见下肢浮肿；水停中焦，则见胸脘痞满、渴不多饮、恶心；水气上冲清窍，则见眩晕。舌淡苔滑，脉弦滑或促涩结代均为水气凌心征象。

3. 气虚血瘀型

临床证候：神疲乏力，心悸怔忡，胸闷气短，甚则喘咳，动则尤甚，面白或暗红，自汗，口唇青紫，甚者胁痛积块，颈脉怒张。舌紫暗或有瘀斑，脉虚涩或结代。

证候分析：心气不足，心失所养，心神不宁，则见心悸怔忡、神疲乏力、动则尤甚；肺气虚损，失于宣肃，肺气上逆，则见胸闷气短，甚则喘咳；面白或暗红、口唇青紫，舌紫暗或有瘀斑，脉虚涩或结代均为气虚血瘀征象。

4. 气阴两虚型

临床证候：心悸气短，身重乏力，心烦不寐，口咽干燥，小便短赤；甚则五心烦热，潮热盗汗，眩晕耳鸣，肢肿形瘦；或面白无华，唇甲色淡。舌红，少苔或无苔，脉细数或促或结。

证候分析：气阴两虚，心失所养，心神不宁，则心悸、心烦、不寐；心气虚则气短、身重乏力；心阴亏虚，津液不足，则口咽干燥、小便短赤；病损及肾，肝肾阴虚，虚热内生，则眩晕耳鸣、五心烦热、潮热盗汗、形体消瘦；肾气亏虚，气化不行，则尿少肢肿；气血相生，气虚不能生血，而致气血两虚，则面白无华、唇甲色淡；舌红，少苔或无苔，脉细数或促或结均为气阴两虚征象。

5. 阳虚水泛型

临床证候：心悸怔忡，气短喘促，动则尤甚，或端坐不得卧，精神萎靡，乏力懒动，腰膝酸软，形寒肢冷，面色苍白或晦暗，肢体浮肿，下肢尤甚，甚则腹胀脐突，尿少或夜尿频多。舌淡苔白，脉沉弱或迟。

证候分析：此证多见于先心病中后期，或久病体弱、素体阳虚者。心阳亏虚，则心悸怔忡、精神萎靡、乏力懒动；肾阳亏虚，失于温煦，则腰膝酸软、形寒肢冷；肾阳亏虚，肾不纳气，气浮于上，则气短喘促，动则尤甚；若水饮上凌，则喘悸加重，端坐不得卧；肾阳亏虚，气化不利，水饮内停，则肢肿尿少，腹胀脐突；舌淡苔白、脉沉弱或迟均为阳虚水泛征象。

6. 阳气虚脱型

临床证候：心悸，喘不得卧，呼吸气促，张口抬肩，烦躁不安，大汗淋漓，四肢厥冷，精神萎靡，颜面发绀，唇甲青紫，尿少或无尿。舌淡胖而紫，脉沉细欲绝。

证候分析：本证属于危重证候。阴不敛阳，阳脱于外，则见喘不得卧，呼吸气促，张口抬肩，烦躁不安，大汗淋漓，四肢厥冷，精神萎靡，颜面发绀，唇甲青紫。肾阳衰竭，故见尿少或无尿。舌脉俱为阳气虚脱的表现。

三、鉴别诊断

1. 与胸痹鉴别

胸痹患者也可伴见心悸的症状，如表现为心慌不安，脉结或代，但以胸闷心痛为主症。此外，胸痹心痛中的真心痛，以心前区或胸骨后刺痛，牵及肩胛两背为主症，并常伴较突出的心悸症状，脉或数，或迟，或脉律不齐，常因劳累、感寒、饱餐、情绪波动等而诱发，多呈短暂发作，但甚者心痛剧烈不止，唇甲发绀或手足青冷至节，呼吸急促，大汗淋漓，脉微欲绝，直到晕厥，病情危笃。因此，在胸痹心痛中心悸应视为胸痹的一系列临床表现中的一个次要症状，而与以心悸为主症的心悸病证有所不同。

2. 与喘证鉴别

喘证属于肺系疾病，有实喘与虚喘之分，总系肺失肃降，肺气上逆所致，常伴有其他肺系病证，如咳嗽、咯痰、胸痛、肺痨等，而无心悸、怔忡、腹胀等。先心病亦多有气喘，其特点是因劳而喘，喘不得卧，并伴有心悸、水肿等症，可资鉴别。

四、临床治疗

（一）提高临床疗效的要素

先心病病性为本虚标实、虚实夹杂，围手术期术前患者多以标实为主，围手术期术后患者多以本虚为主。治疗应补其不足，泻其有余。本虚宜补，权衡心之气血阴阳的不足，有无兼见肝、脾、肾之亏虚，调阴阳补气血，调整脏腑之偏衰，尤应重视补心气、温心阳；标实当泻，针对气滞、血瘀、痰浊而理气、活血、化痰，尤重活血通络、理气化痰。补虚与祛邪的目的都

在于使心脉气血流通，故活血通络法在不同的证型中可视病情，随证配合。

（二）辨病治疗

1. 一般治疗

（1）休息　患者应控制体力活动，避免精神刺激，降低心脏的负荷，有利于心功能的恢复。但长期卧床易导致静脉血栓形成，甚至发生肺栓塞，同时也使消化功能降低、肌肉萎缩。

（2）控制钠盐摄入　先心病患者易出现体内水钠潴留，因此减少钠盐的摄入有利于减轻水肿等症状，但应注意在应用强效排钠利尿剂时，过分严格限盐可导致低钠血症。

2. 药物治疗

先天性心脏病患者药物治疗效果欠佳，一般以缓解患者的临床症状为主，可参照心力衰竭、心脏瓣膜病等相关章节。

3. 手术治疗

（1）手术时机　选择合适的手术时机是先心病手术成功并取得良好预后的关键。目前，手术时机的选择应考虑以下因素。①先心病的病理特征及对血流动力学的影响程度：一般认为，畸形越复杂，对血流动力学影响越大，越应尽早进行手术治疗。②继发性病理改变的进展情况：左向右分流类先心病，应争取在发生肺血管阻塞性改变之前进行手术矫治。发绀型、梗阻型先心病应争取在发生严重心肌肥厚、纤维变性前手术。无分流类或者左到右分流类，应及时进行手术，效果良好，预后较佳。右至左分流或复合畸形者，病情较重者，手术复杂困难，部分患者由于某些心脏结构发育不完善而无法完全矫正，只能行姑息性手术减轻症状、改善生活质量。

（2）手术方法　先心病的外科手术方法主要根据心脏畸形的种类及病理改变的程度等因素综合确定，手术方法可分为根

治手术、姑息手术、心脏移植三类。①根治手术：可以使患者的心脏解剖回到正常人的结构。②姑息手术：仅能起到改善症状的作用而不能起到根治效果，主要用于目前尚无根治方法的复杂先心病，如改良Glenn、Fontan术，或者作为一种预备手术，促使原来未发育完善的结构生长发育，为根治手术创造条件，如体－肺分流术等。③心脏移植：主要用于终末性心脏病及无法用目前的手术方法治疗的复杂先心病。

4.介入治疗

介入治疗可大致分为两大类：①用球囊扩张的方法解除血管及瓣膜的狭窄，如主动脉瓣狭窄、肺动脉瓣狭窄、主动脉缩窄等；②利用各种记忆金属材质的特制封堵器堵闭不应有的缺损，如房间隔缺损、室间隔缺损、动脉导管未闭等。由于医学技术的进步和的材料及工艺不断研究与完善，介入治疗目前在国内外临床应用得到进一步的发展，不仅可避免开胸手术的风险及创伤，而且住院时间短、恢复快，是非常有效的治疗方法。介入治疗部分代替了但还不能完全替代外科开胸手术，有严格的适应证。

（三）辨证治疗

1.辨证论治

（1）心气虚弱型

治法：益气固心，养血复脉。

方药：五味子汤合炙甘草汤加减。炙甘草、生地黄、麦冬、阿胶（烊化）、桂枝、党参、五味子、黄芪。

加减：心悸汗出者，去桂枝，加柏子仁、煅龙骨、煅牡蛎、龙齿、浮小麦等；夜寐不宁者，可加夜交藤、炒酸枣仁；尿少者，加葶苈子、茯苓皮、泽泻。

（2）水气凌心型

治法：温化痰饮，利水消肿。

方药：苓桂术甘汤合五苓散加减。茯苓皮、桂枝、白术、炙甘草、泽泻、猪苓。

加减：痰多清稀者，加法半夏、陈皮；心胸闷痛者，加丹参、降香、檀香。

（3）气虚血瘀型

治法：养心补肺，益气活血。

方药：保元汤合桃红饮加减。人参、黄芪、桂枝、甘草、桃仁、红花、当归、川芎。

加减：瘀血重者，加三七、毛冬青、丹参；若兼见心悸气短，头昏乏力，胸闷隐痛，咽干，心烦失眠，舌红或有齿痕者，可用养心汤（当归、生地黄、熟地黄、麦冬、人参、五味子、炙甘草、酸枣仁、柏子仁、茯神）。

（4）气阴两虚型

治法：益气养阴。

方药：生脉饮加味。人参、麦门冬、五味子。

加减：偏于心阴亏虚而见虚烦不寐者，酌加酸枣仁、夜交藤；若兼肝肾阴虚，症见五心烦热、潮热盗汗、眩晕耳鸣者，合用六味地黄丸；心动悸、脉结代者，合用炙甘草汤；兼血虚，症见面白无华、唇甲色淡者，合用当归补血汤。

（5）阳虚水泛型

治法：温阳利水。

方药：真武汤合五苓散加减。附子、干姜、桂枝、芍药、茯苓、白术、泽泻、猪苓。

加减：若水饮上凌心肺，症见胸闷气急不得卧者，合用葶苈大枣泻肺汤；经治疗，水肿消退不明显者，可加毛冬青、泽兰、益母草、桃仁、红花、赤芍等；若以本虚为主，心肾阳虚突出，而水肿轻微者，可用参附汤合金匮肾气丸。

（6）阳气虚脱型

治法：回阳固脱。

方药：参附龙牡汤加减。人参、附子、龙骨、牡蛎。

加减：喘促不得卧者，加蛤蚧；阳越于外，阴竭于内者，可加生脉饮。

2.外治疗法

（1）薄贴法　南星、川乌各等份，共为细末，用黄蜡融化摊于手、足心。每日 1 次，晚敷晨取，10 次为 1 个疗程。

（2）艾灸疗法

①取心俞、内关、神门、巨阙穴，用艾条温和灸，每日 1~2 次，每次灸 10~15 分钟，10 次为 1 个疗程。

②硫黄 6g，乳香、没药、松香、桂枝、杜仲、枳壳、皂角、细辛、川芎、白芷、独活、穿山甲、雄黄、丁香、全蝎各 3g，以上药物共为细末，加麝香 3g、陈艾绒 90g 和匀后搓成椎体，放于心俞、内关、神门穴点燃，徐徐按压附近穴位以减灼痛，当艾燃烧将尽、患者痛难忍时，急压灭火。

（3）耳穴疗法　主穴：心、小肠、交感。配穴：脾、肾、肺、皮质下、内分泌、肾上腺、耳迷根。操作方法：将贴有王不留行籽的菱形胶布贴于穴位上，每日按压穴位 40 次，5 天更换 1 次，10 次为 1 个疗程。

（四）医家诊疗经验

1.邓铁涛

邓铁涛教授在指导心脏术后患者的治疗时指出，心脏手术为开胸创伤，体外循环则将心脏停搏，心胸阳气必有外泄。心为阳，加之手术耗伤失血，更易出现心气不足，心阳亏虚，甚至心衰厥脱。心肺同为上焦之官，共处胸中，气血相通。心气虚损易致肺气不足，心火耗伤而致脾土受损，肺、脾同为津液、水液运化之脏，两脏亏虚，易致水饮内停，上储于肺而为痰证。结合小儿"五脏六腑，成而未全……全而未壮""脏腑娇嫩，形气未充，既病之后，传变迅速"的特点，临床上先心病围手术期的患儿常表现为阳气亏虚、气血两虚、气虚痰瘀等。

2.黄政德

黄政德教授认为房间隔缺损合并吐血患者，心肺功能虚损，气血失调，加之平素工作压力大、性情急躁，肝在志为怒，体阴而用阳，为刚脏，肝为厥阴风木，喜条达而恶抑郁，以血为体，以气为用，若肝失条达，气机逆乱，血不循常道，溢出脉外，易致出血矣；肝气横逆，木犯脾土，肝胃失和，亦可使血从胃而呕；若肝火炽盛，木火刑金，咳嗽咯血，百证由生。故黄氏以白芍、炙甘草制肝，白芍味酸入肝，炙甘草味甘入脾，酸甘化阴则肝阳得制；党参、茯苓健脾益气，使肝血养、肝阳制、脾气足，则肝木不能乘脾土，肝藏血、脾统血之功能正常，则吐血可止。另用降香、半夏以下气，气降则火降，气顺则血宁；陈皮、丹参、三七以行气血，气行则血行；艾叶炭以温阳摄血，使行血、补肝、下气诸法合于一处，标本兼顾，虽不止血而血自止，后以益气健脾养血，制肝降气调理善后。

五、预后转归

先天性心脏病术后心、肺等器官受损情况与患儿的预后密切相关，决定临床转归。如能早期发现其功能损伤，及时采取干预措施，有利于改善患儿预后。

此外，如患者气血阴阳虚损程度较轻，未见瘀血、痰饮之标证，病损脏腑单一，治疗及时得当，脉象变化不显著者，多能痊愈。反之，脉象过数、过迟、频繁结代，或乍疏乍数者，治疗颇为棘手，若兼失治、误治，则预后较差。若发展为喘促、水肿、厥证、脱证等变证、坏病，且抢救、治疗不及时，则预后极差，可能发生猝死。

六、预防调护

（一）预防

1.年龄

提倡适龄婚育。有研究表明，35 岁以上的孕妇出现胎儿基因异常的风险明显增加。建议高龄孕妇接受严格的围产期医学观察与保健。

2. 备孕

备孕期间调节好心理、生理状态，怀孕前应戒烟戒酒半年以上。

3. 保健

加强孕妇的预防保健，特别是在妊娠早期积极预防风疹、流感等病毒性疾病；应尽量避免服用药物，如必须使用应在医生指导下进行；尽量少接触射线、电磁辐射等不良环境因素；避免去高海拔地区旅游，据报道，高海拔地区的先天性心脏病发生率明显高于平原地区，提示发病可能与缺氧相关。

（二）调护

情志调畅，饮食有节，避免外感六淫邪气，增强体质等是本病调护的关键。患者应保持精神乐观，情绪稳定，坚持治疗，坚定信心；避免惊恐刺激及忧思恼怒等。生活作息有规律，饮食有节，宜进食营养丰富而易消化吸收的食物，宜低盐、低脂饮食，忌烟酒、浓茶。病情轻者可从事适当体力活动，以不觉劳累、不加重症状为度，避免剧烈活动；重者应卧床休息，注意监测体征，随时做好急救准备。

七、专方选要

1. 生脉活血汤

组成：太子参20g、麦冬20g、五味子12g、当归12g、赤芍15g、丹参20g、茯苓20g、柏子仁15g、生牡蛎20g、炙甘草10g。

用法：水煎服，每日1剂，早晚分服。

功效：益气复脉，活血化瘀。

适应证：气阴两虚、气滞血瘀型先心病合并期前收缩者。

2. 甘参地黄汤

组成：甘松12g、苦参10g、麦冬20g、五味子12g、生地黄12g、黄芪30g、党参20g、丹参20g。

用法：水煎服，每日1剂，早晚分服。

适应证：气阴两虚先心病合并室性期前收缩者。

3. 稳脉汤

组成：太子参30g（或红参12g），黄芪、麦冬、生地黄各15g，五味子8g，当归、白芍、阿胶、炙甘草各12g，炙龟甲18g。

用法：水煎服，每日1剂，早晚分服。

功效：益气养阴，生脉养血。

适应证：先心病合并阵发性心动过速属气阴两虚者。

4. 温胆汤

组成：橘红12g、枳壳12g、甘草6g、法半夏10g、竹茹12g、豨莶草12g、炙黄芪30g、五指毛桃5g、茯苓24g、丹参20g、党参20g、三七6g。

用法：水煎服，每日1剂，早晚分服。

功效：益气活血化痰。

适应证：心脾两虚、气虚痰瘀型先心病心悸患者。

参考文献

[1] 郭力恒. 邓铁涛教授治疗先天性心脏病验案1则 [J]. 新中医，2002，34（11）：17.

[2] 林冬群，曾敏然，林宇，等. 先天性心脏病手术围手术期中医证候分布和演变规律的研究 [J]. 新中医，2009，41（6）：26-28+8.

[3] 林冬群，林宇，胡佳心，等. 先天性心脏病围手术期中医证候的聚类分析 [J]. 广州中医药大学学报，2011，28（4）：344-348.

[4] 李鑫辉，李雅婧，胡方林，等. 黄政德教授辨治房间隔缺损咳血验案 [J]. 中国中医药现代远程教育，2015，13（8）：31-32.

第十二章 心脏瓣膜病

心脏瓣膜病是由于炎症、缺血性坏死、退行性改变、黏液样变性、先天性发育畸形、风湿性疾病及创伤等原因造成的心脏瓣膜（瓣叶）及其附属结构（包括瓣环、腱索及乳头肌等）的结构或功能异常，以瓣膜增厚、粘连、纤维化、缩短为主要病理改变，或伴有瓣环的扩张、腱索及乳头肌功能不全或断裂，以单个或多个心脏瓣膜狭窄和（或）关闭不全，导致血液前向流动障碍和（或）反流为主要临床表现的一组心脏疾病。最常受累的瓣膜为二尖瓣，其次为主动脉瓣。

一、病因病机

（一）西医学认识

心脏瓣膜病的病因复杂，各种原因可单独或联合导致心脏瓣膜及其附属结构的解剖和（或）功能异常。有的心脏瓣膜病仅有瓣膜的解剖结构异常，而功能正常，如先天性二叶主动脉瓣；有的心脏瓣膜病瓣膜及其附属结构的解剖结构和功能均有异常，如风湿热所致二尖瓣狭窄；有的心脏瓣膜病瓣膜的解剖结构正常，但附属结构的解剖结构及功能异常，如冠状动脉粥样硬化性心脏病等引起的乳头肌功能不全或断裂导致二尖瓣反流。

随着生活水平和医疗水平的改变，心脏瓣膜病的主要病因也在发生着变化。目前瓣膜病的常见病因如下：心肌功能障碍（缺血性心脏病、扩张型心肌病、肥厚型心肌病）；其他器官疾病（慢性肾功能衰竭、类癌综合征）；老年退行性变（钙化性主动脉瓣狭窄、二尖瓣环钙化）；遗传性结缔组织病（马方综合征、埃勒斯－当洛综合征、成人多囊肾、二尖瓣脱垂）；先天性心脏病（主动脉瓣二瓣化畸形）；炎症性或免疫性疾病（风湿热、艾滋病、川崎病、梅毒、血清阴性脊柱关节病、系统性红斑狼疮、抗磷脂综合征）；心内膜疾病（非细菌性血栓性心内膜炎、感染性心内膜炎、心内膜弹力纤维增生症）；介入治疗后瓣膜病；药物及物理因素。目前，心脏瓣膜病仍然是威胁人类健康的主要疾病之一，在老年人群中发病率更高。

（二）中医学认识

根据心脏瓣膜病的临床表现，可将其归属为中医学"胸痹""心悸""怔忡""喘证""水肿""痰饮""厥证"等范畴。中医学认为，引起心脏瓣膜病的主要原因有禀赋不足、感受外邪、老年体衰、药毒器械损伤等。损伤心体，导致心气血阴阳不足，其主血脉功能受损，继发血瘀、水饮等病理产物。其病位在心，与肺、脾、肾相关。

二、临床诊断

（一）辨病诊断

1. 临床表现

（1）症状 心脏瓣膜病早期一般无明显症状，不同心脏瓣膜病症状不尽相同，最常表现为胸痛、晕厥、心悸、呼吸困难、乏力、水肿、食量减少、食欲减退等。主动脉瓣狭窄和主动脉瓣关闭不全主要表现为心绞痛、晕厥及心力衰竭症状；二尖瓣狭窄主要表现为声音嘶哑、水肿、腹水及左心衰竭症状，严重者可出现咯血；二尖瓣关闭不全主要表现为左心衰竭症状。

（2）体征 心脏瓣膜病可有心脏扩大，

瓣膜狭窄或关闭不全可有特征性心脏杂音，常有心律失常体征，左心衰竭时可出现肺部湿啰音、哮鸣音或胸腔积液。①主动脉瓣狭窄：收缩期喷射性杂音，向颈部放射，杂音强度可随心动周期的延长而加强。部分患者收缩期杂音可在胸骨处消失，而在左心室出现，易误诊为二尖瓣关闭不全。轻度狭窄时，杂音以收缩早期或中期最强；随着狭窄加重，杂音强度不断在收缩期后移。心尖搏动并不移位，但会增大而有力。第一心音一般正常，若先天性主动脉瓣狭窄且瓣膜尚未钙化，第一心音后可能继以收缩期喷射性喀喇音；若发生钙化，第二心音可能为单一性；若左心室功能失常，排空延迟，第二心音可能出现反常分裂，第四心音奔马律常见。晚期患者极常见肺动脉高压及右心衰竭体征。颈动脉搏动延后和容量减低可能是最具诊断意义的体征，但高龄患者颈动脉硬度增加，可出现颈动脉上行支正常的假象。②二尖瓣狭窄：心尖部舒张期隆隆样杂音。③二尖瓣关闭不全：心尖部收缩期吹风样杂音。④主动脉瓣关闭不全：胸骨左缘第3、4肋间有舒张期哈气样杂音。

2. 相关检查

（1）心电图　心脏瓣膜病心电图结果缺乏特异性。①主动脉瓣狭窄：常有左心室肥厚及左心房改变，但部分病例并无左心室肥厚，可能由于左心室尚未扩张。②二尖瓣狭窄：常见左心房异常，有肺动脉高压者常有右心室肥厚。③二尖瓣关闭不全：常有左心室肥厚及左心房改变。④急性主动脉瓣关闭不全：无特异性表现，但常见左心室肥厚。

（2）超声心动图　超声心动图是诊断心脏瓣膜病最灵敏、可靠、简易的无创手段，也是目前诊断该病最重要的检查方法，可直接观察瓣膜厚度、回声强度及活动，并检出瓣环的钙化及反流程度。①显示主动脉瓣狭窄左心室肥厚程度、收缩期射血功能和主动脉瓣情况，检查狭窄程度，评估瓣膜口压差。②检测主动脉瓣关闭不全程度及其对左心室几何形态与功能的影响，测量左心室舒张末期大小、收缩末期大小和缩短分数等，了解主动脉瓣及其根部解剖、钙化情况，从而揭示主动脉瓣反流原因。主动脉瓣钙化者可见主动脉瓣增厚、回声增强、瓣叶僵硬、活动受限，并伴有左心房增大及主动脉根部增宽、运动僵硬；主动脉瓣环钙化可见主动脉瓣环呈局限性斑块状反射增强。此外，彩色血流多普勒能够揭示舒张期血流向左心室喷入的深度和广度，有助于主动脉瓣反流的定量评估。③检测二尖瓣狭窄程度和瓣膜口压差，瓣膜面积 $1.5\sim2.0cm^2$ 为轻度狭窄，$1.0\sim1.5cm^2$ 为中度狭窄，$<1.0cm^2$ 为重度狭窄；并能确定是否适合气囊瓣膜切开术，评估预后。④显示二尖瓣关闭不全所致左心房和左心室增大程度，彩色血流多普勒检查可以测得反流轻重，并做出更准确的定量评估，确定反流程度是否足以最终导致左心室功能失常。二尖瓣脱垂者，超声心动图能够显示脱垂的存在，评估反流量及生理效应，揭示二尖瓣的病理解剖情况。二尖瓣环发生钙化者，可见房室交界处前方的强回声团，与左心室后壁同向运动；其他瓣膜钙化可见瓣膜明显增厚，回声增强或者出现强回声斑点。⑤其他：三尖瓣反流者，超声检查可以对其作出确切诊断，多普勒检查可见右心房血池收缩期紊乱。超声心动图还能确定肺动脉高压程度、测定右心室扩张度，明确瓣膜本身是否正常。肺动脉瓣狭窄者，超声心动图可以证实肺动脉瓣的存在，并能对瓣膜口压差及右心室肥厚和功能失常程度做出定量评估。

（3）X线检查　普通胸部X线检查可显示瓣膜区钙化灶，但敏感性较差，定位诊断欠准确，临床诊断率较低。

（4）多层螺旋CT检查（MSCT）　MSCT

作为一种无创检查技术，具有较高的敏感性和特异性，逐渐成为诊断心脏瓣膜病的重要手段。通过MSCT不仅可以较精确地了解冠状动脉钙化，还能够评估心脏瓣膜区钙化情况，检出超声心动图未能检出的钙化性瓣膜病，并对心脏瓣膜病引起的心脏重构进行评估，为评价瓣膜状态和患者预后提供重要信息。但MSCT仍具有一定局限性，如在评价心脏大血管血流时需应用有射线辐射危害及肾毒性的含碘对比剂。

（5）心脏磁共振检查　心脏磁共振是目前最强有力的无创伤性检查手段，主要适用于超声心动图声窗不佳、不能进行确定诊断时，或超声心动图与心导管检查结果不一致、检查结果与临床表现不符合时。与CT类似，磁共振也可用于心脏瓣膜病的检查，评价瓣膜形态、狭窄和关闭不全的程度，评价瓣膜病的血流动力学异常所致心腔容积及心腔结构的继发改变。但磁共振成像存在显示钙化不敏感，无法对钙化程度做出评价的缺点。

（6）心导管检查　心导管检查曾是评价心脏瓣膜病血流动力学最主要的检查手段，但由于有射线辐射危害及创伤性，随着MSCT和磁共振的应用，近年心导管检查在临床中已较少应用。

（二）辨证诊断

中医对心脏瓣膜病的辨证诊断由于病因不同而有偏重，如老年退行性心脏瓣膜病以心阳气虚弱者多见，缺血性心脏瓣膜病以心血瘀阻者多见，风湿性心脏病以风湿侵心者多见，而所有心脏瓣膜病最终都会出现心、脾、肾阳虚，有水液代谢异常相关表现。

1.心气虚弱型

临床证候：心悸气短，劳则加重，神疲，多汗，面白无华，夜寐不宁，或下肢浮肿。舌淡苔白，脉弱或促或结。

证候分析：心气是推动血液运行的动力，心气不足，鼓动无力，心体失养，故见心悸气短，心血运行不畅，不能养神，故见神疲、夜寐不宁，血不荣养故见面白无华、舌淡苔白；"劳则气耗"，故活动后诸证加重；气虚卫外不固，故见多汗。脉弱或促或结，为心气不足之征。

2.心血瘀阻型

临床证候：心悸，心胸刺痛或闷痛，痛引肩背内侧，轻者时作时止，重者可见面、唇、指甲青紫，四肢厥冷。舌暗红或有瘀斑瘀点，脉微细或涩。

证候分析：心血瘀阻，心失荣养，故见心悸；血运无力，气血不畅，不通则痛，故见心胸憋闷作痛；手少阴心经循内臂，心脉不通，则痛引肩背内侧；瘀血内阻心脉，则见痛如针刺，心血瘀阻，不能荣养四肢，故见四肢逆冷；瘀血阻滞于经络，形体官窍脉络瘀阻，可见面、唇、指甲青紫，舌暗或有瘀斑瘀点，脉细涩或结代。

3.心肾阳虚型

临床证候：心悸怔忡，面唇青紫，畏寒肢冷，小便不利，肢体浮肿，或唇甲青紫，舌淡暗或青紫，苔白滑，脉沉微细。

证候分析：肾阳为一身阳气之根本，心阳为气血运行、津液流注的动力，故心肾阳虚常表现为阴寒内盛，血行瘀滞，水气内停等。阳气亏虚，心失濡养，故心悸怔忡；阳气不能温煦肌肤，则畏寒肢冷。三焦决渎不利，膀胱气化失司，则见小便不利；水液停聚，泛溢肌肤，故见肢体浮肿；阳虚运血无力，血行瘀滞，可见面唇青紫。舌淡暗或青紫，苔白滑，脉沉微细，皆为心肾阳气衰微，阴寒内盛，血行瘀滞，水气内盛之征象。

4.水气凌心型

临床证候：心悸气短，咳嗽，咳稀白痰，胸脘痞满，渴不欲饮，小便短少，下肢浮肿，形寒肢冷，或兼眩晕、恶心。舌淡苔滑，脉弦滑或促涩结代。

证候分析：脾肾阳虚，饮停不化，阻遏心阳，则见心悸气短、形寒肢冷；水气上凌于肺，则见咳嗽、咳稀白痰；水液泛溢肌肤，则见下肢浮肿；水停中焦，则见胸脘痞满、渴不多饮、恶心；水气上冲清窍，则见眩晕。舌淡苔滑，脉弦滑或促涩结代均为水气凌心征象。

5. 风湿侵心型

临床证候：心悸，胸闷气短，乏力，关节疼痛或红肿灼热。舌红苔黄，脉数或促结代。

证候分析：风湿之邪侵犯人体，痹阻脉络，导致脉络不通，湿郁化热，可见关节红肿热痛。日久影响心脉，心脉不通，心失所养，故见心悸胸闷，气短乏力；湿郁化热，故见舌红苔黄、脉数；风湿痹阻脉络，血行不畅，故见脉结代。

6. 阳气虚脱型

临床证候：心悸气短，不能平卧，面色暗灰苍白，冷汗自出，四肢厥冷，二便失禁，脉微欲绝。

证候分析：久病损伤心肾阳气，导致阳气虚脱，血脉瘀滞，无以温养心神，故见心悸气短、不能平卧；心阳虚衰，形体官窍失于温煦，故见面色暗灰苍白、四肢厥冷、脉微欲绝；阳气虚脱，不能固护肌表，则冷汗自出；肾阳虚不能主二便，则二便失禁。

三、鉴别诊断

1. 与先天性房间隔、室间隔缺损鉴别

先天性房间隔、室间隔缺损与心脏瓣膜病可同样有心力衰竭症状。①房间隔缺损可见心脏搏动增强，可触及右心室抬举感，典型表现为胸骨左缘第2、3肋间闻及2/6~3/6级收缩期吹风样杂音，伴有第二心音亢进和固定分裂，少数患者还可扪及收缩期震颤。分流量大者三尖瓣区可听到

三尖瓣相对狭窄产生的舒张期隆隆样杂音。如右心室抬举感增强，肺动脉瓣区收缩期杂音减弱，但第二心音更加亢进、分裂，提示存在肺动脉高压。②室间隔缺损可见心尖搏动增强并向左下移位，心界向左下扩大，典型体征为胸骨左缘第3、4肋间有响亮而粗糙的收缩期杂音，向心前区传导，伴震颤。若分流量大时，心尖部可有功能性舒张期杂音，肺动脉瓣第二心音亢进及分裂。有严重的肺动脉高压时，肺动脉瓣区有相对性肺动脉瓣关闭不全的舒张期杂音，原间隔缺损的收缩期杂音可减弱或消失。二者都可以通过超声心动图进行确诊。

2. 与心肌病鉴别

心脏瓣膜病和心肌病均可出现心悸、胸闷、气短，或心力衰竭相关症状，且体征亦有相似之处，通过进行超声心动图检查，能够明确鉴别。但对于病史不明的患者，在疾病晚期有时难以完全鉴别是心肌病引起的心脏瓣膜异常或者是心脏瓣膜病导致的心肌和心室腔改变。

3. 与高血压性心脏病鉴别

长期高血压会导致心肌肥厚、心室腔扩大，出现相对性瓣膜关闭不全，在临床症状和体征上和心脏瓣膜病表现相似。然而，高血压性心脏病在超声检查中多表现为室间隔、左心室壁增厚，左心室腔扩大，同时也可测得主动脉瓣、二尖瓣关闭不全。结合患者病史和超声心动图检查，可资鉴别。

四、临床治疗

（一）提高临床疗效的要素

1. 明确病因，从源头用药

心脏瓣膜病可由很多原因引起，明确心脏瓣膜病的发病原因，进行针对性治疗。由风湿热引起者，减少风湿热的发病；由供血不足引起者，改善心肌供血；由其他全身性疾病引起者，注意治疗原发病。

2. 祛邪不忘扶正

心脏瓣膜病不论是何种病因所致，核心病机均为心主血脉功能受损，心气不能正常推动血液运行以濡养周身，故在治疗时应始终注意补益心气。

3. 疾病后期，注重调养

生活调养对心脏瓣膜病至关重要，特别是心脏瓣膜病发展至后期，不良的生活习惯往往是发病的诱因。患者必须注意饮食起居及精神调养。在饮食方面要做到营养丰富但要清淡，忌肥甘厚腻之品，同时要注意饮食勿过饱，做到少食多餐；在起居方面要注意按时作息，不熬夜，不做重体力劳动，保持大便通畅，注意保暖，防止受凉；在精神调养方面要做到调畅情志，情绪平稳，不要急躁发怒、大喜大悲。

（二）辨病治疗

1. 治疗原则

心脏瓣膜病轻症患者通常采取保守治疗，日常生活尽量避免重体力劳动或剧烈运动，一旦有心功能不全表现应积极就诊，遵从医嘱对症处理。同时合并上呼吸道感染、风湿热或感染性心内膜炎者，需针对病因积极治疗。若引起房颤、外周血管栓塞等常见并发症，予以对症治疗。

部分患者虽然存在瓣膜病变，但无任何临床表现，建议积极完善相关检查，明确病因及瓣膜病变情况，给予必要治疗手段。即使暂时无须干预，也应在日常生活中保持良好的生活方式，并按时随访、定期复查。

无法通过药物纠正血流动力学的重症患者，最终需通过外科瓣膜修复/置换术等途径来解决瓣膜问题。

2. 药物治疗

（1）主动脉瓣关闭不全　由于主动脉瓣关闭不全可使左心室后负荷增加，进而会再次加剧主动脉瓣反流，因此使用降低后负荷的药物治疗有效。对于合并严重心

力衰竭患者，可予扩血管药及正性肌力药物改善症状，并予 ACEI 或 ARB 等；对于马方综合征患者，可应用 β 受体拮抗剂缓解主动脉扩张。有研究显示，ARB 通过保护弹性纤维对马方综合征患者可能也有益处。有马方综合征或者主动脉扩张患者应避免剧烈运动。

（2）主动脉瓣狭窄　如果患者无症状，应以抗生素预防细菌性心内膜炎。主动脉瓣狭窄患者如发生心律失常或室上性心动过速，可予洋地黄类或其他抗心律失常药物。有胸痛发作时，应谨慎使用硝酸酯类药物，因为动脉收缩压可能下降，心排出量有可能不能代偿性增加。有心力衰竭患者应予洋地黄类药物、利尿剂。

（3）二尖瓣关闭不全　急性患者，可予硝酸酯类药物、硝普钠、利尿剂降低心脏充盈压力，减少反流。低血压者可予主动脉内球囊反搏（IABP）、正性肌力药物。慢性心力衰竭者还应予 ACEI、β 受体拮抗剂、螺内酯类药物。对继发性二尖瓣反流最佳药物治疗是必不可少的，所有的患者无论有无手术，均应该以指南推荐的抗心力衰竭药物治疗，包括 ACEI、β 受体拮抗剂、螺内酯类药物、利尿剂等。肺水肿者可予硝酸酯类药物。

（4）二尖瓣狭窄　利尿剂及长效硝酸酯类药物可用于减轻肺水肿。β 受体拮抗剂及钙通道阻滞药（维拉帕米或地尔硫䓬）可用于减慢心率从而提高患者的耐受性。有心房颤动者应该予华法林抗凝治疗。维持窦性心律，但有左房血栓史、目前有血栓者、食道超声显示左房血流淤滞或者 M 型超声心动图示左房扩大（前后内径＞50mm）者也应抗凝。阿司匹林或其他抗血小板药物证据不足。

（5）其他　三尖瓣反流的药物治疗一般是针对导致右心衰竭的有关情况进行处理。如原发病因在肺，治疗即应针对肺功

能的改善。

3. 手术治疗

主动脉瓣狭窄的唯一有效疗法是主动脉瓣置换,主动脉瓣狭窄一旦出现症状,不作主动脉瓣置换,三年死亡率可达到75%。但只要完成瓣膜置换,存活率即可接近正常。

二尖瓣狭窄患者的心功能一旦发展到NYHA分级Ⅱ级以上,或有肺动脉高压发生者,不解除狭窄则预后不良。对此可采取经皮气囊瓣膜切除术。

二尖瓣关闭不全患者已有左心衰竭症状,大多皆应手术。对于发生左心室功能失常,尚未引起症状者,应及早手术,以免由于病情加剧或不可逆转而使肌肉功能失常。无论最后作瓣膜修复或是置换,只要是在左心室射血分数降至0.60或左心室收缩末期内径低于45mm以前手术,就能使患者寿命达到正常。对于75岁以上高龄患者,手术效果可能不佳。二尖瓣关闭不全的手术有瓣膜置换术和瓣膜修复术。对于瓣膜置换术,保留瓣器的瓣膜置换有利于心脏功能的保护,能更好地延长寿命。

主动脉瓣关闭不全的患者应在出现可使其生活方式受到影响的症状前及时进行瓣膜置换。一旦左心室射血分数降至0.55以下,或左心室收缩末期内径大于55mm,手术效果即受影响。

三尖瓣关闭不全手术治疗很少是孤立进行的。但重度三尖瓣关闭不全患者如拟作其他心脏手术,常会安排瓣环成形术或作三尖瓣修复,以确保术后三尖瓣功能恢复,三尖瓣置换因患者常难以耐受已很少进行,除非是由于瓣膜畸形无法修补。

肺动脉瓣狭窄患者如无症状,脉压小于25mmHg,即无须手术治疗,如有症状发生或者脉压大于50mmHg,可作气囊交界分离术,术后脉压即可降低,症状亦能缓解。

（三）辨证治疗

1. 辨证论治

（1）心气虚弱型

治法：益气固心,养血复脉。

方药：五味子汤合炙甘草汤加减。炙甘草,生地黄,麦冬,阿胶（烊化）,桂枝,党参,五味子,黄芪。

加减：心悸汗出者,去桂枝,加柏子仁、煅龙骨、煅牡蛎、龙齿、浮小麦等;夜寐不宁者,可加夜交藤、炒酸枣仁;尿少者,加葶苈子、茯苓皮、泽泻。

（2）心血瘀阻型

治法：活血通脉,益气养心。

方药：桃红四物汤合生脉饮加减。桃仁,红花,郁金,川芎,赤芍,当归,生地黄,五味子,党参,麦冬。

加减：咳喘甚而有水肿者,加葶苈子、茯苓、猪苓;咯血者加三七（冲服）。

（3）心肾阳虚型

治法：温阳益气,消肿利水。

方药：真武汤合参附汤加减。熟附子（先煎）,肉桂（焗服）,人参（另炖）,茯苓,猪苓,泽泻,白术,赤芍,丹参。

加减：喘息汗出不得卧者,加麦冬、五味子、煅龙骨（先煎）。

（4）水气凌心型

治法：温化痰饮,利水消肿。

方药：苓桂术甘汤合五苓散。茯苓皮,桂枝,白术,炙甘草,泽泻,猪苓。

加减：痰多清稀者,加法半夏;心胸闷痛者,加丹参、降香。

（5）风湿侵心型

治法：益气养心,祛风除湿。

方药：生脉散合宣痹汤加减。太子参,麦冬,五味子,忍冬藤,防己,薏苡仁,黄芩,秦艽,防风,羌活,甘草。

加减：咽喉肿疼者,加牛蒡子、蒲公英;发热,关节红肿疼痛较甚者,去防风、羌活，加石膏（先煎）、老桑枝、豨莶草；心烦，失眠，盗汗者，去防风，加煅龙骨（先煎）。

（6）阳气虚脱型

治法：补虚救脱。

方药：参附汤合生脉散加减。人参（另炖），熟附子（先煎）、五味子、麦冬。

加减：本症为急重症，可先予参附注射液100ml静脉滴注再服用汤剂。

2.外治疗法

（1）针刺疗法

上肢取穴：肩俞、曲池、合谷、外关、中渚、阳池。

下肢取穴：环跳、风市、伏兔、梁丘、足三里、阳陵泉、昆仑、三阴交、照海。

脊背取穴：风池、天柱、大椎、身柱、命门、肺俞、脾俞。

操作方法：每次每组选3~4个穴位，双侧交替进行，每日1次，使用平补平泻手法。

（2）耳穴疗法　取心、皮质下、交感、神门、肺、肾等穴，用王不留行籽使用耳穴压豆法刺激以上穴位。

（3）推拿疗法　常用揉内关，掐合谷，揉曲池、三阴交，按胸骨，捏腋前，按神门，分推额前，捏上臂法，挤推背部，按肩胛，分肋，横摩腰等手法，可以起到镇静安神，活血化瘀的作用。

3.成药应用

（1）芪参益气滴丸　每次1袋，每日3次，口服。适用于气虚血瘀型。

（2）参附注射液　20~100ml稀释于5%~10%葡萄糖注射液250~500ml静脉滴注，每日1次；或者5~20ml稀释于5%~10%葡萄糖注射液20ml静脉注射，每日3次。适用于阳气亏虚型。

4.单方验方

（1）鲜万年青根15~30g，或加红枣5~7枚，水煎服，每日1剂，适用于心脏瓣膜病合并心力衰竭者。

（2）玉米须30~60g，水煎服，每日1剂。适用于心脏瓣膜病发展至心力衰竭，表现为少尿、水肿严重者。

（3）风心病验方　高丽参3g，附子9g，五味子9g，桂枝6g。水煎服，每日1剂，适用于风湿性心脏病引起的咯血、面色无华、唇色暗黑、语声低微，属气虚者。

（四）新疗法选粹

经导管二尖瓣介入治疗

虽然外科开胸手术具有持久的令人满意的临床效果，一直是重度二尖瓣狭窄的标准治疗方案，但对于因二尖瓣解剖条件不佳或手术风险高而不能进行外科开胸手术的患者，可以选择使用经导管二尖瓣介入治疗。目前经导管二尖瓣介入治疗包括经导管修复术和经导管二尖瓣置换术。经导管二尖瓣修复术是目前循证医学证据最充足、应用最广泛、最受认可、最成熟的经导管二尖瓣治疗技术，对于退行性二尖瓣反流和功能性二尖瓣反流均有一定的治疗效果，其安全性、有效性和耐久性也得到了证实；经导管二尖瓣置换术是介入心脏病学领域的前沿技术，对于解剖合适的二尖瓣反流患者可有效减轻二尖瓣反流程度，改善预后。

（五）医家诊疗经验

1.袁宝庭

袁宝庭认为，风湿性心脏病应分为气血亏虚、肺络瘀阻、心肾阳虚等类型。临床上以肺络瘀阻型多见，其病机为外邪入体、累及心脏、湿阻血瘀、心肺受损。故治法突出利湿与化瘀并举，即"利湿兼活血，活血必利湿"，常用利湿化瘀汤治疗。利湿化瘀汤方用制半夏9g、枳实9g、茯苓30g、丹参15g、赤芍6g、沙参15g、麦冬9g、五味子9g，有利湿化瘀之功，适用于风湿性心脏病，症见心悸、浮肿、咳喘、咯血、唇青、有瘀斑者。

2. 邓铁涛

邓铁涛教授认为风湿性心脏病多为本虚标实，以心阳（或兼心阴）亏虚为本、痰瘀为标，以心病为本、他脏之病为标。先见心脏耗竭自损，继而诸脏失养，五脏皆虚，在虚的基础上形成痰、瘀。本病的基本证候为心气虚证，表现为心悸怔忡，气短乏力，动则尤甚，神疲纳呆，舌淡，苔白，脉细弱或结代等。益气扶阳是本病的基本治则，邓教授善用四君子汤，并加黄芪或五指毛桃，增强益气之功；或少佐桂枝温阳，以少火生气并与原方中炙甘草合成桂枝甘草汤，《伤寒论》中用桂枝甘草汤治疗"其人叉手自冒心"之心阳虚者；如出现肢冷畏寒，面色晦暗，自汗，脉微细或虚迟、细涩等，为气损及阳，在原方上加桂枝、熟附子，或以四逆汤加人参温阳固脱；由于患者体质、病情不同，临床中也常见阳损及阴，气阴两虚或阴阳两虚证，当以生脉散加沙参、玉竹、生地黄、女贞子、墨旱莲、西洋参等，复用益气扶阳之品。在此基础上，亦可根据标证之不同进行加减应用。若见心痛怔忡，面色晦暗，唇甲发绀，或咯血，或肝脏肿大，舌青紫，脉结代或涩，为瘀阻，邓教授喜用桃红饮（桃仁、红花、当归、川芎、威灵仙）；如心衰水肿，以双下肢为甚，症状不重者可在益气扶正时加用五苓散、五皮饮以健脾利水消肿；若病情重，气急喘促，怔忡烦躁，乃心肾阳气大虚，水气凌心射肺，当急用独参汤合真武汤浓煎频灌，温阳利水以解危。此外，用补法时酌加枳壳、陈皮等行气之品，使补而不滞。总之，治疗风心病，须顾护心之特性，谨守病机，以益气扶阳为本，辨证论治。

五、预后转归

主动脉瓣狭窄无症状（心绞痛、晕厥及心力衰竭症状等）患者，存活率与正常人相似，一旦出现典型症状，寿命急剧缩短。如果不进行主动脉瓣置换，出现心绞痛症状者，其中约50%患者将于5年内死亡；出现晕厥症状者，约50%患者将于3年内死亡；出现充血性心力衰竭症状者，约50%患者将于2年内死亡。二尖瓣狭窄患者一旦出现心力衰竭症状或发生肺动脉高压，除非解除狭窄，否则预后不良。

二尖瓣关闭不全有急、慢性之别，严重急性二尖瓣关闭不全可引起心力衰竭、恶性心律失常，甚至猝死，需紧急手术治疗；慢性二尖瓣关闭不全一般症状较轻，严重者最终也会发生左心衰竭。二尖瓣脱垂患者较少出现合并症，约10%瓣叶肥厚者会发生感染性心内膜炎、中风、二尖瓣重度反流或猝死。主动脉瓣关闭不全患者临床表现取决于关闭不全病情进展的快慢。早期常无症状，如出现症状，未予手术，预后亦差。当LVEF < 40%，或左心室功能每况愈下，皆应进行手术，手术死亡率一般在3%~5%。

六、预防调护

（一）预防

（1）饮食规律，限制钠盐和脂肪摄入，适当增加蔬菜、水果的摄入量；劳逸结合，保持心情舒畅，按时作息，以免加重心脏负担。

（2）积极治疗原发病。冠心病患者应进行二级预防，改善心肌供血，减少缺血性心脏瓣膜病发生；高血压患者应严格控制血压，减少心脏瓣膜的压力及防止发生心脏结构改变；风湿热患者应避免风、寒、湿邪侵袭，控制链球菌感染，预防风湿性心脏病发生。

（3）避免创伤性原因损伤心脏瓣膜，如利器或介入手术损伤心脏瓣膜等。

（4）优生优育，做好孕前及孕期检查，减少先天性心脏瓣膜病的发生。

（二）调护

1. 生活指导

根据症状轻重指导患者进行适当运动，避免过逸过劳；按时作息，调畅情志，防止情志过激加重病情。指导患者戒烟忌酒。

2. 饮食指导

（1）进食低热量、低钠、低脂肪且易消化的食物，少食多餐。有心衰发生者，每日摄盐量在5g以下。

（2）服用抗凝药物华法林者，需少食或不食富含维生素K的食物，如菠菜、卷心菜、豌豆、胡萝卜、番茄、马铃薯、猪肝、蛋、韭菜、芹菜等，以防干扰华法林药效。

3. 服药指导

治疗心脏瓣膜病的药物以改善症状和预防血栓形成为主，应注意根据症状的轻重调整药物的使用剂量。定期复查凝血相关指标，防止抗凝药物使用剂量不合理而引发出血或不能预防血栓的形成。

七、专方选要

1. 益气利水方

组成：制附子9g，黄芪35g，丹皮10g，甘草10g，桑白皮15g，葶苈子10g。

用法：水煎至300ml，每日1剂，分2次早晚温服。

功效：益气利水。

适应证：风湿性心脏病合并慢性心力衰竭。

2. 行血养心方

组成：地黄20g，黄芪20g，人参15g，当归15g，川芎15g，炙甘草15g，生姜10g，桃仁10g，桂枝8g，阿胶8g。

用法：每日1剂，早晚分服，连续治疗3个月。

功效：行血养心。

适应证：心瓣膜置换术后气虚血瘀型。

3. 加味生脉散

组成：党参30g，麦冬、丹参、毛冬青、白术、茯苓各15g，牡丹皮、三七、黄连各10g，五味子5g，甘草6g。

用法：每日1剂，常规水煎至150ml，分2次温服，治疗4周，4周后每周服3剂，共服1年。

适应证：风湿性心脏病。

4. 抗风湿方

组成：金银花12g，连翘12g，秦艽12g，防己12g，甘草6g，桔梗10g，丹参12g，黄芪12g。

用法：每月的1~5日和16~20日各连续服用5剂，每日1剂。

功效：清热解毒，活血祛瘀，祛风除湿。

适应证：预防慢性风湿性心脏病变和减少风湿热发作。

参考文献

[1] 葛静，张帆. 益气利水方对风湿性心脏病慢性心衰疗效观察 [J]. 湖北中医杂志，2019，41（12）：7-9.

[2] 吴晓倩，赵丹丹. 行血养心中药治疗心瓣膜置换术后气虚血瘀证疗效及对血液流变学和凝血功能的影响 [J]. 现代中西医结合杂志，2017，26（13）：1399-1402.

[3] 洪创雄. 加味生脉散治疗风湿性心脏病30例 [J]. 新中医，2007（8）：82-83.

[4] 魏文康，莫少琪. 中医药预防慢性风湿性心脏病患者风湿热发作的临床研究 [J]. 广州中医药大学学报，2005（3）：167-169.

[5] 白琳，陈飞，赵振刚，等. 2022年经导管二尖瓣介入治疗年度进展 [J]. 中国胸心血管外科临床杂志，2023，30（6）：805-811.

第十三章　慢性肺源性心脏病

肺源性心脏病简称肺心病，是指由支气管、肺组织、肺血管、胸廓结构和（或）功能异常，使肺血管阻力增加，导致肺动脉高压，引起右心室结构和（或）功能改变的疾病，主要病理变化为肺动脉高压（肺血管的器质性和功能性改变）和心功能改变（右心功能和左心功能的改变）。通常可将肺源性心脏病分为急、慢性两类，本章重点论述慢性肺源性心脏病。慢性肺心病为临床常见病，受社会因素或环境因素等影响，发病率呈逐年递增趋势，并存在农村高于城市、北方高于南方的地区差异。病情进展缓慢，通常从呼吸系统疾病发展为慢性肺心病需 10~20 年，常表现为急性加重和缓解期交替出现，急性发作以冬、春季多见。

一、病因病机

（一）西医学认识

1.病因

最常见的病因是慢性阻塞性肺疾病、支气管哮喘等阻塞性肺疾病，以及特发性肺间质纤维化、尘肺病等限制性肺疾病；其次是胸廓运动障碍性疾病，如重症肌无力、广泛胸膜粘连等；再者是睡眠呼吸暂停低通气综合征等通气功能障碍性疾病；最后，系统性红斑狼疮（SLE）等结缔组织病或先天肺发育不良等亦可引起慢性肺心病。急性呼吸道感染是慢性肺心病患者发生心力衰竭和呼吸衰竭的主要诱因。

2.病理变化

（1）呼吸功能改变和呼吸衰竭　肺心病患者大多由基础肺部疾患发展而来，在肺过度膨胀的情况下，肺通气功能受到严重影响，肺活量降低，残气量增加，肺泡通气量减少，并出现换气功能障碍，血液中氧含量不足，通气/血流比例失调。在通气障碍或换气障碍没有得到积极控制或改善的情况下，容易出现低氧和二氧化碳潴留，进而引发呼吸衰竭。

（2）肺动脉高压　肺循环在正常状态下低压、低阻、高容，当各种原因导致肺血管阻力增加时，就容易造成肺动脉高压，主要与缺氧、高碳酸血症、呼吸性酸中毒引起的血管收缩、痉挛，或慢性炎症、肺血管重构等引起的血流动力学障碍有关，其中缺氧是肺动脉高压形成最重要的因素。

（3）心脏病变和心力衰竭　肺循环阻力增加初期，右心负荷随之增加，但尚能代偿性地维持右心室的结构与功能；随着病情进展，肺动脉压力持续升高，逐渐进入失代偿期，右心室排血量下降，残余血量增加，出现右心室扩大及代偿性肥厚，或进一步导致右心衰竭；在抗感染治疗反复肺部炎症的过程中，细菌毒素也可能侵袭心肌细胞产生毒性作用，造成左心室肥厚和左心衰竭。

（4）其他损害　炎症、缺氧、二氧化碳潴留及电解质紊乱还可引发肝、脑、肾脏等器官，以及消化、内分泌等系统的损害，甚至造成多器官功能衰竭的严重后果。

（二）中医学认识

慢性肺心病在中医学中虽无明确病名，但根据其临床症状及发病特征，可归属于中医"心悸""肺胀""咳喘""痰饮""水肿""心衰"等范畴。临床上以咳嗽、咳痰、气喘、心悸、水肿、发绀等为主要表现。由于本病进展缓慢，临床上常根据患者病情阶段的不同，对应不同的中医病名。如主要表现为咳嗽、咳痰、气喘，而其他症状不明显者，常称为"肺胀"；若疾病后期，诸症俱备，可称为"心衰""痰饮""水肿"等，也被视为"肺胀"的后期阶段。

《内经》首现肺胀一词，《灵枢·胀论》较详细地论述了五脏胀病与六腑胀病。《灵枢·胀论》曰："肺胀者，虚满而喘咳。"认为肺气虚损是其病机。《金匮要略》曰："上气喘而躁者，属肺胀，欲作风水，发汗则愈。"阐述其病机为表邪袭肺，风水相搏所致，当治以汗法。《诸病源候论》曰："肺虚为微寒所伤……咳逆短气也。"认为肺胀的病机是肺虚受邪，气壅于肺，病性为虚实夹杂。《丹溪心法·咳嗽》曰："肺胀而嗽，此痰挟瘀血碍气而病。"提出肺胀发病是由痰瘀阻滞所致。《血证论》中则认为瘀血、痰浊、水饮是肺胀的致病因素。《圣济总录·肺实》曰："肺实也，苦上气胸中满膨膨。"认为肺胀胸满是由肺实热所致。《张氏医通·肺痿》曰："盖肺胀实证居多。"说明肺胀病机变化有虚实之别，临床上须辨证论治。《本草纲目·罂子粟》认为肺胀出现胸部胀闷症状，是长期咳嗽、气散不收而致。《伤寒论条辨·辨太阳病脉证并治第二》认为喘是因肺气上逆，喘甚可致肺气壅滞，发为肺胀。《寿世保元·痰喘》认为本病病机主要为"痰涎潮塞"。

现代医家对肺胀之病因病机亦有不同观点。郭氏认为肺胀缓解期的病位在于肺、肾二脏，老年人肺气亏虚、肾阳不足，肺气壅塞、气机不利而发本病；洪氏认为缓解期虚实夹杂，虚为宗气不足，实为痰瘀伏肺；姜氏与洪氏相似，认为本病虚实夹杂，不同点在于姜氏认为虚包含了气血阴阳之亏虚；杨氏认为病因是肺虚累及脾肾，导致阴阳两虚，病机关键是肺气壅滞；韩氏认为本虚主要为肺、脾、肾之气虚，标实为痰、瘀，且虚、痰、瘀三者存在于本病的每一个环节；曾氏认为缓解期的根本矛盾为邪去正衰，且无论在哪个阶段，气虚血瘀证可贯穿始终；李氏认为，肺心病有内、外因之分，内因与体虚、久病等相关，外因与痰、六淫等相关。

归纳总结发现，本病可大致概括为本虚标实，脏腑亏损为本，痰饮、瘀血作为病理产物贯穿始终，常因体虚、外感，或情志、饮食等因素诱发。以虚为本，咳喘日久不愈，肺气渐耗，肺气虚弱；以外邪为标，肺为娇脏，风寒、风热等六淫之邪入侵首先犯肺，本虚无法抵御邪气侵袭而发病；或因患者情志失调，肝气不畅，横逆于肺，气逆则喘促不止。痰、瘀二者常相兼为病，肺气亏损，宣降失调，通调水道功能失常，津液聚而生痰；痰阻气机，血失气运，瘀血停滞，痰、瘀相互交着于肺，使疾病迁延难愈。

二、临床诊断

（一）辨病诊断

1.临床表现

（1）症状 ①呼吸系统：代偿期有咳嗽、咯痰、气促等症状。失代偿后，出现缺氧和二氧化碳潴留。以缺氧为主者感气急、胸闷、呼吸困难、心悸、乏力等。病情进一步发展，发生呼吸衰竭，可见呼吸困难加重、夜间尤甚，出现失眠、头痛等症状；发生低氧血症和高碳酸血症，出现肺性脑病时，可有神经系统症状，表现为烦躁不安、言语障碍、精神错乱、抽搐或震颤等；$PaO_2 < 25mmHg（3.33kPa）$，$PaCO_2 > 70mmHg（9.33kPa）$时，神经系统症状更明显，出现神志淡漠、嗜睡、昏迷，甚至死亡。呼吸衰竭严重者可发生消化道大出血，亦可出现应激性溃疡、肾功能不全等。

②循环系统：代偿期症状不明显，可表现为活动后心悸，或少有胸痛。失代偿后出现右心衰竭可有心悸、上腹痛、食欲减退、恶心、呕吐、腹胀、尿少等症状。

（2）体征　多数患者有明显的肺气肿体征，如桶状胸，肺部叩诊呈过清音，肺下界下移，呼吸音减弱，有干、湿啰音，心浊音界不易叩出，心音遥远，可伴有杵状指（趾）。由于静脉压明显增高致颈静脉怒张、肝大，伴有压痛、肝颈静脉回流征阳性，出现下肢水肿及腹水，心率明显增快。三尖瓣关闭不全时，在剑突下或三尖瓣听诊区可听到收缩期吹风样杂音。有时可出现心律失常，以房性和室性期前收缩多见，偶可出现心房颤动等。左心衰竭时肺底部有移动性水泡音。病情严重者，由于心排血量降低，血压下降，脉压减小，出现休克征象。

肺动脉高压肺内分流及通气/血流比例失调造成低氧血症时，表现为中枢性发绀，以耳垂、鼻尖、口唇、指（趾）较明显；并发红细胞增多症时，去氧血红蛋白增高，即使动脉氧饱和度正常，也有发绀。舌质多为紫绛、暗紫，右心衰竭时，舌腹面静脉主干饱满隆起，外形弯曲或呈圆柱状，舌腹面外带可见暗紫色异常静脉支，呈囊柱状，范围超过总面积的1/2。合并心律失常者，以房性和室性期前收缩多见，偶可出现心房纤颤等；左心衰竭时肺底部有移动性水泡音。发生肺性脑病时，周围血管扩张，皮肤温暖、红润、多汗，血压上升，肌肉抽动，球结膜充血、水肿，眼球外凸，昏迷时瞳孔缩小，视神经乳头水肿。

2. 相关检查

（1）X线检查　①胸廓及肺实质：一般表现为肺纹理增多、扭曲和变形，或有肺间质纤维化，肺气肿最常见，表现为肺透亮度增加，膈肌下降，胸廓增大，侧位前后径增大，肺纹理减少或稀疏。②肺血

管：右下肺动脉干增宽，横径＞15mm，横径/气管横径比值≥1.07，肺动脉段明显突出或高度≥3mm，中心肺动脉段扩张而外周分支纤细。③心脏：心尖上凸，右心室流出道（漏斗部）增大，表现为后前位心脏左上部膨隆，右前斜位片示肺动脉圆锥部凸出，侧位片示心前缘向前凸出。

（2）心电图　心电图是诊断肺心病的重要依据之一。由于肺气肿等因素的影响，肺心病出现典型的心电图改变常常不是早期，肺心病心电图具有易变的特点，当病情加重时，心电图呈显著变化；随着病情的缓解，心电图的某些改变可减轻或接近正常，有助于肺心病的诊断和预后的判断。受到肺气肿等因素影响，典型的心电图改变在疾病早期较少出现，且心电图易发生变化。①肺型P波；②电轴右偏，额面平均电轴≥+90°；③V_5 R/S≤1，明显顺钟向转位；④V_1 R/S≥1；⑤$R_{V1}+S_{V5}$≥1.05mV；⑥aVR R/S或R/Q≥1；⑦V_1~V_3呈QS、Qr或qr。①~⑦中具有一项即可诊断为慢性肺心病，⑦与心肌梗死相似应注意鉴别。

（3）心向量图　心向量图比心电图更敏感，尤其对早期发现右心室肥厚有一定价值。心电向量图的改变可分为轻、中、重三个阶段，在诊断肺心病时，定性改变应结合定量指标，向左向量减小，向右向后向量增加。

（4）超声心动图　超声心动图能直接探测右心室流出道、右心室内径及右肺动脉内径，比心电图与X线检查敏感性高。肺心病的主要征象有右心室扩大、右心室壁肥厚、室间隔运动异常、肺动脉高压，以及三尖瓣环收缩期移位、右心室射血分数降低等。肺动脉高压是导致右心室收缩期及舒张期超负荷进而出现右室重构及功能受损的主要原因，且一般为肺源性心脏病的晚期阶段，有研究显示肺动脉高压的

出现大大增加了慢性肺源性心脏病的死亡率。临床应用超声评估患者的肺动脉收缩压能辅助评估预后及死亡风险。

凡患有胸肺疾病者，具有以下2条（其中必具1条主要条件）即可诊断，仅适用于心前区探测部位。①右心室流出道内径≥30mm；②右心室内径≥20mm；③右心室前壁的厚度≥5.0mm，或前壁搏动幅度增强；④左/右心室内径比值<2；⑤右肺动脉内径≥18mm，或肺动脉干内径≥20mm；⑥右心室流出道/左心房内径比值>1.4；⑦肺动脉瓣曲线出现肺动脉高压征象者（a波低平或幅度<2mm，有收缩中期关闭征等）。参考条件：①室间隔厚度≥12mm，搏幅<5mm或呈矛盾运动征象；②右心房增大，直径≥25mm（剑突下区）；③三尖瓣前叶曲线DE、EF速度增快，E峰呈尖高型，或有AC间期延长；④二尖瓣前叶曲线幅度低，CE<18mm，CD段上升缓慢、延长、呈水平位或有EF下降速度减慢，<90mm/s。

（5）肺功能检查 肺心病多数是由慢性支气管炎、肺气肿演变而成的。大多数患者先出现通气功能受损，到一定程度后出现换气功能障碍。但由肺间质纤维组织增生和肺血管疾病引起的肺心病，多数换气功能显著减退，而通气功能往往正常或仅轻度减退。对于肺气肿与肺心病间肺通气功能界限的绝对标准目前国内尚无一致看法，多数学者认为最大自主通气量在预计值的40%，第1秒用力肺活量<40%，最大呼气中段流量<380ml/s，残气量/肺总量比值>65%，应考虑肺心病的存在。

（6）肺阻抗血流图 ①Q-B/B-Y比值明显增大或≥0.43；②Q-B指数明显增大或≥0.18；③Q-B间期明显延长或≥0.14秒；④B-Y间期明显缩短或≤0.26秒；⑤B-Y指数明显缩小或≤0.27；⑥Hs明显降低或≤0.15欧姆；⑦上升时间（α）明显缩短或≤0.15秒。凡有慢性支气管炎、肺气肿或慢性肺胸疾病的患者，排除先心病、冠心病及心肌病，如肺血流图检查同时有三项条件符合者可诊断为肺心病，如有两项符合，可提示肺心病，应结合其他条件或随访确诊。

（7）NT-proBNP测定 NT-proBNP是经大量研究证实、指南强烈推荐的用于诊断心衰及评估心衰严重程度的血清标志物。它同样适用于慢性肺心病右心功能不全的患者，该类患者的NT-proBNP水平一般位于灰色地带或在心衰的诊断区间。江文胜等研究发现，NT-proBNP为肺心病合并Ⅱ型呼吸衰竭、右心衰竭患者的早期预测指标，有助于早期判断病情严重程度及疗效，值得临床推广。徐亮等研究发现右室面积变化分数、肺动脉收缩压（PASP）及NT-proBNP水平的诊断价值较高，且PASP与慢性肺心病患者NT-proBNP水平呈正相关；对于声窗差、体型肥胖、肺气肿等原因使超声波不能有效穿透胸壁和肺组织，造成超声图像质量差、无法准确获得三尖瓣反流法（TR）频谱或TR极少，进而无法较好估测PASP的患者可以通过NT-proBNP水平初步估测其PASP。曾瑜等研究证实NT-proBNP的高低能反映慢性肺心病的不同疾病阶段，如肺功能代偿期、呼吸困难期、右心衰竭期及全心衰竭期等，与疾病的进展密切相关，可以用来评估及预测患者的病情、预后，指导临床治疗。

（二）辨证诊断

本病大致可分为三证类九证候，各证候可单独存在也常兼见，如心肺气虚兼痰湿阻肺、肺肾气阴两虚兼痰热壅肺证等。血瘀既是慢性肺心病的主要病机环节，也是常见兼证，常兼于其他证候中，如兼于痰湿阻肺证则为痰湿瘀肺证，兼于痰热壅肺证则为痰热瘀肺证，兼于肺肾气虚证则为肺肾气虚瘀证。急性加重期以实证为主常兼见虚证，缓解期以虚证为主常多兼见血瘀、痰湿，临床诊断时应予以注意。

1. 实证类

（1）寒饮停肺型

临床证候：咳逆，喘满不得卧，气短，痰多、色白、质清稀或呈泡沫状，恶寒、遇寒发作或加重，周身酸痛，发热。舌质淡、舌体胖大，苔白滑，脉弦紧。

辨证要点：①咳嗽、喘满不得卧或气短；②痰多，色白、质清稀或呈泡沫状；③恶寒，遇寒加重，或有发热；④周身酸痛；⑤苔白或白滑，脉紧或弦紧。具备①②，并有③④⑤中1项，即为此证。

（2）痰热壅肺型

临床证候：喘促，动则喘甚，咳嗽，咳黄黏痰、咳痰不爽，胸闷气短，发热，烦躁，发绀，甚则不能平卧，口渴，纳呆，小便黄，大便秘结。舌红，苔黄腻，脉滑数。

辨证要点：①喘促、动则喘甚，或胸闷气短、甚则不能平卧，或咳嗽；②咳黄黏痰，咳痰不爽；③发热或口渴；④大便干结；⑤舌红，苔黄或黄腻，脉数或滑数。具备①②，并有③④⑤中2项，即为此证。

（3）痰湿阻肺型

临床证候：喘促，动则喘甚，咳嗽，痰多、质黏稠或清稀、色白、咳痰不爽，胸闷气短，乏力，胃脘痞满，腹胀，食少纳呆，便溏，苔白腻，脉弦滑。

辨证要点：①喘促、动则喘甚，甚则不能平卧，或咳嗽；②痰多、质黏稠或清稀、色白；③纳呆或食少；④胃脘痞满或腹胀；⑤苔白腻，脉滑或弦滑。具备①②，并有③④⑤中2项，即为此证。

（4）阳虚水泛型

临床证候：咳嗽，喘促，胸闷气短，不能平卧，心悸，痰少而白，肢体浮肿，畏寒肢冷，纳呆，神疲乏力，发绀，尿少。苔白滑，脉沉滑弦。

辨证要点：①喘促或胸闷气短，甚者不能平卧，动则加重，或咳嗽；②肢体浮肿；③神疲乏力、动则加重；④心悸，动则尤甚；⑤肢冷，或畏寒；⑥苔白或白滑，或脉沉滑或沉弦；具备①②，并有③④⑤⑥中3项，即为此证。

（5）痰蒙神窍证

临床证候：喉中痰鸣，痰黏稠，喘促，动则喘甚，头痛，烦躁，恍惚，嗜睡，谵妄，昏迷，瘛疭甚则抽搐。苔白腻或黄腻，脉滑数。

辨证要点：①神志异常（恍惚、嗜睡、谵妄、昏迷），或伴瘛疭甚则抽搐；②烦躁或伴头痛；③喘促，动则加重；④喉中痰鸣；⑤苔白腻或黄腻，或脉滑或脉数。具备①②中1项，及③④⑤中2项，即为此证。

2. 虚证类

（1）心肺气虚证

临床证候：喘促，动则喘甚，咳嗽，胸闷气短，心悸怔忡，神疲乏力，自汗，动则气短、乏力、心悸加重，易感冒。舌淡苔白，脉结代。

辨证要点：①喘促或气短，动则加重；②心悸或怔忡，动则加重；③易感冒；④神疲乏力或自汗，动则加重；⑤面目虚浮；⑥舌淡苔白，脉沉细或细弱。具备①②2项，及③④⑤⑥中2项，即为此证。

（2）肺肾气虚证

临床证候：喘促，痰白，胸闷气短，动则加重，咳嗽，面目浮肿，头昏耳鸣，神疲乏力，易感冒，腰膝酸软，小便频数，夜尿增多，咳时遗尿。舌淡苔白腻，脉沉细弱。

辨证要点：①胸闷气短，动则加重，甚则喘促；②神疲乏力或自汗，动则加重；③易感冒；④腰膝酸软；⑤头昏或耳鸣；⑥面目浮肿；⑦小便频数，或夜尿增多，或咳时遗尿；⑧舌淡苔白，或脉沉细或细弱。具备①②③中2项，加④⑤⑥⑦⑧中3项，即为此证。

（3）肺肾气阴两虚证

临床证候：喘促，气短，动则加重，不能平卧，气不得续，胸闷，咳嗽，少痰，咯痰不爽，自汗，盗汗，神疲乏力，耳鸣，发绀，易感冒，头昏头晕，少气懒言，手足心热，面红，腰膝酸软，舌红苔少，脉数沉细弱。舌淡，花剥苔。

辨证要点：①胸闷气短或喘促，动则加重，甚则不能平卧；②神疲乏力或自汗，动则加重；③易感冒；④腰膝酸软；⑤耳鸣，或头昏；⑥干咳或少痰，咯痰不爽；⑦盗汗；⑧手足心热；⑨舌淡或红，或苔薄少或花剥，或脉沉细或细弱或细数。具备①②③中2项，及④⑤中1项，及⑥⑦⑧⑨中2项，即为此证。

3. 兼证类

血瘀证

临床证候：面色紫暗，唇甲青紫，胸闷胸痛，舌下络脉迂曲、粗乱，舌暗红或紫暗、有瘀斑瘀点，脉涩结代。

辨证要点：①面色紫暗；②唇甲青紫；③舌紫暗或有瘀斑瘀点；④舌下络脉迂曲、粗乱。具备①②③④中的1项，即为此证。

三、鉴别诊断

1. 与冠心病鉴别

慢性肺源性心脏病与冠心病均多见于老年人，有许多相似之处，而且常有两病共存。冠心病多有典型的心绞痛、心肌梗死病史或心电图异常表现，若有左心衰竭发作史，或原发性高血压、高脂血症、糖尿病病史，则更有助于鉴别。体格检查、X线、心电图、超声心动图检查呈左心室肥厚为主的征象，冠状动脉造影提示冠状动脉狭窄可资鉴别。慢性肺心病合并冠心病时鉴别有较多困难，应详细询问病史，并结合体格检查和有关心、肺功能检查加以鉴别。

2. 与风湿性心脏病鉴别

慢性肺心病出现右心室扩大而导致相对性三尖瓣关闭不全与风湿性心脏病所致三尖瓣病变易混淆；风湿性心脏病常有风湿性关节炎或心肌炎病史，可并见二尖瓣、主动脉瓣等其他瓣膜病变，慢性肺心病常有慢性阻塞性肺炎、支气管哮喘等慢性呼吸系统疾病史，结合X线检查、心电图、超声心动图、血气分析等可资鉴别。

3. 与其他相关疾病鉴别

原发性心肌病（有心脏增大、心力衰竭及房室瓣相对关闭不全所致杂音）、缩窄性心包炎（有颈静脉怒张、肝大、浮肿、腹水及心电图低电压）及发绀型先天性心脏病伴胸廓畸形时，均需与慢性肺心病相鉴别。一般病史、X线检查、心电图及超声心动图结果等可资鉴别。此外，以休克、晕厥为主要表现时，应注意与其他原因所致休克、晕厥相鉴别。

四、临床治疗

（一）提高临床疗效的要素

1. 定病位

慢性肺心病之病位首先在肺，随之影响脾肾，后期可及心，重者影响心神。肺主气司呼吸，《素问·五脏生成篇》曰："诸气者，皆属于肺。"肺为娇脏，鼻为肺之外窍，外合皮毛。外感邪气首先从皮毛或口鼻而入，最先犯肺，导致肺脏宣降失调，升降失常为喘，肺气上逆为咳。《诸病源候论》曰："肺虚为微寒所伤……咳逆短气也。"多种慢性肺系疾病导致肺脏虚损，肺不主气，肺失宣降，则浊气难出，清气难入，气机阻滞于肺间，亦使津液输布失常，痰浊内生，阻塞气道，则出现胸部闷胀、咳喘等肺胀之症。脾主运化，为生痰之源，脾为肺之母；肺病及肾，肺气虚损，则子病及母。肺虚可致脾气虚损，从而出现肺肾两虚。久病及肾，致肾不纳气，出现呼吸表浅，或呼多吸少，动则喘甚；肺、脾、肾三脏虚损，水饮内停，上凌于心，使心气、心阳虚损，则出现心悸、咳喘不能平卧等水饮凌心症状。

2. 辨病性

慢性肺心病基本病机总属本虚标实，以脏腑虚损为本，痰浊、血瘀互结为标，本虚与邪实每多互为因果。慢性肺心病在临床分为急性期和缓解期，急性期一般复感邪气而诱发加重，此阶段偏于邪实，缓解期以肺、脾、肾三脏虚损为主，多偏于本虚。偏实者须分清血瘀、痰浊的偏盛及兼感外邪之所属，偏虚者当区别气、阳、阴虚的性质及肺、脾、肾、心病变之主次。临床辨证治疗应兼顾标本两方面，祛邪与扶正共施，依其标本缓急，有所侧重。

（二）辨病治疗

1. 呼吸衰竭

（1）控制呼吸道感染　呼吸衰竭常因急性呼吸道感染诱发，因此控制感染也是治疗的关键。轻度感染者，可联用青霉素（每次80万~160万IU，每日2~3次）及链霉素（每次0.5g，每日2次），肌内注射；中度感染者，宜静脉滴注青霉素，每日200万~400万IU，并肌内注射链霉素或卡那霉素，每次0.5g，每日2次；重度感染者，可静脉滴注青霉素（400万~800万IU）与庆大霉素（12万~24万IU），或红霉素（1.5g）与氯霉素（1~2g），每日1次。尽量参考痰细菌培养结果和菌株药物敏感性选用抗生素。亦可用抗生素雾化吸入或气管内滴入进行局部用药。

（2）保持呼吸道通畅　呼吸道通畅是保证气体交换的必要条件。可选用以下药物缓解支气管痉挛：①氨茶碱0.25g，加入20ml 25%葡萄糖注射液中缓慢静脉注射，或以氨茶碱0.25~0.5g加入500ml葡萄糖注射液中静脉滴注。②沙丁胺醇雾化吸入，每次0.1~0.2mg，每日数次。③严重者也可考虑短程使用适量糖皮质激素治疗，可用泼尼松口服，每日20~30mg；或地塞米松静脉注射，每次5~10mg，每日1~2次。

可采用以下方法促进痰液排出或清除：①使用祛痰药，如3%碘化钾口服，每次10ml，每日3次；或氯化铵口服，每次0.3~0.6g，每日3次。若痰黏稠可用黏痰溶解药，如溴己新口服，每次16mg，每日3次。②呼吸道湿化治疗，可用蒸汽吸入，或使用超声雾化器雾化吸入抗生素、祛痰药。③针对咳痰无力患者，可采用拍背、翻背、体位引流等帮助排痰。

（3）纠正缺氧　纠正缺氧、提高氧分压是抢救呼吸衰竭的重要措施，但肺心病呼吸衰竭患者常伴有呼吸性酸中毒，此时主要依靠低氧刺激颈部化学感受器维持呼吸，如果给予高浓度的氧，会使刺激作用消失而导致呼吸停止。因此，多通过鼻导管低浓度、低流量持续给氧，一般吸氧浓度维持在25%~30%，氧流量约为每分钟1~2L。给氧过程中，若呼吸困难缓解、心率下降、发绀减轻，表示纠正缺氧有效；若呼吸过缓或意识障碍加深，须警惕呼吸性酸中毒加重，应立即给予呼吸兴奋剂或辅助呼吸。有条件者宜通过监测血气分析等更好地指导给氧。

（4）呼吸兴奋剂　在气道通畅的前提下，给予呼吸兴奋剂能提高通气量、纠正缺氧、促进CO_2的排出，并能使意识模糊的患者暂时清醒，有利于排痰。呼吸兴奋剂需与给氧、抗感染、解痉和排痰等措施配合应用，适用于呼吸浅表、意识模糊而呼吸道尚通畅的呼吸衰竭患者，对伴有高血压、动脉硬化、癫痫样抽搐的患者应慎用。可用尼可刹米1~3支（每支0.375g）加于500ml葡萄糖注射液中静脉滴注；或用盐酸洛贝林3~6mg稀释后静脉滴注，效果稍差，但常与尼可刹米交替使用。

（5）气管插管与气管切开　肺心病呼吸衰竭患者呼吸道分泌物积滞，通气量严重不足，上述治疗无效或精神神经症状加重，患者陷入迷睡或昏迷状态时，可做气管插管或气管切开，并行辅助呼吸。气管插管不宜过久，气管切开后需加强护理。

2. 心力衰竭

肺心病所致心力衰竭与一般心力衰竭的治疗略有不同。一般以呼吸衰竭为主的右心衰竭患者，只要有效地控制呼吸道感染，改善缺氧和呼吸性酸中毒，配合应用利尿剂，即可控制病情，无须使用强心苷。但对以右心衰竭为主的患者，或呼吸道感染已基本控制，而单用利尿剂效果不佳时，要用强心苷治疗。

（1）利尿剂　可排除体内潴留的钠和水，用以减轻心脏前负荷。但利尿过多过快，易导致低钾、低氯性代谢性碱中毒，加重精神神经症状，增加耗氧量，还可使痰黏稠而不易咯出，加重呼吸衰竭，以及使血液浓缩，增加循环阻力，易致DIC。因此，近年对肺心病心衰应用利尿剂十分谨慎，宜选用缓和制剂、小剂量、短疗程。如病情允许，选用常规剂量的半量试探治疗，再决定下一步采取临床给药或定期给药方法。用药期间应密切观察病情，消肿勿求过急，利尿开始即应适当补充钾盐。对轻度水肿不必用利尿剂；对中度水肿可用氢氯噻嗪口服，每次25mg，每日1~2次，必要时加用氨苯蝶啶口服，每次50mg，每日2次；对重度水肿或口服无效者，可用呋塞米20mg稀释后静脉注射，每日1~2次。碳酸酐酶抑制剂可能诱发肺性脑病，不宜采用。

（2）强心苷　由于肺心病长期处于缺氧状态，对强心苷的耐受性低，易中毒诱发心律失常。故应用指征出现时，宜选用快速短效制剂、剂量宜小（约为常规负荷量的1/2~2/3）。临床上常以毒毛花旋子苷K 0.125mg或去乙酰毛花苷0.2~0.4mg加于20ml 25%葡萄糖注射液中缓慢静脉注射，每日1~2次。用药期间应注意纠正缺氧并谨防出现低钾血症。缺氧可使心率加快，故肺心病患者不可用心率减慢作为衡量强心苷疗效的主要指标。

（3）扩血管药　应用扩血管药治疗肺心病能扩张肺动脉，降低肺血管阻力与右心室后负荷，增加心排出量，常用药物如下：①酚妥拉明，每次10~20mg，溶于500ml 10%葡萄糖注射液，静脉滴注，每日1次，有学者主张使用酚妥拉明与间羟胺同用以防止血压下降。②硝普钠，每次25mg，加入500ml 10%葡萄糖注射液中，静脉滴注，每日1次，根据血压调整滴速。③硝酸异山梨酯，口服，每次5~10mg，每日2~3次，病情缓解后酌情减量或停用；硝酸甘油，舌下含服，每次0.25~0.5mg，每5分钟可重复1次；酚苄明，口服，每次10~20mg，每日3次；卡托普利，口服，每次12.5mg，每日3次；硝苯地平能降低肺动脉压，并能缓解支气管痉挛，常用量为每次10mg，每日3次。

（4）降低血液黏稠度　红细胞增高者可口服阿司匹林，每日0.6~1.0g，无效者可试用等容血液稀释。

3. 并发症

（1）心律失常　具体内容参见"心律失常"相关章节。

（2）肺性脑病　发现脑水肿时可快速静脉滴注20%甘露醇150~250ml，必要时6~8小时重复1次。在出现肺性脑病，患者兴奋、躁动，确实需要应用镇静剂时，可用奋乃静 2~4mg 口服。

（3）酸碱失衡及电解质紊乱　可口服和（或）静脉滴注氯化钾，以纠正低钾血症、低氯血症。合并低血钙者，可用氯化钙稀释后静脉滴注，每日 2~3g。

（4）弥散性血管内凝血（DIC）　肺心病常因感染、缺氧、红细胞增高及酸中毒而并发 DIC，发生率及死亡率均较高，治疗关键是及时发现、早期用药、及时消除诱发因素，尤其是控制感染、改善通气。高凝期应抗凝治疗，按病情轻重及个体状况足量应用肝素；需每日观察凝血时间，保持在 15~30 分钟为宜，也可用低分子右旋糖酐、双嘧达莫、阿司匹林。晚期，低凝状态可用抗纤溶药物，如抑肽酶。

（5）上消化道出血　无 DIC 可用酚磺乙胺、氨甲苯酸、氨基己酸，或通过胃管抽出胃内容物后注入去甲肾上腺素 8mg，加冰水 200ml，每 4~6 小时 1 次，用药间歇注入牛奶。

（6）休克　及时找出诱因，采取对较强的综合措施。补充血容量，如低分子右旋糖酐，必要时输血，正确使用血管活性药物及肾上腺皮质激素，纠正酸碱失衡，如为心源性休克，应控制心力衰竭和心律失常。

（7）冠心病　当出现慢性肺心病并发冠心病时，处理方法较肺心病相似，但仍需注意：①心力衰竭时，洋地黄剂量应较单纯肺心病酌情增加；②心律失常时，需及时用抗心律失常药物；③出现心肌梗死或心绞痛时，可用哌替啶；④心源性休克时，应升压药及血管扩张剂同用，使血压保持在低水平；⑤为改善微循环和抗凝，可用低分子右旋糖酐及肝素。

4. 呼吸功能训练

对于慢性肺心病患者，改善呼吸功能十分关键，因此加强呼吸功能训练极为重要。常见的呼吸功能训练包括以下 3 种。

①缩唇呼吸：利用鼻子吸气，口呼气，呼气时口唇收拢，吹口哨，呼吸按照节律进行，维持呼吸比为 1 :（2~3），其可减少肺内残气量，改善气道内压，避免气道过早闭合，从而提高呼吸的有效性。②腹式呼吸：选择合适体位，挺直腰部，自然放松，呼气时收缩腹部，吸气时腹部自然鼓起、闭合，促使空气经鼻进入，控制呼气时间大于吸气时间，从而提高呼吸效能，便于肺部气体交换。③吹口哨式呼吸：经鼻吸气，用口呼气，缓慢呼吸，切勿用力，控制呼吸速率为每分钟 7~8 次，每次训练 10~20 分钟，每天训练 3 次，从而提高支气管压力，阻止支气管过早萎缩，提高肺部通气量。

5. 营养支持

慢性肺心病患者常有胃肠功能不全，表现为频繁腹胀、食欲减退、食量减少，甚至处于营养不良状态，易出现免疫功能减退、呼吸肌疲劳，多由于右心功能不全和高碳酸血症所致胃肠道淤血，或因长期反复应用抗生素使胃肠道菌群紊乱，或因低氧血症及应用茶碱治疗直接刺激胃黏膜所致。此外，肺通气功能障碍使气道阻力增加，患者多通过增加呼吸频率、深度代偿，呼吸肌工作量增加，能量需求增多。因此营养支持非常重要，一般以均衡营养为主，注意补充各种维生素，可通过静脉补充葡萄糖、氨基酸、蛋白质等。为避免大量摄入葡萄糖而使 CO_2 生成增多，可加用脂肪乳注射液以满足能量需求。

（三）辨证治疗

1. 辨证论治

（1）实证类

①寒饮停肺型

治法：疏风散寒，温肺化饮。

方药：小青龙汤加减。炙麻黄、桂枝各 9g，干姜 9g，细辛 3g，白芍 12g，五味子6g，法半夏9g，厚朴9g，茯苓12g，泽泻12g，紫苏子9g，苦杏仁9g。

加减：饮郁化热，烦躁口渴者，去桂枝、干姜，加黄芩12g、桑白皮12g；咳而上气，喉中如有水鸡声，加射干9g；喘息不得卧者，加白芥子9g、葶苈子12g（包煎）；肢体疼痛者，加羌活9g、独活9g；头痛者，加白芷9g、葛根9g。

②痰热壅肺型

治法：清热化痰，宣降肺气。

方药：清气化痰丸加减。瓜蒌15g，胆南星6g，法半夏9g，浙贝母9g，栀子9g，桑白皮12g，黄芩12g，苦杏仁9g，玄参12g，陈皮12g，桔梗9g。

加减：痰鸣、喘息而不得平卧者，加厚朴9g、紫苏子9g、葶苈子12g（包煎）；痰多、色黄者，加薏苡仁12g、败酱草15g、鱼腥草18g、冬瓜子12g；痰多质黏，咳痰不爽者，去法半夏，加百合12g、百部12g、荸荠30g；胸闷痛较明显者，加延胡索9g、枳壳12g；大便秘结者，加酒大黄9g、枳实12g，甚者加芒硝（冲服）6g；热甚，见烦躁、面红、大汗出者，加生石膏20g（先煎）、知母12g；热盛伤阴者，加天花粉12g、生地黄15g；气阴两虚，见痰少质黏，口渴，舌红苔剥，脉细数者，去法半夏，加西洋参9g、沙参15g、麦冬15g；尿少浮肿者，加车前子12g（包煎）、泽泻12g、大腹皮12g；兼血瘀者，加赤芍12g、桃仁12g；外感风寒者，加麻黄6g、紫苏梗9g。

③痰湿阻肺型

治法：燥湿化痰，宣降肺气。

方药：半夏厚朴汤合三子养亲汤加减。姜半夏9g，厚朴9g，茯苓15g，葶苈子12g（包煎），白芥子9g，紫苏子9g，莱菔子9g，薤白12g，枳壳9g，生姜6g。

加减：脘腹胀闷，加木香9g、陈皮12g；口黏、纳呆者，加豆蔻9g、白术

12g；大便秘结者，加焦槟榔12g、枳实9g；尿少浮肿者，加车前子12g（包煎）、防己12g、大腹皮12g；外感风热者，去薤白，加金银花12g、连翘12g、僵蚕9g；外感风寒者，加麻黄6g、荆芥9g、防风9g。

④阳虚水泛型

治法：温补心肾，化饮利水。

方药：真武汤合五苓散加减。附片（先煎）9g，肉桂（后下）6g，细辛3g，茯苓15g，白芍12g，白术12g，猪苓12g，泽泻12g，防己9g，赤芍12g，生姜6g。

加减：畏寒肢冷甚者，去生姜，加干姜9g；血瘀，发绀明显者，加川芎9g、泽兰12g、益母草12g；水肿，心悸，喘满，倚息不得卧，咳吐白色泡沫者，加椒目6g、葶苈子12g（包煎）、牵牛子6g；脘腹胀满者，加大腹皮12g、焦槟榔15g、枳壳12g；恶心呕吐者，加姜半夏9g、黄连6g、竹茹3g；浊邪上犯，呕吐严重者，可用大黄9g、姜半夏9g，水煎灌肠；浮肿消失者，可去猪苓、泽泻，加淫羊藿9g、人参9g；兼有伤阴而口渴、舌红者，去生姜、猪苓，加阿胶（烊化）12g、玄参15g、天冬15g。

⑤痰蒙神窍型

治法：豁痰开窍醒神。

方药：涤痰汤加减。法半夏9g，橘红12g，郁金12g，天竺黄9g，枳实9g，人参9g，川芎9g，细辛3g，石菖蒲6g，远志9g。

加减：兼痰湿，见苔白腻、脉滑者，易法半夏为姜半夏，去天竺黄，加白芥子9g、莱菔子9g，或配用苏合香丸；痰热内盛，见身热、谵语、舌红绛、苔黄者，减川芎、细辛，加水牛角50g（先煎）、胆南星6g、连翘12g、黄连6g、炒栀子9g，或加用安宫牛黄丸、至宝丹；腑气不通者，加大黄6g（后下）、芒硝6g（冲服）；抽搐明显者，加钩藤9g、全蝎9g、羚羊角粉0.6g（冲服）。

（2）虚证类

①心肺气虚型

治法：补益心肺。

方药：养心汤加减。人参9g，黄芪15g，肉桂6g，茯苓15g，麦冬12g，远志12g，五味子9g，僵蚕9g，浙贝母9g，赤芍12g，陈皮9g，炙甘草9g。

加减：咳嗽痰多，苔白腻者，加法半夏9g、厚朴9g、苦杏仁9g；动则喘甚，加蛤蚧粉3g（冲服）；面目虚浮，畏风寒者，加淫羊藿9g、泽泻12g、车前子15g（包煎）；心悸怔忡，自汗者，加煅龙骨15g（先煎）、煅牡蛎15g（先煎）、浮小麦12g；肢体浮肿者，加车前子12g（包煎）、泽泻12g；血瘀甚者，可用补阳还五汤化裁。

②肺肾气虚型

治法：补肾益肺，纳气平喘。

方药：人参补肺饮加减。人参9g，黄芪18g，麦冬15g，山萸肉9g，五味子9g，补骨脂9g，浙贝母9g，紫苏子9g，赤芍12g，枳壳12g，陈皮12g。

加减：咳嗽明显者，加白果9g、百部12g；咳喘痰多，苔白腻者，加姜半夏9g、厚朴9g、茯苓15g、白术12g；动则喘甚，加蛤蚧粉3g（冲服）；腰膝酸软者，加菟丝子12g、鹿角胶6g（烊化）；小便频数明显者，加益智仁12g、莲子12g、桑螵蛸9g；畏寒，肢体欠温者，加淫羊藿6g、鹿角胶9g（烊化）；面目虚浮，肢体浮肿者，加桂枝6g、车前子12g（包煎）、泽泻12g。

③肺肾气阴两虚型

治法：补肺滋肾，纳气定喘。

方药：人参补肺汤合生脉散加减。人参9g，黄芪15g，熟地黄15g，山萸肉12g，麦冬15g，五味子9g，浙贝母12g，百部9g，牡丹皮9g，当归12g，陈皮9g，炙甘草6g。

加减：痰黏难咯者，加百合15g、玉竹12g、沙参12g；手足心热甚者，加知母9g、黄柏9g、鳖甲15g；盗汗者，加煅牡蛎20g（先煎）、糯稻根须15g、地骨皮12g；腰膝酸软者，加杜仲12g、补骨脂9g；头昏耳鸣者，加阿胶12g（烊化）、龟甲18g。

（3）兼证类

血瘀型

治法：活血化瘀。

方药：血府逐瘀汤加减。川芎9g，赤芍12g，桃仁9g，红花9g，莪术12g。

2. 外治疗法

天灸疗法

①取肺俞、大椎、风门、天突、膻中等穴。白芥子30g、生甘遂15g、细辛15g、延胡索10g、干姜10g、丁香10g，共研细末，装瓶备用。患者取坐位，局部常规消毒后，取药粉2g，用鲜姜汁调和，做成直径约1.5cm，厚约0.5cm的圆饼贴于穴位上，用大小为4cm×4cm的胶布固定，成人贴4~6小时，儿童贴2~3小时，贴后取下即可。常于三伏天进行治疗，适用于慢性肺心病缓解期。

②舒肺贴：第1组穴为大椎、肺俞、定喘、脾俞、肾俞；第2组穴为天突、膻中、肾俞、膏肓俞、中府。舒肺贴由白芥子、芫花、延胡索、干姜、细辛、椒目、肉桂等组成，将药物软膏灌满胶布中间的材料圈，使软膏表面与材料圈相平，对准穴位固定胶布，一般6~12小时后取下，如有烧灼感可提前取下，无烧灼感可延迟12小时，在贴药的局部可出现不同程度的红肿、水泡、麻痒现象，两组穴位交换贴敷。常用于缓解期。

③消喘贴：取双侧肺俞、膈俞、心俞穴，将消喘贴（细辛、甘遂、白芥子、延胡索、生姜汁等）涂于穴位处。常于三伏天使用，每伏第1天的10时许至13时治疗，每伏治疗1次，3次为1个疗程，连续3年。需注意，穴位贴敷时若遇阴雨天可推

延至第二天再进行，若局部有烧灼感，可提前取下药膏，若出现起泡或破溃可涂湿润烧伤膏。

（四）医家诊疗经验

1.周仲瑛

周仲瑛认为，肺朝百脉，助心治理、调节百脉运行，肺虚而治节失职，久则肺心同病，痰瘀互结，甚则形成肺胀。《丹溪心法·咳嗽》曰："肺胀而咳，或左或右不得眠，此痰挟瘀血碍气而病。"揭示了肺病日久因痰致瘀的特点。周师认为此时应痰瘀同治，且应重在治瘀。若痰瘀壅阻肺气，喘而气逆痰涌，见胸部憋闷、胁肋胀痛、面暗、唇甲青紫、舌质紫、苔浊腻、脉细滑者，当化痰祛瘀，选用杏苏二陈汤合加味旋覆花汤，用药包括苏子、白芥子、葶苈子、法半夏、杏仁、桃仁、当归、旋覆花、茜草根、降香等。如病情进一步发展，痰瘀壅阻气机，脉络不通，气化失宣，津液失于输布，则可导致血瘀水停，见身肿足浮，腹满，喘急咳逆，心慌动悸，颈脉动甚，面唇、爪甲、舌质暗紫，脉来三五不调，表现肺心同病之候，治疗当重在化瘀利水，药用苏木、泽兰、路路通、当归、丹参、桃仁、茯苓、泽泻、汉防己、泽漆、万年青根、蟾皮、茶树根等。

2.周庆伟

周庆伟认为，肺病及心，易虚易瘀。张仲景在《金匮要略》中提到："咳逆倚息，短气不得卧，其形如肿。"与现在临床中肺心病的症状一致。肺主气，司呼吸，朝百脉，主治节，内伤久咳、久喘、久哮等迁延失治使肺气亏虚，日久累及脾、肾、心。故肺心病乃本虚标实，本虚为肺、心、脾、肾亏虚；标实乃外邪、痰饮、水气、瘀血互结为患。其临床表现为长期反复咳嗽、咳痰，指端、口唇及口唇四周呈青紫色，心率加快，心律不齐，严重时出现呼吸衰

竭、心力衰竭等。每到寒冷季节病情加重，咳嗽加剧，痰量增多、变浓或呈黄色，上楼梯或快步走路时，自觉气短，甚至在休息时也可出现心悸气短。晚期患者可长期卧床，出现剧烈胸痛、呼吸困难、发绀、频繁咳嗽伴有咯血等表现，或引发慢性心力衰竭。临床上肺心病患者常见胸闷、心悸、颈脉怒张、肝脾肿大、唇甲发绀、舌质紫暗并有瘀斑或瘀点、舌下静脉迂曲、脉涩等血瘀证表现。由于本病在急性发作期和缓解期都存在血瘀的病机，所以周老以活血化瘀法贯穿肺心病治疗的始终，病因病机相结合，随症加减，灵活运用。中医依据肺心病各期临床表现，辨证分型为痰瘀阻肺证、气虚或阳虚血瘀证、寒饮射肺证，分别予以理气化痰、活血化瘀、益气活血、温阳活血法治疗，各期突出活血化瘀法，临床效果显著。

五、预后转归

慢性肺心病是一类反复发作并渐进加重的慢性消耗性疾病，病程长，证型多而复杂，较难根治且易复发，是诸多呼吸系统疾病发展的终点。

六、预防调护

本病病情进展相对缓慢，属于"慢病"范畴，开始可能仅有局部症状体征尚可代偿，随着病情进展，逐渐出现心肺功能障碍征象，直至损害其他脏器发展为失代偿期；肺心病虽病程较长，但临床上常见该病各症状在各种诱因影响下突然加剧，故根据发病急缓和病程情况可以分为急性加重期和缓解期。患者绝大多数处于缓解期状态，容易在冬季受寒诱发呼吸道感染急性发作，从而加重心肺功能负担，甚至造成心力衰竭或呼吸衰竭。随着病程的发展，患者在治疗过程中长期、反复使用抗菌药物使耐药率逐渐上升，大量使用激素所产

生的毒副作用使心肺功能逐步下降，住院次数和治疗费用不断增加，导致患者生存质量大幅度下降。并且受患者就医意愿、证型要素、药物研究等因素的影响，常主要着重于急性期，而忽视缓解期的治疗，造成该病治疗具有一定局限性。因此从缓解期着手提前预防和治疗本病能够从根本上延缓病情进展，对提高患者生活质量、改善远期预后、降低死亡率具有重要意义。

七、研究进展

1. 慢性肺心病的病理机制

慢性肺源性心脏病的病理基础是缺氧、动脉氧分压降低，引起肺动脉痉挛，同时继发红细胞增多症，血液黏稠度增加，甚至血栓形成，导致肺动脉压增高，肺心病的始动因素是肺动脉高压，肺动脉高压的形成是多种因素作用的结果，由于肺组织急性或慢性损伤导致肺的结构和功能异常、肺循环阻力增加，可引起肺动脉高压和右心负荷增加，最终出现右心功能不全。

多项研究发现，缺氧诱导因子-1α（HIF-1α）与肺血管关系密切，随着HIF-1α表达增高，肺动脉血管壁增厚、无肌型肺细动脉肌化、中膜肌性增厚及管腔狭窄越严重，HIF-1α mRNA及蛋白表达水平与肺动脉管壁面积和管壁厚度成正比，HIF-1α在气道重塑和肺动脉高压形成过程中扮演了重要角色，其机制可能与激活血管内皮生长因子（VEGF）有关。

HIF含有α、β两个亚基，α亚基受氧调控。在人体中，HIF-α包括HIF-1α、HIF-2α和HIF-3α 3种亚型。HIF-1α在支气管-肺部疾病、炎症反应、肿瘤及缺血性脑卒中等众多疾病中均发挥广泛作用。缺氧条件下，HIF-1α是维持机体氧稳态的关键转录因子，HIF-1α基因的表达在缺氧条件下被激活。另外，低氧的微环境是气道炎症反应最重要的病理特征，常伴有炎

症细胞浸润，缺氧增加局部炎症反应，而炎症反应又导致耗氧增加，细胞缺氧加剧。在哺乳动物细胞中，HIF-1α广泛参与低氧诱导的调控，是缺氧信息传递和缺氧诱导基因转录的关键因子，可能是氧浓度降低使某信号激活，促进HIF-1α表达，从而引起与低氧有关的靶基因表达，实现机体氧稳态的调控。

HIF-1α调控的靶基因包括以下几种：①血管内皮生长因子（VEGF）及其受体；②内皮素-1（ET-1）；③血红素加氧酶-1（HO-1）和诱导型一氧化氮合酶（iNOS）；④肾上腺髓质素（ADM）；⑤促红细胞生成素（EPO）；⑥与糖代谢有关的酶类，如烯醇化酶1、醛缩酶A、磷酸果糖激酶L、乳酸脱氢酶A、3-磷酸甘油醛脱氢酶和磷酸果糖激酶1等。HIF-1α mRNA在肺的许多细胞中均有表达，如Ⅱ型肺泡上皮细胞（AEⅡ）、支气管上皮细胞（BE）、巨噬细胞、血管平滑肌细胞（VSMC）、血管内皮细胞（VEC）等，尤以肺泡上皮细胞、血管内皮细胞及支气管上皮细胞表达增加最明显。

肺心病的发病机制涉及继发性红细胞增多、血栓形成、缺氧性肺血管收缩、肺血管重建等多个方面。缺氧后血管内具有舒张或收缩功能的血管活性物质比例失衡，引起肺血管痉挛收缩，表现为白三烯（LTs）、ET-1、血管紧张素Ⅱ、血栓素A2（TXA2）等相对增多，而舒张肺血管活性物质（如ADM、NO、PGI$_2$、CO等）相对减少，导致肺血管管腔狭窄及管壁增厚。肺血管细胞的增殖和凋亡是肺血管重建的核心环节，HIF-1α通过调控依赖性的凋亡基因（如p21、p53、Bcl-2），同时间接调控非依赖性的凋亡基因（如p27、GADD153等）来实现肺血管重建。

综上所述，在缺氧条件下诱导产生有活性的HIF-1α，引起下游靶基因ADM、

ET-1、VEGF、HO-1等激活，诱导细胞增殖与凋亡，从而促进肺血管重建。深入研究HIF-1α参与的信号通路和调控机制，可能会明确肺心病发病机制，并为肺心病的临床治疗提供一种崭新的手段。另外，缺氧后局部的炎症反应增加，HIF-1α不仅是缺氧的体现，而且还具有抗炎作用。Pearson相关分析显示，在一定范围内，血清HIF-1α水平与肺动脉压力呈正相关，与动脉氧分压呈负相关，临床上可根据其中一个指标，推测其余两个指标的变化。

2. 中药对肺动脉高压的干预作用

肺动脉高压（PH）是肺血管阻力增加和肺动脉压力升高的病理生理状态，肺部疾病或低氧所致PH较为常见，慢性阻塞性肺疾病（COPD）为该类PH的主要病因；PH发病的关键环节是慢性缺氧造成的肺血管收缩及肺血管重构。其中，肺动脉平滑肌细胞（PASMC）的异常过度增殖是引起肺血管重构的主要原因。现就目前中药复方、中药提取物及中成药抑制相关信号通路的现状及研究进展总结如下。

（1）抑制低氧诱导因子/TRPC信号通路　HIF-1对下游基因的表达调控是PH形成的重要因素。大鼠远端PASMC能够表达TRPC1、TRPC4及TRPC6蛋白。慢性缺氧时，HIF-1可通过上调大鼠远端PASMC的TRPC1及TRPC6表达，导致钙池操纵性钙内流（SOCE）增加，使细胞内Ca^{2+}浓度升高，刺激肺动脉收缩及PASMC增殖，进而导致PH。

三七总皂苷由传统中药三七提取而得。胡莹等研究表明，三七皂苷R1作为具有活性的单体成分之一能够通过作用于钙池操纵性钙离子通道（SOCC），减少Ca^{2+}内流，抑制肺动脉收缩及PASMC增殖，从而治疗低氧性肺动脉高压（HPH）。王瑞幸等研究发现，三七皂苷R1能抑制SOCE，降低胞质内静息Ca^{2+}，抑制肺小动脉收缩及

PASMC增殖，进而治疗PH。丹参提取物丹参酮ⅡA磺酸盐可通过减少大鼠肺动脉平滑肌TRPC1和TRPC6蛋白的表达，抑制低氧诱导因子/TRPC信号通路，从而降低肺动脉压力。万小平研究证实，中药川芎提取物川芎嗪可通过抑制SOCE，减少Ca^{2+}内流，抑制肺血管收缩及PASMC的异常增殖，缓解COPD相关PH。

（2）抑制MAPK信号通路　MAPK是一组丝氨酸/苏氨酸（Ser/Thr）磷酸化激酶，包括胞外信号调节激酶（ERK）1/2或p44/42，c-Jun氨基端激酶1（JNK1）、JNK2、JNK3及p38MAPK。外界刺激，比如生长因子、激素或压力等作用于细胞膜上的受体，通过三级酶促级联反应由MAPK传递到细胞内，引起PASMC增殖，导致肺血管重构，进而引起PH。

周向锋等研究表明，中药复方桂枝茯苓丸由桂枝、茯苓、牡丹皮、芍药、桃仁等5味中药组成，可通过抑制血管活性因子，改善组织缺氧，阻断ERK信号通路，进而抑制肺血管重构，延缓PH进程。宋张娟等研究表明，三七皂苷R1可改善缺氧与高碳酸血症诱导的动脉型肺动脉高压（PAH），其机制为抑制ERK1/2磷酸化，从而抑制PASMC的增殖。王淑君等研究表明，三七皂苷单体R1可通过抑制缺氧诱导的PASMC ERK1/2及p38MAPK信号通路的活化，发挥抗PASMC增殖作用。朱阿楠等研究表明，三七总皂苷能够抑制ERK1/2通路活性，对PASMC增殖起到一定的抑制作用。梁瑛琦等研究发现，三七总皂苷可下调PAH大鼠肺小动脉壁p-p38MAPK蛋白及肺组织p38MAPK mRNA表达，明显降低PAH大鼠p-p38MAPK蛋白及p38MAPK mRNA的水平，降低PAH大鼠肺动脉压力。李文凤研究表明，中药紫草提取物紫草素能抑制ERK1/2磷酸化，干预肺血管重构。朱迪颖等研究发现，从中药黄芩的

干根中纯化得到的黄酮类化合物黄芩素可通过减少 p38、ERK 和 JNK 的磷酸化水平，抑制 MAPK 信号通路的激活，发挥抗 PASMC 增殖作用，进而减轻肺血管重构，降低肺动脉压。

（3）抑制 Rho/ROCK 信号通路　Rho 是一种小分子的鸟苷酸结合蛋白，具有 GTP 酶活性，被称为 RhoGTP 酶。Rho 家族蛋白中的 RhoA 参与 PH 的形成，其下游效应分子是 Rho 相关的卷曲螺旋蛋白激酶，简称 ROCK。研究表明，肌球蛋白轻链磷酸酶（MLCP）和钙依赖性肌球蛋白轻链激酶（MLCK）介导肌球蛋白轻链（MLC）磷酸化，该磷酸化可以调节血管平滑肌张力，慢性缺氧、炎症等刺激可活化 Rho/ROCK 信号通路，活化的 ROCK 通过上调细胞内 Ca^{2+} 浓度，在两个抑制位点 Thr853 和 Thr696 磷酸化 MYPT1，抑制 MLCP 活性及其介导的 MLC 的去磷酸化；同时，活化 MLCK，增强 MLC 的磷酸化，这两种效应介导 PASMC 收缩，最终引起肺血管重构，导致 PH。

郭晓燕等研究表明，川芎平喘合剂（由川芎、赤芍、丹参、当归、白芍、黄荆子、胡颓叶、细辛、辛夷、生甘草等中药组成）可通过降低 ROCK1 及 ROCK2 表达，抑制 PH 大鼠 PASMC 增殖，降低肺动脉压力作用显著。范春香等研究表明，加味川芎平喘合剂可通过降低血清 ROCK1 水平，延缓 PAH 进程。该方由邵长荣教授研制的川芎平喘合剂加水蛭、桃仁而成，在活血化瘀、祛痰平喘的基础上增强了破血行瘀之力。袁维蔚等研究表明，中药复方二冬二母二草汤由天冬、麦冬、知母、浙贝母、鱼腥草、甘草等组方，可通过调节 Rho/ROCK 信号通路，干预 PASMC 的异常增殖，明显延缓 COPD 相关 PH 进程。苏琛研究表明，麻杏芎葶合剂由麻黄、杏仁、川芎、葶苈子等组成）可抑制 Rho 激

酶的活性，抑制肺血管重构，干预 HPH。薛运昕等研究表明，中药红景天提取物红景天苷可通过下调肺组织 RhoA、ROCK1 mRNA 表达，以及下调 RhoA、ROCK1、p-MYPT1 蛋白表达及磷酸化水平，逆转肺血管重构。杨莉等研究表明，灯盏花素预防 HPH 的机制是降低 ROCK1、ROCK2、ROCK1 mRNA 及 ROCK2 mRNA 的产生和表达。格根图雅等研究发现，中药苦参提取物苦参碱可通过减少 RhoA、ROCK1 及 ROCK2 的表达抑制 RhoA/ROCK 信号通路，从而降低大鼠肺动脉压力。张敏研究表明，中药甘草提取物 18β- 甘草次酸可通过下调 RhoA、ROCK1 及 ROCK2 的高表达，抑制 Rho/ROCK 信号通路，抑制 PASMC 增殖，延缓肺血管重构进程。林碧等研究发现，中药人参提取物人参皂甙 Rb1 可降低 Rho/ROCK 关键蛋白 MYPT1 的磷酸化水平，从而抑制 PASMC 的增殖，缓解 HPH 的进展。

（4）抑制 PI3K/AKT 信号通路　PI3K 可催化细胞膜表面的磷脂酰肌醇 4,5- 双磷酸（PIP2）生成磷脂酰肌醇 3,4,5- 三磷酸（PIP3）与胞质内未活化的 AKT 特异性结合；磷酸肌醇依赖性蛋白激酶 1 和雷帕霉素靶蛋白复合物 2（mTORC2）分别磷酸化 AKT 的 T308 和 S473，进而使 AKT 被完全激活，活化的 AKT 释放入细胞内，激活下游的雷帕霉素靶蛋白（mTOR），从而上调 HIF-1α 的表达；HIF-1α 进一步上调丙酮酸脱氢酶激酶 1（PDK1）表达，PDK1 可抑制丙酮酸脱氢酶（PDH）活性，葡萄糖的有氧氧化转化为有氧糖酵解（即 Warburg 效应），导致线粒体源性活性氧生成减少，其转化产物过氧化氢 H_2O_2 的生成也随之减少；H_2O_2 在机体内水平的下降引起了 K^+ 通道失活及细胞膜的去极化，大幅度增加了 Ca^{2+} 内流，促使 PASMC 增殖，继而引起肺血管重构，最终导致 PH 的发生。

李敏静等研究表明，中药复方血府逐

瘀汤可通过抑制 PI3K/AKT/mTOR 信号通路，减轻低氧性肺动脉高压（HPH）大鼠肺血管重构，进而对 HPH 的防治发挥作用。葛根素是从中药葛根中提取的一种黄酮苷。张晓丹等研究表明，葛根素可能通过调控 PI3K/AKT 信号通路，诱导 PASMC 凋亡，从而抑制 PASMC 增殖。黄会萍研究发现，川芎嗪可通过下调 p-PI3K 和 p-AKT 的表达，抑制 PASMC 增殖，干预肺血管重构。鲍雅如研究表明，丹参酮ⅡA 磺酸钠可促进 PASMC 凋亡，抑制 PI3K/AKT/mTOR 信号通路，从而抑制 PASMC 的增殖，抑制肺血管重构，防治 HPH。中药薤白提取物薤白皂苷可以通过抑制 PI3K/AKT 信号通路，抑制 PASMC 增殖，降低肺动脉压力。田京辉等研究发现，中药刺五加提取物刺五加苷 E 可通过抑制 PI3K/AKT 信号通路中 PI3K 和 AKT 蛋白的磷酸化水平，下调 HIF-1α 表达，从而对 PH 起到治疗作用。井丽巍研究表明，中药牛黄提取物牛磺酸可通过抑制 PI3K/AKT 通路，显著抑制缺氧诱导的 PASMC 增殖，改善肺血管重构，进而有效防治 PH。

（5）抑制 BMP/TGF-β 信号通路 转化生长因子-β（TGF-β）和骨形态发生蛋白（BMP）是 TGF-β 家族中最主要的两个成员。其中，BMP4 在低氧条件下被激活，与胞膜上骨形态发生蛋白受体 2（BMPR2）结合形成复合物；BMPR2 磷酸化 BMPR1 形成三聚体复合物，磷酸化的 BMPR1 作用于胞内信号分子 Smad1/5 并使其磷酸化；磷酸化的 Smad1/5 与 Smad4 结合形成复合物，进入细胞核内，通过上调 DNA 结合抑制分化抑制蛋白 1（Id1）的表达，导致 BMP4 对 PASMC 生长抑制作用的丧失，从而引起 PASMC 增殖，促进肺血管重构，进一步导致 PAH。研究表明，TGF-β1 可通过调控 p38MAPK 信号通路，增加 α-平滑肌肌动蛋白（α-SMA）的表达，进而促进 PASMC 的增殖分化；同时，TGF-β1 可通过激活 PI3K/AKT 信号通路，增加 B 淋巴细胞瘤-2（Bcl-2）的表达，进而抑制 PASMC 凋亡，并提高 PASMC 的细胞活力，促进 PASMC 增殖。这两种效应可引起肺血管重构，最终发展为 PH。

任周新等研究证实，中药颗粒制剂补肺益肾方（由人参、黄芪、山茱萸、枸杞子、五味子、淫羊藿、浙贝母、赤芍、地龙、紫苏子、矮地茶、陈皮等中药组成）可通过抑制 BMP/TGF-β 信号通路，抑制 PASMC 增殖，从而抑制肺血管重构，缓解 COPD 相关 PAH。任周新等研究表明，中药赤芍中的有效成分芍药苷可通过抑制 TGF-β1/BMP-4 信号通路，抑制 PASMC 增殖，从而预防 PH。中药积雪草提取物积雪草苷可通过阻断 BMP/TGF-β 信号通路，起到临床预防 HPH 作用。薛国忠等研究表明，中药稳心草提取物稳心草黄酮类化合物能明显降低 TGF-β 表达水平，可通过抑制 BMP/TGF-β 通路抑制 PASMC 增殖，进而对 PH 发挥治疗作用。多项研究发现，中药蛇床子提取物蛇床子素可通过下调 TGF-β1 蛋白的表达，抑制 BMP/TGF-β 信号通路，从而抗 PASMC 增殖，延缓 PH 的发生。

（6）抑制 NF-κB 信号通路 核因子 κB（NF-κB）属于真核细胞转录因子 Rel 家族。在生理条件下，NF-κB 蛋白是由 p65 和 p50 亚基构成的异源二聚体，与 NF-κB 抑制蛋白（IκB）特异性结合形成三聚体，存在于细胞质内，不具备转录活性。病毒、氧化剂及炎症因子等多种刺激因素以直接或间接的方式磷酸化诱导核因子 κB 激酶（NIK），NIK 进一步磷酸化 IκB 激酶（IKK），IκB 在 IKK 的作用下发生构象改变，并被进一步降解，使得 NF-κB 蛋白从三聚体中解离成活化的二聚体状态，并移位到细胞核内。NF-κB 结合在细胞周期素

D1（cyclinD1）的启动子激活其转录，使得PASMC 从 G1 期向 S 期转换，促进 PASMC 增殖，引发肺动脉重构，最终发展为 PH。

陈晔等研究发现，血府逐瘀汤可通过抑制 NF-κB 信号通路活化，缓解 HPH 大鼠肺血管重构程度。李叶丽等研究表明，淫羊藿次苷 Ⅱ 可通过抑制 NF-κB 信号通路的活化，抑制 PASMC 增殖和肺血管重构，最终延缓 PH 的发生。红景天苷可通过抑制 NF-κB 信号通路，有效防治大鼠 PH。中药活性成分三尖杉乙酸乙酯提取物可通过抑制 NF-κB p65 的表达，进而导致转录水平上受体的下调，从而治疗 PH。中药麦冬提取物麦冬皂苷元对 PASMC 中 NF-κB 的 mRNA 及蛋白表达有抑制作用，能减轻肺血管重构，临床可有效干预 PH。中药藜芦提取物白藜芦醇可通过抑制 NF-κB 信号通路和随后下调 cyclinD1 的表达而抑制 PH 发生。应茵研究表明，中药艾叶提取物艾叶油能下调肺组织 NF-κB p65 的表达，可通过抑制 NF-κB 信号通路抑制肺血管重构，缓解 PH。薯蓣皂苷元是多种中药的有效成分之一，广泛存在于薯蓣科、百合科等多种植物中。相关研究发现，薯蓣皂苷元可通过抑制 PASMC 的 NF-κB 信号通路的活化，抗 PASMC 增殖，进而延缓肺血管重构，减轻肺动脉压力。

（7）抑制多条信号通路 中药红花提取物羟基红花黄色素 A（HSYA）可通过抑制 NF-κB 和 p38MAPK 信号通路的信号转导，对 COPD 相关 PH 起到干预作用。

周琴怡等研究表明，白藜芦醇可通过抑制 BMP/TGF-β、MAPK 和 PI3K/AKT 信号通路，有效抑制 PASMC 增殖，对预防 PH 的发生具有重要意义。COPD 相关 PH/HPH 是一类发病机制复杂、预后不良的临床综合征，临床上西医常规治疗不能有效延缓该类 PH 的病情发展，并且西医治疗药物价格昂贵，种类有限，使得中药防治 COPD 相关 PH/HPH 成为研究热点。中药治疗肺部疾病（COPD 等）/低氧所致 PH 具有多靶点调控、不良反应少、临床疗效显著等优势，并且能充分发挥中医整体观念、辨证论治的特色，具有极大的开发潜力，值得进一步探究。

参考文献

［1］葛均波，徐永健，王辰. 内科学［M］. 9版. 北京：人民卫生出版社，2018.

［2］李晓宇，王振亮，张文，等. 从"随脏腑之性而治"探讨慢性肺源性心脏病［J］. 中华中医药杂志，2019，24（3）：1080-1083.

［3］叶文静，高晓雅，任伟. 112 例肺心病患者心率变异性分析［J］. 河南学院学报，2020，36（5）：44-46.

［4］郑小雪，唐敏，魏国李，等. 常规超声、超声造影及肿瘤标志物联合评分在肺周围型病变良恶性诊断中的价值［J］. 临床超声医学杂志，2020，22（3）：184-188.

［5］罗钢，白雪，杨思进. 杨思进教授中西医结合治疗肺心病经验［D］. 成都：成都中医药大学，2019.

［6］张李，李小平，邱丹，等. 肺源性心脏病患者缺氧诱导因子 -1a 与氧分压及肺动脉压的相关性研究［J］. 吉林医学，2021，42（7）：1623-1626.

［7］陶海澜，叶小汉，连乐燊. 活血通腑法治疗肺心病失代偿期的临床研究［J］. 广州中医药大学学报，2019，36（10）：1515-1520.

［8］格根图雅，徐磊. 中药单体苦参碱（Aloperine）对肺动脉高压疾病的治疗机制［J］. 中西医结合心血管疾病电子杂志，2020，8（36）：35-45.

［9］陈晔，李敏静，郭莉，等. 血府逐瘀汤对低氧性肺动脉高压大鼠肺血管重构及 mTOR 信号通路的影响［J］. 中华中医药杂志，2020，35（12）：6006-6010.

［10］李旭，刘洪洲，王洪建，等. 肺心病患者

流行病学调查和不良预后的影响因素分析 [J]. 国际医药卫生导报, 2018, 24（9）: 1332-1334.

［11］田京辉, 郭姗姗, 陈静静, 等. 刺五加苷 E 通过调节 PI3K/Akt 通路对野百合碱诱导肺动脉高压模型大鼠的治疗作用［J］. 医药导报, 2022, 41（2）: 216-220.

［12］周琴怡, 龚邵新, 彭琴, 等. 肺动脉平滑肌细胞: 肺动脉高压的关键治疗靶点［J］. 中国动脉硬化杂志, 2021, 29（6）: 543-547.

第十四章　心脏神经症

心脏神经症是以心血管、呼吸及神经系统症状为主的临床综合征，而临床和病理方面均无器质性病变，常以心悸、呼吸困难、心前区疼痛及失眠多梦等自主神经功能紊乱症状为主要临床表现。多见于20~40岁的青壮年女性，伴有更年期综合征时，患病率也较高。心脏神经症本身无器质性病变，但可与器质性心脏病同时存在或在器质性心脏病的基础上发生。据统计，在心血管系统疾病中，有10%以上为心脏神经症，而非器质性心脏病。

一、病因病机

（一）西医学认识

心脏神经症病因尚不十分明确，可能与神经类型、环境因素和性格有关。

精神、心理因素与本病的发病密切相关。个人因重大生活事件或境遇改变而出现过度的应激反应，并表现为以心血管为主的躯体症状。这种反应与生活事件的严重程度有关，也与个体本身的心理素质有关，焦虑倾向人格特质者易发，其中"心理暗示"的作用尤为突出，如看到亲友中有严重心脏疾病或见闻心脏病患者猝死，或体检中对医师所说的"生理性杂音""窦性心律不齐"等发生误解，或被错误地诊断为"心脏病"后，造成精神负担加重，出现紧张和焦虑而诱发本病。

此外，对自身的过度关注，可将某些功能改变，如过度劳累、体虚所引发的乏力和心跳，更年期内分泌失调所引发的不适误认为病理状态而致发病。其中有些患者对肾上腺素类药物敏感，如静脉滴注异丙肾上腺素时，心率增快反应较一般人明显，少数且伴有难以控制的情感冲动。这些患者同时有高动力循环的表现，如左心室射血速度增快、心排血量增加、动脉搏动增强和偶见的收缩压升高。

（二）中医学认识

中医学虽无心脏神经症的病名，但按其不同的病理阶段和主要临床表现，可分别归入"心悸""怔忡""心痛"等范畴，尚可伴有其他多种病症，如"虚劳""眩晕""郁证"等。

中医学认为，本病除心脏本身气血阴阳失调外，亦和肝、胆、脾、肾的功能失调有关。其发生常同素体亏虚、情志刺激所伤，以及外邪之侵等因素有关。其病机可归纳为虚、实二类，属虚者有气、血、阴、阳之分；属实者有痰、火、瘀之别。平素心胆虚怯之人，如骤遇惊恐或悲哀过极、忧思不解等七情扰动而致病，或长期忧思惊恐，精神情绪过度紧张，心气虚怯，阴血暗耗，不能养心；或心气郁结，生痰动火，痰火扰心，心神失宁而出现心悸失眠等症状。或大怒伤肝，大恐伤肾，怒则气逆，恐则精却，阴虚于下，火逆于上，发为惊悸等症。或素体不强，或久病，或劳欲过度，导致气血阴阳的亏虚，以致心失所养；或热病伤阴，或房劳过度，导致肾阴亏损，心火妄动，扰乱心神，可发为心悸；或劳倦太过伤脾，心神不宁，生化乏源，而致心血虚少，心失所养，引起心悸、怔忡。此病日久，导致心血不足，营血枯涩，脉络不畅，瘀血内阻，可发为胸痛。病程常迁延日久，难以治愈。

二、临床诊断

（一）辨病诊断

1.临床表现

（1）症状　心脏神经症的临床症状是多种多样的，可包括神经系统、心血管系统及其他系统的症状，其中以心血管系统症状为主，心血管系统症状最常见的是心悸、心前区疼痛、气短或过度换气等，主诉多样、易变，时轻时重，少数病程可达数年至十余年之久。症状的发生直接或间接地与精神因素相关，如在受惊、情绪激动或久病等情况时出现，入睡前、欲醒和刚醒时，以及情绪波动等状态下最易发作，过度劳累或情绪改变可使之加重。心悸最常见，是患者感觉到心跳、心前区搏动和心前区不适的症状，可出现心率增快和短暂的血压升高，偶有期前收缩或阵发性室上性心动过速，轻度活动可使心率不相称地明显增快等。心前区疼痛的部位常不固定，大多为一过性刺痛，或持续性隐痛，发作可持续数小时或数天，都与情绪波动有关，与体力活动无明显关系。气短主要是患者主观上感到呼吸不畅，呼吸频率常不增快，人多拥挤或通风较差的地方易引起发作。有时发生在夜间，发作时喜坐，或起床开窗并在窗口深吸气。平时常有叹息样呼吸，即深吸气后做一个长而带叹息样的呼气，自觉如此才能解除憋气感，持续较长时间可导致血中二氧化碳浓度降低，出现过度换气而致呼吸性碱中毒，伴四肢发麻、手足搐搦、头晕等表现。部分患者具有高动力循环的表现，如左心室射血速度增快、心排血量增加、动脉搏动增强，偶见收缩压升高，提示存在β肾上腺素能受体功能亢进，使用β受体拮抗剂可明显改善症状。神经系统症状以焦虑为主，也可有抑郁、恐惧、强迫等，大都与强烈的疑病恐惧有关。患者可伴有不同程度的失眠，严重者可有表情紧张、头晕、手掌多汗，以及乏力、两手颤抖等表现。

（2）体征　体格检查缺乏有重要病理意义的阳性体征，且为非特异性，可有焦虑或抑郁面容、掌心出汗，可发现心率增快、心音增强，可有短促收缩期杂音或期前收缩，血压轻度升高且易波动，腱反射较活跃。

2.相关检查

实验室一般常规检查正常。心电图可见有窦性心动过速，偶见有T波低平和倒置。少数患者的心电图可有窦性心动过速或ST-T改变，后者大多表现为非特异性的ST段J点压低或水平样下移，和/或T波低平、双向或倒置。运动负荷试验一般为阴性，偶见阳性者，服用β受体拮抗剂可使ST-T改变恢复正常。

近年来，随着技术的快速发展，心血管系统相关检查包括心电生理检查、超声心动图检查、冠状动脉造影等日趋精细、精准，而心脏神经症患者检查结果一般正常，少数患者可显示轻微的器质性病变，但不足以解释强烈的临床症状。

（二）辨证诊断

1.心虚胆怯型

临床证候：心悸，善惊易恐，坐卧不安，少寐多梦。舌苔薄白或如常，脉动数或虚弦。

辨证要点：心悸，善惊易恐。舌苔薄白或如常，脉动数或虚弦。

2.心脾两虚型

临床证候：心悸不安，怔忡，健忘，失眠，头晕目眩，面色无华，神疲气短或自汗。舌淡红，脉细弱。

辨证要点：心悸不安，面色无华，神疲气短或自汗。舌淡红，脉细弱。

3.阴虚火旺型

临床证候：心悸不宁，心烦少寐，头晕目眩，手足心热。舌红，少苔或无苔，脉细数。

辨证要点：心悸不宁，手足心热。舌红，少苔或无苔，脉细数。

4.心阳不振型

临床证候：心悸不安，胸闷气短，面色苍白，形寒肢冷。舌淡白，脉虚弱或沉细而数。

辨证要点：心悸不安，形寒肢冷。舌淡白，脉虚弱或沉细而数。

5.心血瘀阻型

临床证候：心悸不安，胸闷不舒，胸痛时作，刺痛不移。舌紫暗或有瘀斑，脉细弱或涩。

辨证要点：心悸不安，胸部刺痛不移。舌紫暗或有瘀斑，脉细弱或涩。

6.肝郁气滞型

临床证候：精神抑郁，情绪不宁，善太息，胸胁胀痛，痛无定处，胸闷嗳气，腹胀纳呆。苔薄腻，脉弦。

辨证要点：精神抑郁，胸胁胀痛，胸闷嗳气。苔薄腻，脉弦。

三、鉴别诊断

（一）西医学鉴别诊断

根据心脏神经症的临床表现，一般不难作出诊断，但必须注意排除器质性心脏病，避免误诊。需要与心绞痛、甲状腺功能亢进、心肌炎、二尖瓣脱垂综合征及嗜铬细胞瘤等进行鉴别。

1.与心绞痛鉴别

冠心病心绞痛多见于50岁以上患者，多为男性，北方寒冷地区发病率高。心绞痛多发生于运动或情绪激动过程中，即心脏负荷加重时，位于胸骨后，呈压迫感，持续时间不超过15分钟，含硝酸甘油可使其缓解。发作时心电图多有显著改变，如T波平坦或倒置，ST段下降，常有运动负荷试验阳性。必要时可行冠状动脉造影。

2.与二尖瓣脱垂综合征鉴别

二尖瓣脱垂综合征患者常伴有明显神经系统及精神症状，可包括部分心脏神经症表现，故需鉴别。但对二尖瓣脱垂综合征患者进行查体时可闻及心尖区收缩中期喀喇音和收缩中、晚期杂音，超声心动图显示二尖瓣脱垂，可资鉴别。

3.与甲状腺功能亢进（甲亢）鉴别

甲亢患者可见甲状腺肿大、两手细微震颤、眼球突出、消瘦、多汗、睡眠时心率加快等，三碘甲状腺原氨酸及甲状腺素升高，常有血管杂音，与心脏神经症不同。

4.与病毒性心肌炎鉴别

病毒性心肌炎多于上呼吸道感染后发病，可有低热、心率增快，常伴有频发或多源性室性期前收缩，心脏可扩大，心肌酶可增高，血清相关病毒感染抗体滴度增高。

5.与嗜铬细胞瘤鉴别

嗜铬细胞瘤临床表现变化多端，典型的发作表现为阵发性血压升高伴心动过速、头痛、汗出、面色苍白。在发作期间可测定血或尿儿茶酚胺，或其代谢产物香草扁桃酸（VMA），如有显著增高，则提示嗜铬细胞瘤。超声、放射性核素显像、CT或MRI检查可作定位诊断。

（二）中医学鉴别诊断

心脏神经症临床表现多样，以心血管系统表现尤为多见，鉴别诊断主要与心系疾病相鉴别。

1.与真心痛鉴别

真心痛是胸痹进一步发展的严重病证，其特点为剧烈而持久的胸骨后疼痛，伴心悸、水肿、肢冷、喘促、汗出、面色苍白等症状，甚至危及生命。

2. 与胃痛鉴别

胃痛疼痛部位在上腹胃脘部，局部可有压痛，以胀痛、灼痛为主，持续时间较长，常因饮食不当而诱发，并多伴有吞酸、嗳气、恶心、呕吐、纳呆、泄泻等消化系统症状。配合 B 超、胃肠造影、胃镜、淀粉酶等检查，可以鉴别。

3. 与悬饮鉴别

悬饮疼痛部位在胸，疼痛随呼吸、运动、转侧而加剧，常合并咳嗽、咯痰、喘息等呼吸系统症状。胸部 X 线检查等可助鉴别。

4. 与胁痛鉴别

胁痛疼痛部位以右胁部为主，可有肋缘下压痛，可合并厌油、黄疸、发热等，常因情志不舒而诱发。胆囊造影、胃镜、肝功能、淀粉酶检查等有助于鉴别。

四、临床治疗

（一）提高临床疗效的要素

1. 认真鉴别，谨慎确诊

心脏神经症是一种由于神经功能紊乱而引起的以循环功能失调为主的疾病，临床表现有复杂性和多样性，可表现为心血管系统、呼吸系统、神经系统症状。本病确诊需要排除多种器质性病变，以免误诊，因本病只需要对症处理，因此应慎重确诊，以免延误病情。

2. 双心治疗，身心同治

双心治疗，即心理治疗与心脏疾病治疗同时进行。精神因素在心脏神经症的发病上起重要作用，如个体因外界的刺激产生焦虑、情绪激动等情绪变化可引发。因此，在治疗过程中，更要重视病因也就是始发因素的治疗，要加强卫生常识宣教，耐心解释病情，并建议患者调整生活环境，减少对疾病恐惧心理。

3. 运用非药物疗法

积极使用非药物疗法，如太极拳、散步，或通过看电视、电影等调节心情，增加朋友间的交流，解除忧郁，获得身心健康。

（二）辨病治疗

本病以心理治疗为主，药物治疗为辅。必要时应邀请心理治疗专科医师参与诊治。通过全面细致的心血管系统检查，排除器质性疾病的可能。

1. 一般护理

医生应通俗易懂地向患者讲明病情，解除患者的"恐病"顾虑和心理负担。患者需根据病情轻重在治疗初期适当地减轻或调整工作，合理安排生活，摒弃不良生活习惯，如熬夜、嗜烟酒等，适当参加体力活动，如户外散步等。

2. 药物治疗

在积极合理治疗合并症的同时，焦虑症状明显的患者可选用抗焦虑药物，如氯硝西泮、劳拉西泮等；伴有抑郁的患者可选用阿米替林、多塞平等；失眠严重患者酌情使用咪达唑仑或佐匹克隆等；心率快的患者，可给予美托洛尔。

3. 其他疗法

可对心脏神经症患者进行精神、心理、行为治疗，如心理疏导、行为矫正治疗等。

（三）辨证治疗

1. 辨证施治

（1）心虚胆怯型

治法：镇惊定志，养心安神。

方药：安神定志丸加减。龙齿30g（先煎），朱砂3g，茯苓15g，茯神15g，石菖蒲12g，远志10g，人参3g。

加减：心阴不足加柏子仁15g、五味子15g、酸枣仁30g；若善惊痰多，食少泛恶，苔黄腻，脉滑数者，可用黄连温胆汤。

（2）心脾两虚型

治法：补血养心，益气安神。

方药：归脾汤加减。当归 15g，龙眼肉 15g，黄芪 15g，人参 10g，白术 15g，炙甘草 10g，远志 12g，枣仁 15g，木香 6g。

加减：若兼心气虚怯善惊易怒者，加生龙齿 30g（先煎），重用枣仁。

（3）阴虚火旺型

治法：滋阴清火，养心安神。

方药：黄连阿胶汤加减。黄连 12g，黄芩 6g，芍药 6g，鸡子黄 2 枚，阿胶 9g。

加减：肾阴亏虚，遗精腰酸者，加龟甲、熟地黄、知母、黄柏。阴虚而火热不明显者，可改用天王补心丹。

（4）心阳不振型

治法：温补心阳，安神定悸。

方药：桂枝甘草龙骨牡蛎汤加味。桂枝 12g，炙甘草 12g，生龙齿 30g（先煎），生牡蛎 30g（先煎）。

加减：大汗出者，重用黄芪 30g、山萸肉 30g；心阳不足，寒象突出者，加黄芪 30g、人参 15g、附子 15g（先煎）；夹有瘀血者，加丹参 12g、赤芍 15g、桃仁 15g、红花 12g 等。

（5）心血瘀阻型

治法：活血化瘀，理气通络。

方药：桃仁红花煎加减。桃仁 30g，红花 15g，丹参 12g，赤芍 15g，川芎 15g，延胡索 12g，香附 12g，青皮 12g，当归 15g。

加减：胸部闷室不适，加沉香 6g、檀香 6g、降香 10g；胸痛甚，加乳香 10g、没药 10g、五灵脂 15g、蒲黄 12g、三七粉 3g；兼气虚者，去青皮，加黄芪 20g、党参 20g、黄精 15g；兼血虚者，加何首乌 15g、枸杞子 15g、熟地黄 15g；胸满闷痛，苔浊腻者，加瓜蒌 15g、薤白 15g、半夏 12g。

（6）肝郁气滞型

治法：疏肝理气解郁。

方药：柴胡疏肝散加减。柴胡 12g，枳壳 12g，香附 10g，陈皮 12g，川芎 15g，芍药 12g，甘草 6g。

加减：痛甚者可加延胡索 12g。

2.外治疗法

（1）针刺疗法

①取心俞、神门、内关为主穴。心胆气虚加胆俞、阳陵泉；心脾两虚加脾俞、膈俞、足三里；心肾不交加肾俞、太溪、三阴交；肝气郁结加肝俞、太冲、丰隆。腹胀便溏加天枢；头晕耳鸣、目眩加风池；遗精早泄加关元；咽喉不利加天鼎；失眠易醒加大陵。主穴每次均用，根据证型及症状选 2~3 个穴，或补或泻，得气后留针 20~30 分钟，每日或隔日 1 次。

②主穴取神门、内关、公孙、百会、心俞、肝俞、脾俞，配穴取风池、足三里、三阴交、合谷、太冲。患者取坐位，常规消毒，选用 0.30mm×40mm 毫针，神门直刺 0.3~0.5 寸，得气后持续捻针，尽量使针感向上臂和胸部传导，以求气至病所；内关直刺 0.5~1 寸，得气后持续捻针 2~3 分钟，尽量使针感向上臂和胸部传导；公孙向上斜刺 0.5~1.0 寸，得气后持续捻针，尽量使针感向胸部传导，留针 20~30 分钟，中间行针 1~2 次。百会平刺 0.5~0.8 寸，心俞、肝俞、脾俞刺 0.5~0.8 寸，三阴交、风池刺 0.5~1 寸，足三里直刺 0.5~1.5 寸，合谷直刺 0.5~1 寸，太冲直刺 0.5~0.8 寸，留针 20~30 分钟，行针 1~2 次。隔日治疗 1 次，10 次为 1 个疗程，一般治疗 3~4 个疗程。

（2）艾灸疗法　取穴：内关、心俞、肝俞、胆俞、膻中、关元、足三里、郄门。操作方法：每次选 2~3 个穴位，用艾卷温和灸，每穴每次施灸 15~30 分钟，每日 1 次，10 次为 1 个疗程，疗程间隔 5 天。

（3）耳针疗法　取心、交感、神门、皮质下等穴，每次选 2~3 个耳穴，中等刺激，留针 20~30 分钟，每日 1 次，10 次为 1 个疗程。

（4）耳穴压豆

① 取交感、心、肝、皮质下、屏间、神门等耳穴，将王不留行籽贴附在 0.5cm×0.5cm 大小胶布中央，用镊子夹取贴敷在耳穴上，每日自行按压 3~5 次，每次每穴 30~60 秒，力度以能忍受为度。双耳依次交替使用，每 7 天更换一侧。

② 取神门、心、脾、肝、交感、皮质下，以 75% 乙醇常规消毒耳廓，用蚊式钳夹取王不留行籽用 0.5cm×0.5cm 的胶布贴压于穴位上，每日按压 3~5 次。3~5 天后更换另一侧耳穴，两侧交替应用。

3. 成药应用

（1）稳心颗粒　每次 1 包，每日 3 次，冲服。

（2）逍遥丸　每次 8 丸，每日 3 次，口服。

（3）天王补心丹　每次 8 丸，每日 3 次，口服。

（4）归脾丸　每次 6g，每日 3 次，口服。

（5）宁神定志丸　每次 9g，每日 2~3 次，口服。

（6）血府逐瘀颗粒　每次 1 包，每日 3 次，冲服。

（7）麝香保心丸　人工麝香、人参提取物、人工牛黄、肉桂、苏合香、蟾酥、冰片。一次 1~2 丸，一日 3 次；或症状发作时服用。具有芳香温通，益气强心之功效。适用于气滞血瘀之胸痹，症见心前区疼痛、固定不移，或心肌缺血所致的心绞痛、心肌梗死见上述证候者。

（8）复方丹参滴丸　丹参、三七、冰片。口服或舌下含服，一次 10 丸，一日 3 次，4 周为 1 个疗程；具有活血化瘀，理气止痛之功效。适用于胸中憋闷者。

4. 单方验方

（1）葛根 30g，丹参 15g，当归 20g，川芎 20g，红花 15g，延胡索 15g，郁金 12g，水蛭 3g。水煎服。适用于血瘀者。

（2）赤芍 15g，川芎 15g，红花 13g，丹参 13g，降香 5g。水煎服。适用于血瘀者。

（3）黄芪 30g，丹参 15g，当归 15g，赤芍 15g，川芎 12g。水煎服。适用于气虚血瘀者。

（4）党参 30g，黄精 15g，黄芪 30g，丹参 15g，赤芍 15g，郁金 12g。水煎服。适用于气虚血瘀者。

（5）党参 30g，麦冬 20g，五味子 15g，何首乌 15g，丹参 15g，鸡血藤 10g，黄精 15g，广木香 5g。水煎服。适用于气阴两虚者。

（6）黄芪 30g，人参 10g，桂枝 10g，甘草 6g。水煎服。适用于阳气虚者。

（7）人参 10g，附子 10g（先煎），黄精 15g，麦冬 30g，甘草 6g。水煎服。适用于阳气虚者。

（8）淫羊藿 15g，补骨脂 15g，枸杞子 20g，当归 15g，生地黄 15g，赤芍 15g，川芎 15g，延胡索 12g，莪术 6g，丹参 15g。水煎服。适用于心肾阳虚者。

（四）新疗法选粹

星状神经节阻滞用于心脏神经症的治疗

患者平卧，头后仰，在患者环状软骨水平的气管旁，胸锁乳突肌前缘相当于胸锁关节上两横指，即第 6 颈椎横突前结节处进针，回吸无血、无脑脊液时注入 2% 利多卡因 4ml＋维生素 B_{12} 0.5mg＋维生素 B_1 0.1mg 的混合液，每次注射一侧，两侧交替进行，隔日 1 次，10 次为 1 个疗程，休息 1 周左右，可重复进行第二疗程，以此类推。

（五）医家诊疗经验

1. 张琪

张琪认为，此病概属肝实心虚兼挟痰瘀。肝实为要，不泻肝实，则病不得痊。肝实者乃肝气郁结、肝火过盛、肝阳上亢之谓。心虚者，乃心气不足、心阳不振。气虚气阻，血不流畅则成瘀血，津停火灼则炼液成痰。肝气、肝火、肝阳杂以瘀血、痰浊，犯扰心宫，是以诸症毕现，变幻莫测。病机以肝郁火盛兼心气阳虚，实中夹虚为多。治疗以疏肝、清肝、镇肝为主，兼以益心气、助心阳、化痰活血。每以柴胡加龙骨牡蛎汤化裁。常用药物柴胡、黄芩、半夏、大黄、龙骨、牡蛎、人参、桂枝、茯苓、丹参、甘草。心气虚者常以《证治准绳》养心汤化裁，常用药物有黄芪、红参、茯苓、川芎、当归、柏子仁、酸枣仁、远志、桂枝、甘草等。中气不足加柴胡，气虚明显重用黄芪，自汗者加龙骨、牡蛎，阳虚加肉桂、附子，阴血不足加生地黄、枸杞子。

2. 夏洪生

夏洪生主张用阴阳、气血、脏腑辨证合参。一是辨阴阳，临证时首先要清楚属阴属阳。阴证多见于气血不足，脏腑亏虚；阳证多见于气机郁结，脏腑有余。二是辨气血。气又有虚实之分，气虚者，多见心悸怔忡、失眠、头晕、短气、易疲倦乏力、面色萎黄；实者，则见胸肋胀满、心悸怔忡、多梦易醒或失眠、烦躁不安、多言语。在血者，虚证，多见心悸怔忡，失眠，或难以入睡，或多梦易醒，头晕，手足麻木；实证，以血瘀证多见，除心悸失眠外，还有舌紫暗或晦暗，或有瘀斑瘀点，脉涩不畅。三是辨脏腑，脏腑者以心脾两虚、心阴不足、肝气郁结多见。

3. 华明珍

华明珍认为，肝之生理功能异常可累

及心而变生诸症，发为本病，辨证常从肝论治，并配合除烦安神之栀子、知母、百合，镇静安神之朱砂、龙齿、珍珠母、磁石等，养心安神之酸枣仁、柏子仁、茯苓、茯神等，以及宁心安神之远志、石菖蒲等。分型论治，肝气郁结证，治以疏肝理气、宁心安神，方用柴胡疏肝散或柴胡加龙骨牡蛎汤；肝郁化火证，治以疏肝解郁、清热宁心，方用丹栀逍遥散加减；肝胆气虚证，治以镇惊定志、养心安神，方用安神定志饮加减；肝郁脾虚证，治以疏肝解郁、养血健脾，方用逍遥散加减；肝阴亏虚证，治以滋阴疏肝，方用一贯煎加减；肝血亏虚证，治以养血安神、清心除烦，方用酸枣仁汤加减；肝阳气虚证，治以温阳养肝、补气和血，方用《伤寒论》乌梅丸加减。

4. 陈镜合

陈镜合认为，本病临证常见心肝同病，而理气解郁疏肝为本病治则。痰气郁结型，症见心悸心慌、情绪抑郁、胸胁不适、胸闷脘痞、舌淡苔薄白、脉弦滑，宜理气解郁、化痰散结，方用柴胡疏肝散加减。气滞血瘀型，症见情绪不宁、胁肋疼痛、口干不欲饮，或自觉咽有痰阻之状，舌淡或淡暗、脉弦细或涩，拟方以开心方加减。心脾两虚型，症见精神不振、心悸健忘、神疲乏力、失眠、面色无华、口淡、纳差或便溏，舌淡、脉细弱，拟方以归脾汤。阴虚火旺型，症见心悸失眠、易惊醒、盗汗、健忘、心烦易怒，舌淡嫩、苔少、脉弦细或细数，方用百合地黄汤合黄连阿胶汤。

5. 朱明军

朱明军认为，肝郁脾虚是心脏神经症发病的病理基础，血瘀痰浊是其病理产物。由此，心脏神经症可分为肝郁脾虚、肝郁脾虚兼血瘀、肝郁脾虚兼痰浊三型。肝郁脾虚型，治宜疏肝解郁、养血健脾，方用百合逍遥散加减。肝郁脾虚兼血瘀型，治宜疏肝健脾，佐以化瘀，方用百合逍遥散合丹参饮加减。肝郁脾虚兼痰浊型，治以疏肝健脾，佐以化痰，方用百合逍遥散合温胆汤加减。

6. 石月平

石月平等根据大量临床观察，依据临床症状及舌苔、脉象等体征，认为本病类于《伤寒论》柴胡加龙骨牡蛎汤证的"胸满烦惊"，且本病由于情志不遂诱发或加重，辨证为肝胆气郁，郁而化火，痰浊内生，痰热互结，热扰心神，运用柴胡加龙骨牡蛎汤治疗本病疗效颇佳。

7. 李士懋

李士懋教授用新加升降散加味治疗本病60例，取得满意疗效。升降散原方用蝉蜕、僵蚕升清化浊，姜黄行气活血散癖，大黄通下降火，诸药合用，升降相通，调达气血，使气机宣畅，火郁发越。李老在此基础上加用淡豆豉10g、栀子7g、连翘15g、薄荷4g以助其清透之力，名曰"新加升降散"，用栀子、豆豉以宣达上焦气机，助郁伏之热外达。重用连翘乃遵张锡纯称连翘"升浮宣散，流通气血，治十二经血凝气集""治外感风热，用至一两必能出汗，且发汗之力甚柔和，又甚绵长"之训。少加薄荷者，取其辛凉宣散，辛以散郁，疏散风热而外走。

8. 叶小汉

叶小汉常用疏肝化痰开结法治疗，方选柴胡疏肝散加减或四逆散合逍遥散加减，其药物基本组为柴胡15g、枳实15g、白芍15g、甘草5g等。烦躁、大便秘结者加栀子、龙胆草，疲乏、纳差、便溏者加陈皮、苍术、姜半夏，失眠者加合欢花、夜交藤，咳嗽有痰者予法半夏、厚朴，自汗者加浮小麦、生牡蛎、五味子，口渴多饮者加麦冬、天冬、竹茹，呃逆者加旋覆花、柿蒂。痰湿明显者，用二陈平胃散加减，具体组成为姜半夏10g、云苓30g、陈皮10g、甘草6g、苍术15g、厚朴10g，可临证加减或合用柴胡疏肝散。

9. 邓悦

邓悦治疗本病，在明辨气血、虚实的基础上，尤其重视益气养血，临床中常灵活运用经验方"养心汤"加减治疗。遵《黄帝内经》"邪之所凑，其气必虚"的原则，对于各种类型的心悸，无论是心虚胆怯、肝郁气滞、心血亏虚、心脉瘀阻、痰热内扰，都在辨证的基础上加入益气养血的药物，常用药物有人参、党参、黄芪、当归、川芎等。

10. 黎民希

黎民希认为，本病病位在心，与脾、肾、肝、胆等脏腑有着密切联系，多因气血失调，脏腑功能紊乱，气滞血瘀，心脉痹阻所致，将其辨证分为四型：心虚胆怯型，治以疏肝解郁、化痰通络、养心安神，方用血府逐瘀汤与逍遥散合方加减；心血不足型，治以健脾补血、养心安神、化瘀通络，方用血府逐瘀汤与归脾汤加减；阴虚火旺型，治宜滋阴降火、养心安神、通络，方以血府逐瘀汤与天王补心丹合方加减；血瘀痰阻型，治以活血化瘀、行气化痰、养心通络，方以血府逐瘀汤与失笑散、瓜蒌薤白半夏汤合方加减。

11. 史大卓

心脏神经症多见于中年女性，史大卓认为中年女性血虚肝郁为常见病机，原因在于女子以血为本，"女性天生三分郁"。用药多注重"和"，以调阴阳、和气血、安脏腑为治疗原则。在临床治疗中常用中医安神之法，包括直接安神法和间接安神法，直接安神用酸枣仁、夜交藤、远志、柏子仁、珍珠母等药。间接安神有如下三种。①清心火法：清心火可用莲子心，泻火用黄连，清虚火用地骨皮、生地黄，亦可在养阴基础上，加少量黄连，以泻心之虚火。②收敛心气法：心气内收，才能鼓动血脉运行。心神不安，可致心气外散；反之心气耗散，心神也不能内收。敛心气多用酸甘结合，如白芍、五味子、浮小麦等；心悸易惊者，可用珍珠母、龙骨等收敛心气。③调肝法：肝气郁结，忧郁烦躁或病久不愈，焦虑不安，皆可影响心神，用香附、合欢花解郁调节神志。

12. 朱翠玲

朱翠玲运用中医药治疗心脏神经症，提出中医药治疗本病应以审证求因、辨证施治、调整阴阳、标本兼顾为法，重在从肝论治、宁心安神，调整阴阳，标本兼顾。

13. 曲生

曲生认为，五脏与本病的发生密切相关，且有虚实两方面的表现，其主要病机为气滞、瘀血、痰浊、气虚而导致脉络不通或心血失养。临床中分为肝气瘀滞型，治以疏肝解郁，用逍遥散加减；气滞血瘀型，治以行气导滞、活血化瘀，用血府逐瘀汤加减；痰浊内阻型，治以化痰排浊、宁心安神，用导痰汤加减；痰热扰心型，治以清热化痰，用黄连温胆汤加减；阴虚火旺型，治以滋阴降火，用天王补心丹加减；心脾两虚型，治以健脾养心、益气补血，用归脾汤加减。

五、预后转归

如果心脏神经症得不到及时的纠正，或被误认为冠心病治疗，日久不愈，可能发生心脏的器质性改变。

六、预防调护

（一）预防

中医学认为，本病的发生主要为情志失常、劳倦过度、气机郁结所致，因此，生活规律、外避风寒、内规情志是预防本病发生的关键。应多参加体育活动和文娱活动，爱好广泛，以移情易性。保证生活规律，劳逸适当。防止情志内伤，避免忧愁、思虑，正确对待各种事物，心胸开阔，乐观豁达，是预防本病的重要方面。

（二）调护

1. 注意休息

本病除药物治疗外，尚应重视精神治疗，做好解释与劝导工作，使患者消除不必要的思想顾虑，正确对待疾病，保持心情舒畅，则有利于患者的康复，必要时可适当配合暗示疗法。

2. 饮食调护

加强饮食调护，宜食清淡而富有营养的食品，进餐时心情愉快，避免气食交阻，诱发或加重病情。

3. 食疗

（1）莲子心汤　莲子心30个，水煎，酌放少许盐，睡前服。

（2）百合瘦肉粥　百合30g，瘦猪肉200g，切块，共煮烂熟，加盐调味，喝汤食肉。

（3）桂圆酒　干桂圆肉200g洗净，置酒瓶内，加入白酒400ml，密封瓶口，每日震摇1次。半月后可食用。每日2次，每次10~20ml。

（4）黄芪莲子红枣粥　取黄芪15g，莲子10g，红枣10粒，文火煎煮20分钟，捞去黄芪，加入粳米50g，煮成粥。适用于气虚血亏者。

七、专方选要

1. 养心解郁汤

组成：潞党参、茯苓、白芍、炒枣仁各15g，丹参、珍珠母各20g，炙远志、郁金、香附、枳壳各12g，大枣、炙甘草各10g。

加减：气虚甚者，加黄芪30g；阴虚火旺者，去香附、枳壳，加玄参15g、知母12g；心虚胆怯者，加龙骨、牡蛎各20g；

心血瘀阻者，加桃仁、川芎各12g；痰火扰心加半夏15g、栀子12g。

用法：每日1剂，水煎服，每日服3次，10天为1个疗程，治疗2个疗程后观察疗效。

功效：养心安神，行气解郁。

2. 心神康汤

组成：桃仁10g，红花10g，当归20g，赤芍15g，生地黄15g，川芎15g，柴胡12g，枳壳12g，牛膝15g，桔梗10g，甘草6g，半夏15g，莲子心15g。

用法：水煎服，每日1剂，分2~3次温服。15天为1个疗程，观察2个疗程。

功效：活血化瘀，行气祛痰，清心安神。

3. 开郁顺心汤

组成：香附10g，川芎10g，苍术10g，神曲10g，栀子10g，柴胡10g，白芍10g，白术10g，茯苓10g，百合15g，当归15g。

加减：气虚重者加太子参；胸痛甚者加延胡索、郁金；胸闷明显者加青皮；面红易怒者加牡丹皮、栀子；嗳气者加佛手、旋覆花。

功效：行气解郁，健脾养血。

参考文献

[1] 葛均波，徐永健，王辰. 内科学 [M]. 9版. 北京：人民卫生出版社，2018.

[2] 吴勉华，石岩. 中医内科学（新世纪第五版）[M]. 北京：中国中医药出版社，2021.

[3] 李梦雅，朱翠玲. 朱翠玲治疗心脏神经官能症经验撷要 [J]. 中国民间疗法，2017，25（8）：6-7.

[4] 范增光，李悦，周亚滨. 周亚滨教授论治心脏神经症经验 [J]. 吉林中医药，2019，39（8）：994-996.

[5] 李姿蓉，刘德果，魏亚新，等. 肖长江教授治疗心脏神经症遣方用药规律相关研究 [J]. 辽宁中医药大学学报，2016，18（11）：84-87.

[6] 丛鹤，邓悦. 邓悦教授治疗心脏神经官能症经验撷粹 [J]. 中西医结合心血管病电子杂志，2019，7（23）：152+154.

[7] 马玲，史大卓. 史大卓教授治疗心脏神经症经验介绍 [J]. 中西医结合心脑血管病杂志，2016，14（18）：2198-2199.

[8] 吕颖顺. 叶小汉教授从"肝"论治心脏神经官能症经验介绍 [J]. 中西医结合心脑血管病杂志，2019，17（2）：301-303.

[9] 周小雄，刘敏超，叶桃春，等. 冼绍祥运用心脑同治理论治疗心血管疾病学术思想及经验介绍 [J]. 新中医，2017，49（1）：206-208.

[10] 于彦，付星，赵军. 论中医对心脏神经症心理因素的认识 [J]. 中国中医基础医学杂志，2017，23（8）：1056-1057.

[11] 谢占清，王玉双，李晓磊. 心脏神经官能症针灸诊治思路 [J]. 中国中医药信息杂志，2016，23（3）：110-111.

[12] 杨军用，甘霞，杨百京. 柴胡加龙骨牡蛎汤加减治疗心脏神经官能症60例 [J]. 中医临床研究，2017，9（10）：81-82.

第十五章　感染性心内膜炎

感染性心内膜炎是指由细菌、真菌、病毒、立克次体等微生物通过血行途径直接感染而产生的心内膜表面炎症，常发生于心脏瓣膜，也可发生于心室壁内膜等部位。感染性心内膜炎大多发生在原有心脏瓣膜病、先天性心血管畸形或人工瓣膜置换术后患者，主要临床表现有发热、脾大、贫血、血尿，出现心脏杂音、发生栓塞等，血培养阳性。自抗生素广泛应用于临床，并作为预防心脏病患者并发感染性心内膜炎的常用药物后，其发病率似有下降，但随着心脏手术的广泛开展、心导管及起搏器的应用等，多数报道认为感染性心内膜炎的发病率未见减少，甚至有些增加。

一、病因病机

（一）西医学认识

感染性心内膜炎主要由细菌引起，并以草绿色链球菌、葡萄球菌、革兰阴性球菌及杆菌多见，几乎所有的细菌均可引起本病，其他病原微生物，如真菌、病毒、立克次体、衣原体、支原体、螺旋体等较少见。临床上主要分为两种类型，即急性感染性心内膜炎和亚急性感染性心内膜炎。急性心内膜炎起病突然，病程多在6周以内，伴高热、寒战，全身毒血症明显，血培养一般呈阳性。亚急性心内膜炎起病隐匿缓慢，病程较长，一般为6周至3个月，多有心脏瓣膜病或先天性心脏病等心血管系统病史。但随着抗生素的广泛应用，改变了感染性心内膜炎的自然病程，有时临床表现并不典型。随着医疗技术的发展，临床上对感染性心内膜炎的诊断和治疗已有了长足进步，但仍是心血管系统疾病中

致残率和死亡率较高的一种疾病。

感染性心内膜炎的致病机制一般分为3个阶段：菌血症、细菌黏附和细菌定植。菌血症通常因细菌通过不同的途径进入血液而引起，如皮肤黏膜损伤、临时起搏导线、静脉导管或外科手术刀口等。心脏正常的内皮细胞可抵抗细菌的黏附。心脏内皮细胞会因疤痕（如风湿性心脏病）或直接创伤（如瓣膜功能不全造成的血流紊乱）而受损。当内皮细胞受损时，细菌能够借助表面黏附素附着于受损的内皮细胞上。这些特化蛋白与纤维蛋白和血小板微血栓相互作用，介导细菌依附于细胞外宿主基质蛋白。革兰阳性菌缺乏外膜，但菌体周围有一层很厚的肽聚糖，可对抗人体血清中的免疫因子。细菌黏附后进一步发展为细菌定植。在此过程中，除了发生血栓形成、单核细胞聚集和炎症反应外，细菌会周期性繁殖，最终形成赘生物。赘生物形成是最重要的病理改变，可发生于心内膜的任何部位。常见好发部位包括主动脉瓣无冠瓣、无冠瓣与右冠瓣交界处、二尖瓣后瓣叶等。许多导致感染性心内膜炎的微生物，如葡萄球菌、链球菌、念珠菌和铜绿假单胞菌等会生成生物膜。这种生物膜由类黏液基质的多糖组成。一旦生物膜形成，细菌可免于人体的免疫攻击，减弱抗生素的作用。生物膜的形成能力被认为是医疗器械相关因素导致葡萄球菌性心内膜炎的重要决定因素。血小板、微生物与病变的瓣膜内皮相互作用是赘生物形成和瓣膜周围组织破坏的原因。瓣膜损伤（穿孔或撕裂）和瓣膜周围损伤（脓肿）是微生物和炎症细胞释放的蛋白水解酶破坏细胞外基质的结果。免疫系统的激活导致循

环免疫复合物的形成，从而导致自身免疫损伤。

感染可对瓣膜组织造成破坏，导致瓣膜撕裂或穿孔，引起急性瓣膜关闭不全。赘生物体积较大时会阻塞瓣膜。赘生物还可侵犯腱索和乳头肌，致其断裂后造成严重的瓣膜反流。感染可侵及主动脉窦、形成主动脉窦瘤。同时可破入邻近心腔，如右心房、右心室或左心房。感染累及主动脉血管壁时可形成真性或假性动脉瘤，累及邻近心肌时可形成心肌脓肿。主动脉瓣感染可形成主动脉根部脓肿，甚至造成心脏支架的破坏。

（二）中医学认识

中医学虽无感染性心内膜炎的病名，但可根据该病临床表现及致病迅速、传变快的特点，将其归属于"温病"的范畴。本病多因先天禀赋不足，或六淫侵袭、病后失调，或劳虑过度、情志不调，或房劳过度、气血耗伤，而致正气亏虚，此时温热邪毒乘虚而入，内犯于心，导致心气不足，心阳不振，气滞血瘀，心脉受阻，耗气伤阴而致此病。病位在心，病性为虚实夹杂，实证以温热毒邪为主，虚证以气虚、阴虚、阳虚为主。

二、临床诊断

（一）辨病诊断

1.临床表现

（1）发热　发热为本病常见症状，热型以不规则者为多，各种热型均可出现；有约20%的患者无发热，可见于老年患者，或出现顽固性心力衰竭、休克、尿毒症、严重脑血管病等严重并发症者；亦有发热而不自觉者，或病程中仅偶有低热者。

（2）心脏体征　听诊时，多可闻及因赘生物生长或破坏所致原有杂音性质改变，或因瓣膜溃疡、瓣叶膨胀瘤穿孔、腱索断裂或室间隔破裂等使原有杂音变得粗糙、响亮或呈音乐样，亦可因主动脉瓣关闭不全等心脏瓣膜病变产生新的或增强的杂音。此外，可出现心律失常，或由于瓣膜严重损坏、穿孔、破裂、腱索断裂、乳头肌受损和心肌受累出现充血性心力衰竭等并发症。

（3）血管病变　栓塞在感染性心内膜炎中较为常见，可发生于机体任何部位，是诊断或鉴别诊断要点之一。①脑栓塞：常发生于大脑中动脉，呈偏瘫、失语，可引发脑出血；②肺栓塞：多见于先天性心脏病、吸毒所致感染性心内膜炎，常表现为胸闷、呼吸困难，或出现咯血、昏厥等。若由多发性小栓子引起可无典型症状；若发生在双肺上叶，易误诊为肺结核。③心肌梗死：可出现突然胸痛、休克、心力衰竭、严重心律失常等表现，甚至迅速死亡。④肾栓塞：常表现为腰痛、血尿。栓塞较小时可无显著腰痛，尿液镜下改变不明显，易漏诊，尸体解剖时所见的肾栓塞远多于临床诊断。⑤脾梗死：可出现左上腹或左胁部突然疼痛、发热，脾脏增大、压痛，有脾区摩擦音。梗死范围较小时可无明显症状。脾梗死亦可伴发脾破裂或脾动脉瘤破裂，引起腹腔内出血、休克，感染后破裂可引起腹膜炎或膈下脓肿。⑥其他：四肢动脉栓塞可发生于股动脉、腘动脉、桡动脉和肱动脉等部位，表现为剧烈疼痛、感觉或运动障碍等；腹主动脉分叉处栓塞，则有腹部或下背部疼痛，一侧或双侧下肢无力、发冷、动脉搏动减弱或消失；肠系膜栓塞亦较常见，可因腹部剧烈疼痛、腹肌紧张，误诊为其他急腹症而进行手术。

（4）其他症状及体征　①眼部：结膜可见瘀点，眼底检查可见因中央区域栓塞、坏死所致扇形或圆形出血，临床中应与白血病或严重贫血相鉴别。有时可见中心呈白色的视网膜卵圆形出血斑（Roth 斑），多见于亚急性感染。视网膜中心动脉栓塞则引起突然失明，若病灶位于中枢神经系统可引起偏盲、复视。②皮肤及黏膜：出现出血点，可由栓塞或感染毒素使毛细血管脆性增加而所致，成群或个别出现，多见于结膜、口腔黏膜及前胸皮肤，中心可呈白色或灰色；Osler 结节为感染性心内膜炎的重要体征之一，常如青豆大小（直径5~15mm），微微隆起，呈紫红色，有明显压痛，发生于指（趾）掌面，大多持续数天后消失；Janeway 损害也是一种特殊的皮肤改变，为无痛性出血红斑，直径 1~4mm，常见于手掌及足底，有时在手臂或腿部亦可见到；指（趾）甲下可出现条纹状出血，有压痛。③杵状指：多于疾病晚期出现，不伴有发绀。④脾肿大：除合并脾栓塞者外，肿大程度多不甚显著，但亦有肿大至脐水平易误诊为白血病或脾性贫血者。风湿性心脏病患者偶见轻度脾肿大，但远较本病少见，临床应注意鉴别。⑤进行性贫血：较为常见，多为轻、中度，晚期可出现重度贫血，常表现为乏力、苍白、多汗、气急等。

2. 相关检查

（1）血培养　有 70%~80% 的患者血培养可发现链球菌、葡萄球菌或其他致病菌，血培养结果是诊断菌血症和感染性心内膜炎最直接的证据。

（2）血常规　感染性心内膜炎常继发贫血，可持续较长时间，血红蛋白大多在60~80g/L。亚急性者常见正色素性正细胞性贫血，可见白细胞计数正常或轻度升高，分类计数轻度核左移；急性者常见血白细胞计数增高、明显核左移。急性感染或并发较严重、广泛栓塞者，白细胞计数可在 25×10^9/L 以上。血小板计数通常正常，偶见严重血小板减少，并伴有广泛性紫癜或出血倾向。疾病活动期，红细胞沉降率大多增加。

（3）尿常规及肾功能　半数以上病例可出现蛋白尿或镜下血尿，晚期病例有肾功能不全。

（4）超声心动图　超声心动图可检出大小超过 2mm 的赘生物，阳性率为53%~93%，能够显示瓣膜损伤程度及其他心脏病变，结合多普勒超声检查可估测血流动力学改变程度。

（二）辨证诊断

1. 热袭卫表型

临床证候：发热，微恶风寒，身痛无汗，或有咽痛、咳嗽，口微渴。舌边、尖红，苔薄白，脉浮数。

辨证要点：发热，恶风寒，身痛无汗。舌边、尖红，脉浮数。

2. 气分热盛型

临床证候：高热，面赤，心烦，大汗出，口渴，喜冷饮，或心慌气短。舌红，苔黄干或黑有芒刺，脉洪大重按无力。

辨证要点：高热，面赤，大汗，口渴喜饮，脉洪大。

3. 热入营血型

临床证候：高热不退，夜间尤甚，烦躁不安，心悸气短，斑疹隐隐，或肌衄、鼻衄，或吐血、咯血，或神昏谵语。舌红绛，苔黄少而干，脉细数。

辨证要点：高热，夜间尤甚，斑疹隐隐，烦躁不安。舌红绛。

4. 阴虚内热型

临床证候：低热反复不退，神疲乏力，自汗盗汗，手足心热，心悸气短，面色苍白，形体消瘦。苔少或光剥，脉细数无力。

辨证要点：低热不退，自汗盗汗，形体消瘦，手足心热。

三、鉴别诊断

（一）西医学鉴别诊断

感染性心内膜炎的临床表现多样，近年来，Osler 结节、Janeway 损害、Roth 斑已较为少见，偶见甲床下或皮肤出血点，心脏无杂音者逐渐增多，易与多种疾病混淆，临床中需注意鉴别。

1. 与风湿热鉴别

风湿热具有风湿活动及全心炎的特点，常表现为低中度发热，脉率增快，心脏进行性增大，有奔马律、心包摩擦音、心包积液，心电图显示 PR 间期延长、ST 段或 T 波形态改变。患者可能有环形红斑、舞蹈病、链球菌感染史，抗链球菌溶血素"O"抗体水平增高，贫血不明显，抗风湿治疗病情好转。可通过患者病史、症状、体征及相关检查结果与感染性心内膜炎相鉴别。

2. 与系统性红斑狼疮鉴别

系统性红斑狼疮也可有发热、心脏杂音、贫血、脾大、血尿、皮肤出血点等症状，需与感染性心内膜炎鉴别。但系统性红斑狼疮患者可有颜面特征性的蝶形红斑，抗核抗体阳性，血液、骨髓涂片可见狼疮细胞，血培养阴性，抗生素治疗无效，皮质激素治疗有效。

3. 其他

感染性心内膜炎以发热为主时还应注意与结核、伤寒、白血病、再生障碍性贫血、恶性肿瘤及风湿性心脏病、先天性心脏病合并心脏外感染等疾病鉴别。

（二）中医学鉴别诊断

与伤寒相鉴别

从症状上看伤寒和温病的区别首先在于咽痛的有无，无咽痛者为伤寒，咽痛者为温病，因为伤寒乃风寒之邪由肌肤毛孔而入，主要病机为伤寒之邪侵犯肌表，邪正交争，卫阳郁闭，营阴凝滞，寒邪易伤阳气，伤寒以头痛、发热、身痛、腰痛、骨节疼痛、恶风无汗而喘等为主症。温病则是温热病邪由口鼻而入，"温邪上受，首先犯肺"，温病始于手太阴经，温热病邪易耗伤营阴，温病以咽痛、发热重、微恶寒或不恶寒、心烦、口渴、有汗或无汗为先见之症。

四、临床治疗

（一）提高临床疗效的要素

感染性心内膜炎是可以治疗的疾病，早期明确诊断积极治疗极为重要。根据临床判断或血培养结果首选青霉素、链霉素或庆大霉素、头孢菌素等抗生素联合用药。维持较高的抗生素血药浓度和充足治疗时间，一般疗程应在 4~6 周以上，以达到治愈的目的。明确将温病的病程分为卫分、气分、营分和血分四个动态发展的层次与阶段。同时提出，温病"辨营卫气血虽与伤寒同，若论治法则与伤寒大异也""在卫汗之可也，到气才可清气，入营犹可透热转气，入血就恐耗血动血，直须凉血散血"的治则治法。在卫气营血理论指导下治疗感染性心内膜炎在控制发热、改善症状、扶助正气、争取手术时机等方面可发挥显著优势。

（二）辨病治疗

1. 一般治疗

感染性心内膜炎患者应保证充足休息，应卧床，禁止剧烈运动，运动量过大易增加心肌耗氧量而加重病情。

2. 药物治疗

感染性心内膜炎一经确诊，即应开始使用抗生素抗感染治疗。无论是否进行手术，抗生素治疗应贯穿疾病的诊治整个过程。抗感染治疗通常根据致病菌种类采用足量的抗生素，疗程一般为4~6周。感染性心内膜炎多有瓣膜损害，可导致心功能不全，在抗感染治疗的同时，改善心功能是保障抗生素疗效的前提。使用强心、利尿等药物治疗可增强机体的抗感染能力。

对拟诊为本病患者在连送4~6次血培养后即开始青霉素治疗，静脉给予青霉素G，可从每天1000万~2000万IU开始，分4~6次快速静脉滴注或持续静脉滴注，持续静脉滴注虽可保持有效血药浓度，但峰浓度低，因而进入赘生物的药量较少，难以杀灭其中全部致病菌，且持续静脉滴注时间长，而室温高，使得青霉素易降解，故主张分次静脉滴注或静脉注射，最好在20分钟内给药完成，每4~6小时1次，晚间临睡前1次，也可改为肌内注射。开始治疗的前2周可合用链霉素每日1g，分2次肌内注射，如疗效欠佳，5~7天后青霉素G可增至每日3000万~5000万IU，或根据临床判断可能侵入的致病菌种类而改用其他抗生素，如苯唑西林或氯唑西林，均为每日8~12g，分4次静脉滴注，或头孢拉定每日6~8g，或头孢哌酮每日4~6g，并加用庆大霉素每日24万IU，分3次肌内注射或静脉滴注，注意庆大霉素不能与青霉素混于1瓶内，给予时间也应有一定间隔，以免庆大霉素活力受影响。为提高青霉素血药浓度，可同时加服丙磺舒0.5g，每日3次。也可选用氨苄西林，除对肠球菌有效外，对革兰阴性杆菌也有抗菌作用，每天8~12g，持续或分次静脉滴注，青霉素过敏者，可换用头孢菌素类，如头孢噻吩、头孢吡啶或头孢唑林，成人每天6~12g，每4小时静脉注射1次，应注意头孢菌素的过敏反应，也可改用万古霉素，成人每天2g，分2~4次静脉滴注。

应依据血培养阳性结果及细菌的药敏情况选用抗生素。

（1）链球菌心内膜炎 对青霉素敏感菌株所致的心内膜炎，每日用青霉素G 1000万~2000万IU，在开始2周内合用链霉素0.5g，每12小时肌内注射1次，疗程4周，有肾功能不全或听神经障碍者忌用链霉素。少数草绿色链球菌对青霉素敏感度较差者，以青霉素合并庆大霉素治疗4~6周。青霉素过敏者，可用万古霉素，用量用法同上。

（2）肠球菌心内膜炎 可用青霉素加庆大霉素或链霉素，也可合用妥布霉素，每日剂量3mg/kg，也可用氨苄西林每日12g，持续或分次静脉滴注。有报告显示，头孢硫脒对肠球菌具有强大抗菌活性，用每日8~12g，静脉滴注或分次静脉注射，也有用萘夫西林1g，每3小时1次，或2g，每4小时1次静脉注射，合用庆大霉素或妥布霉素。若对青霉素、氨苄西林不敏感，也可用红霉素或万古霉素，疗程4~6周。

（3）葡萄球菌心内膜炎

①金黄色葡萄球菌心内膜炎：85%~90%的金黄色葡萄球菌产生青霉素酶（β内酰胺酶），对青霉素耐药者，可用耐酶青霉素，如苯唑西林、萘夫西林，每日6~10g，或甲氧苯青霉素每日12g，均分次静脉给药，可联用庆大霉素，退热及控制菌血症较快，加用利福平也可取得疗效。对头孢菌素耐药者则改用万古霉素。

②表皮葡萄球菌心内膜炎：为人工瓣膜心内膜炎常见致病菌，安置暂时或永久的静脉导管。心脏瓣膜置换或免疫抑制及细胞毒药的应用，均可使表皮葡萄球菌入侵而发生心内膜炎，近年来耐药菌株增加，给治疗带来困难，易导致心力衰竭，预后差。

（4）革兰阴性杆菌心内膜炎 自广泛开展心脏手术以来，继发革兰阴性杆菌心内膜炎已逐渐增多，治疗困难，预后较差，常用青霉素类或头孢菌素类加氨基糖苷类，如庆大霉素或卡那霉素每日15mg/kg，丁胺卡那霉素每日 15mg/kg，妥布霉素每日 5~7mg/kg。若对普通抗生素耐药可根据药敏结果，选用第 3 代头孢菌素，如头孢哌酮每日 4~6g，头孢噻肟每日 6~12g，头孢曲松每日 2~4g 或头孢他啶每日 6g，以及磺苯咪唑青霉素、苯咪唑青霉素等，对革兰阴性杆菌心内膜炎有相当疗效，可与氨基糖苷类合用，疗程 4~6 周。绿脓杆菌感染者以头孢他啶最优，也可用哌拉西林与氨基糖苷类合用。

（5）真菌性心内膜炎　药物治疗常无效，可考虑手术切除感染灶，术前先用两性霉素 B 治疗 1 周，切除感染瓣膜后再置换人工瓣膜，术后再继续抗真菌治疗 6~8 周，如果失败可考虑再手术，置换新的人工瓣膜。药物治疗可用两性霉素 B 与 5-氟尿嘧啶联合用药治疗。两性霉素 B 的用法为静脉滴注，第 1 天 1mg，以后逐渐增加，每天增加 3~5mg，直至每天 25~30mg，个别可达每天 35mg，疗程 6~8 周或更长，若停药后复发可再进行第 2 或 3 疗程，此药毒性反应多，可有血小板减少、过敏反应、急性肝衰竭，对心脏毒性可引起室颤死亡，故应在密切观察下使用。口服 5-氟尿嘧啶常与两性霉素 B 联合用药，剂量为每日 100~150mg/kg，每 6 小时 1 次，若对 5-氟尿嘧啶敏感，在两性霉素 B 疗程结束后尚需继续服数月，甚至更长时间，不良反应有肝毒性，骨髓抑制，停药后可恢复，恶心、呕吐较常见。此外还可用抗真菌新药氟康唑（大扶康），每日 200~400mg，首剂 400mg，静脉滴注，可用生理盐水稀释，静脉滴注时间不少于 30 分钟，也可口服，剂量同静脉用量，每日 1 次。常见不良反应有恶心、腹痛、腹泻、胃肠胀气等，其次是皮疹。肾功能受损时多次用药应注意适当减量，调整给药时间间隔，肌酐清除率大于 41ml/min 者，按正常给药时间间隔 24 小时 1 次，肌酐清除率为 21~40ml/min，48

小时给药 1 次，肌酐清除率 10~20ml/min 者，72 小时给药 1 次。

3.手术治疗

当药物治疗无效或心功能无法改善时，应积极考虑外科手术治疗。有研究显示手术治疗比单纯药物治疗感染性心内膜炎的死亡率要低。手术包括切开脓肿，清除感染灶，置换瓣膜等。外科手术治疗可纠正先天性心脏畸形，恢复心脏瓣膜功能，改善心力衰竭，控制感染，减少栓塞事件的发生。由于感染性心内膜炎后期可累及多个器官，术前应做完善的检查以排除手术禁忌。

1）适应证：①由瓣膜受损，功能不全引起的充血性心力衰竭，内科治疗不能控制者，应立即进行手术，置换瓣膜，不论其感染情况如何。②虽经适当抗生素治疗，仍不能控制的感染，如长期菌血症。③真菌或现有抗生素治疗无效的病原体引起的心内膜炎。④反复发生内脏器官的大栓塞。⑤超声心动图可见大的赘生物。⑥人造瓣膜心内膜炎发生瓣周漏、瓣口阻塞等及早发的人工瓣膜心内膜炎。

2）手术治疗的目的：①彻底清除感染病灶、赘生物和坏死组织；②修补或置换受损的瓣膜，恢复正常的血流动力学；③纠正心脏的其他病变和畸形。术中彻底清除感染性心内膜炎的感染病灶是防止术后复发的关键。若在感染活动期间手术，术后继续抗感染治疗 4~6 周。常规瓣膜成形术和置换术的并发症在手术后均可发生。感染性心内膜炎侵袭范围较广时，在手术清除坏死组织后可能损伤心脏传导系统，术后可能发生传导阻滞。术中应预先留置心脏起搏导线。置换机械瓣膜术后患者需定期监测抗凝指标，终身服用华法林等抗凝药物。抗凝指标控制不理想时会出现血栓栓塞或出血倾向。术后应严密监测抗凝指标。对发生过脑栓塞事件并置换机械瓣膜的患者，术后两周不应使用抗凝药物。为防止术后瓣周漏等并发症，术中应充分利用经食管超声心动图多次检测。

（三）辨证治疗

"肺主气属卫"，卫分证虽为表证，但绝不可用桂枝汤等辛温发汗，以免助热伤阴，当用辛凉平剂银翘散辛凉解表，使其微微汗出，徐徐图之。若兼夹风、湿之邪，应使邪去热孤，可参照《温热论》第3条："挟风则加入薄荷、牛蒡之属，挟湿加芦根、滑石之流，或透风于热外，或渗湿于热下，不与热相搏，势必孤矣。"若卫分证失治、误治，邪气由表入里或半表半里，以致气分热盛，为气分证。一方面可用白虎加人参汤清泄里热、益气生津，或小柴胡汤战汗透邪，使邪与汗并、热达腠开；若成里结，可予小陷胸汤或泻心汤随证治之；再甚者，行增液承气汤急下存阴，以免闭门留寇。另一方面清气要视脏腑病位而定，如"清肺要宣，清胃要散，清肠要通，清胆要疏"。若温邪犯于营分，灼伤营阴，则为营分证。此时既要撤去气药，以防苦寒之物伤胃，同时也须使营热透出气分而解，可用清营汤加人参、黄芪清营透热。若热邪不解直至血分，引起血热亢盛，迫血妄行，此时热毒最盛，而病位最深，最易耗血动血。可用犀角地黄汤（现犀牛角珍稀，多用水牛角代替）直折热势、清热凉血、活血化瘀。营分与血分均有斑疹，一为斑疹隐隐，一为斑疹明显，提示病情又深入一步。

1.辨证论治

（1）热袭卫表型

治法：疏风泄热，辛凉解表。

方药：银翘散化裁。金银花15g，连翘12g，板蓝根15g，炒栀子10g，竹叶6g，芦根30g，芥穗10g，薄荷（后下）6g，牛蒡子10g，桔梗10g，杏仁10g，前胡10g，淡豆豉10g，甘草5g。

（2）气分热盛型

治法：清热解毒，益气生津。

方药：白虎加人参汤化裁。生石膏30g，知母9g，粳米9g，甘草3g，人参6g，大青叶30g，金银花30g，连翘15g，黄连10g，天花粉15g，栀子10g，竹叶10g。

（3）热入营血型

治法：清营泄热，凉血护阴。

方药：清营汤和犀角地黄汤化裁。犀角10g，生地黄30g，玄参10g，竹叶12g，金银花30g，连翘15g，黄连10g，麦冬15g，丹参12g，赤芍10g，丹皮10g。

加减：若神昏谵语，高热不退，可加清热解毒、芳香开窍之品。

（4）阴虚内热型

治则：滋阴透热，凉血活血。

方药：青蒿鳖甲汤化裁。青蒿10g，鳖甲20g，生地黄15g，知母10g，丹皮10g，赤芍12g，地骨皮10g，白10g。

加减：若全身无力，气短明显，汗出较多者，可去青蒿、地骨皮，加黄芪、西洋参。

2.外治疗法

（1）针刺疗法　卫分证者，取风池、风门、肺俞、列缺、合谷、大椎等穴；气分热盛者，取合谷、足三里、曲池、解溪等穴，或点刺少商、商阳、十宣，放血少许；热入营血，取大椎、太冲、足三阴、三阴交、合谷等穴；心悸者可用神门、心俞、内关、神阙等穴；神昏者可取人中、内关、合谷、印堂；阴虚内热者取合谷、三阴交、足三里、阳陵泉、关元等穴。

（2）贴敷疗法　地黄玄参膏：熟地黄、当归、栀子、黄柏、知母、山萸肉、白芍、生地黄、玄参、肉苁蓉、麦冬、天花粉、天冬、黄芩各20g，五味子、红花、生甘草各15g。用麻油煎熬后，再用黄丹、铅粉各半收膏，石膏120g搅匀。贴心前区，适用于阴虚内热型患者。

3. 单方验方

（1）亚急性细菌性心内膜炎方　忍冬藤、紫花地丁、蒲公英、野菊花、大青叶、板蓝根、大蓟、小蓟、连翘、黄芩、甘草。适用于亚急性细菌性心内膜炎出现发热及皮肤瘀点者。

（2）金银花、连翘、紫花地丁、黄连、黄芩、栀子、菖蒲、郁金、丹皮、麦冬、生地黄、当归、川芎、党参、丹参、桂枝、甘草，同时服用太乙紫金锭1~2g。每日2次，适用于感染性心内膜炎。

（3）三黄汤　黄芩15~20g、黄连10g、黄柏10g、生石膏20~30g。每日1剂，水煎服。适用于气分热盛或热入营血者。

（4）黄连10g，蒲公英30g，大青叶30g。水煎服，每日1~2剂，适用于气分热盛证。

（5）黄芩15g，紫花地丁30g，连翘15g。水煎服，每日1~2剂。适用于气分热盛或热入营血者。

五、预后转归

感染性心内膜炎的诊治过程比较复杂，应做到个体化分析，及时手术治疗，并注意对症支持治疗，补充血红蛋白及血清白蛋白对患者的预后有着十分重要的影响。感染性心内膜炎的预后与所感染的细菌毒力强弱、患者总体健康状况、相关瓣膜结构，还有患者感染期是否发生充血性心力衰竭等因素都相关。在感染性心内膜炎中，金黄色葡萄球菌感染者死亡率高达20%~40%；链球菌感染者预后相对较好，90%~95%的草绿色链球菌感染者可以通过治疗痊愈，其他种类的链球菌感染者预后也较好；真菌感染患者预后相对较差，几乎没有真菌引起的感染性心内膜炎患者能单纯通过药物治疗得到治愈，少数患者通过抗感染治疗结合外科治疗痊愈，但即便感染灶彻底清除，仍建议患者长期进行抗真菌治疗。

六、预防调护

感染性心内膜炎常继发于器械操作和手术所致的菌血症，故对有器质性心脏病的患者行器械操作前宜预防性应用抗生素。一般认为预防指征包括口腔、上呼吸道、胃、肠、胆囊、泌尿系统操作或手术，以及自然阴道分娩、阴道分娩并发感染、感染组织切除等。下列情况一般不建议采取预防措施：扁桃体切除术、气管插管、纤维内镜检查、剖宫产术、心导管检查、乳牙脱落，以及不易引起牙龈或黏膜出血的口腔科操作等。通过积极的中西医治疗，病情稳定后患者应进行合理运动，促进心功能恢复，调畅情志，预防感染，防止病情复发。

七、评价与瞻望

在诊治感染性心内膜炎时面临的挑战多种多样。预防胜于治疗。生物材料科学的持续发展，为生产细菌难以黏附的人工瓣膜提供了可能。对有感染性心内膜炎危险因素的患者进行牙科手术时建议预防性应用抗生素。临床上，严格规范的无菌操作可减少菌血症的发生率，降低发生感染性心内膜炎的风险。目前感染性心内膜炎的临床指南多来源于临床经验的积累和回顾性研究，确定最佳手术时机仍需要大规模长时间的随机对照试验。随着医疗、影像设备与手术技术的进步，多学科协作诊疗对于患者而言尤为重要。

参考文献

[1] 吴梓芳，鲍翠玉，高萍萍，等. 感染性心内膜炎常见病原菌分布与耐药性分析 [J]. 中华医院感染学杂志，2015，25（17）：

3872-3874.

[2] Holland TL, Baddour LM, Bayer AS, et al. Infective endocarditis [J]. Nat Rev Dis Primers, 2016, 2: 16059.

[3] 中华医学会心血管病学分会, 中华心血管病杂志编辑委员会. 成人感染性心内膜炎预防、诊断和治疗专家共识 [J]. 实用心脑肺血管病杂志, 2016, 24 (10): 106.

[4] Rivas JM, Speziale P, Patti JM, et al. MSCRAMM-targeted vaccines and immunotherapy for staphylococcal infection [J]. Curr Opin Drug Discov Devel, 2004, 7 (2): 223-227.

[5] 郭兰敏, 范全心, 邹承伟. 实用胸心外科手术学 [M]. 北京: 科学出版社, 2010.

[6] Duval X, Iung B, Klein I, et al. Effect of early cerebral magnetic resonance imaging on clinical decisions in infective endocarditis: a prospective study [J]. Ann Intern Med, 2010, 152 (8): 497-504.

第十六章　高原性心脏病

高原性心脏病是指正常人从平原移居到高原后，在低氧等自然环境的影响下，由于机体慢性缺氧所造成的肺小动脉痉挛而导致的肺循环阻力增加，产生肺动脉高压，以及心肌缺氧，最后引起右心肥大和心力衰竭的一类心脏疾病。

高原性心脏病是海拔 3000 米上高原地区的一种常见病。一般由平原移居高原或由高原移居到更高原地区的居民发病率高，偶尔也可见于高原世居居民中，小儿患病者几乎均为移居高原的小儿或由移居父母所生育的小儿。从平原移居高原的人群中个体对高原的适应能力有所不同，显然这与个体素质有关，也与耐氧因子有一定关系。本病一年四季均可发病，但以冬春季患病较多。

一、病因病机

（一）西医学认识

高原性心脏病的发生主要是因为缺氧而产生的肺动脉高压。随着海拔高度的攀升，空气也越来越稀薄，正常人在步入高原后，不能适应低压、缺氧的环境，肺部的血流量会急剧增加，进而引发肺动脉高压并阻碍右心室的循环运转，从而增加右心室的负荷载量。而右心室在排除阻力的过程中，会随着身体的变化代偿为生理性的心肌肥大。一方面，为了适应身体的突变，血液中的红细胞和血红蛋白会持续增长以维持人体的正常呼吸频率，但在长时间无休止的增长中，血液的黏稠度也会增加，血液的流速变慢，最终血液的流量也会呈现出减少的趋势，而人体的缺氧状态不仅没有得到有效缓解，甚至会因为毛细

血管的阻塞而发生更为严重的身体功能性转变，引发一系列的病理性变化，最后在血管的扩张中，血压也持续升高，心脏的泵血功能却越来越微弱，从而导致右心室由生理性肥大转变为病理性肥大。另一方面，在海拔高度的持续上升中，氧气也不断被稀释，长期缺氧使神经内分泌激活，交感神经兴奋，肾上腺素分泌增多，致心肌肥厚和心脏负荷加重；氧自由基增加，破坏心肌细胞膜，使 Ca^{2+} 内流及细胞内 Ca^{2+} 超负荷，线粒体功能受损，最终影响心肌舒张功能，致高原性心脏病的发生和发展；缺氧还可使心肌纤维直接损害，使心功能减退，进而导致了高原性心脏病的发生。

（二）中医学认识

高原性心脏病患者的主要临床表现为心悸不宁、气短而喘、疲乏无力、下肢浮肿，甚则唇甲发绀、小便短少等，可归属于中医学"心悸""喘证""水肿"等范畴。高原性心脏病的基本病位在于心、肺、脾、肾四脏，因患者之气虚、阳虚、阴虚，与痰浊、瘀血互结，阻滞脉络，脏腑失养，发为本病。高原性心脏病的发生与环境因素密切相关，高原缺氧，清气长期不足，气虚日久，无力推动血行，加之高原寒冷，寒性收引，血液停滞，发为血瘀，故临床可见气滞血瘀证，表现为面色晦暗、自汗、发黄而稀疏、胸闷喘憋、气短喘促、神疲倦怠、腹痛、发绀、舌紫暗、脉多沉、指纹多滞。若脾气虚弱，中焦运化失职，饮食难化，故见脘腹胀满；脾虚生痰，痰浊内生，加之气虚，故见咳痰黏腻不爽、苔腻、身体困重等痰饮证表现；气虚日久及

阳，且环境寒冷易损阳气，于内于外，阳气亏虚，无力温煦，脾阳亏虚则大便溏泄，肾阳亏虚则四肢逆冷、腰膝冷痛、小便清长；肾阳亏虚，蒸腾气化无力，水液代谢失常，困遏肌肤，发为水肿，见阳虚水泛证。因高原地区干燥少雨，燥邪耗伤阴津，发为阴虚之证，加之气虚日久，故可见气阴两虚证，除气虚表现外，还有面色偏红、盗汗、小便量少、大便秘结等症状；筋脉失于濡养，则皮肤干燥、口唇干裂、舌红苔黄。

二、临床诊断

（一）辨病诊断

1.临床表现

（1）急性高原性心脏病　急性高原性心脏病多发生于移居高原或在高原出生的小儿（其父母为移居者），3岁以内的婴幼儿发病率最高，最常见于进入高原后10天到1年内者，呼吸道感染及腹泻常为其诱因。小儿高原性心脏病发病年龄较早，多数在婴幼儿时期发病，病情进展快，早期表现为烦躁不安、夜啼不眠、食欲不振、声音嘶哑、咳嗽、腹泻、多汗等，并常见呼吸急促、鼻翼扇动、发绀明显，体格发育一般较差。查体可见，心界扩大、心率增快（平均140次/分），大多数患者于心尖区或三尖瓣区可闻及轻柔的收缩期吹风样杂音，肺动脉第二心音亢进或分裂。肺部可有干、湿啰音，多与肺部感染有关，感染严重者常合并肺水肿。出现声音嘶哑症状者，有可能被误诊为喉炎，但往往是由右心增大压迫喉返神经所致，继而出现精神萎靡、颜面苍黄，并常有憋气、呼吸困难、口唇发绀，以及呕吐、稀便、腹胀等消化道功能紊乱症状。部分患儿出现发作性昏厥，可最终发展为右心衰竭，有尿少、水肿、肝大表现。5岁以上者病程往往

较长，症状与成人相似。成年患者起病缓慢，常发生于初入高原的过程中或到达高原后短期内发病，尤多见于突然从平原到高原者，常因呼吸道感染或体力活动后诱发。症状逐渐加重，主要出现劳力性呼吸困难、心悸、胸闷、气促、咳嗽症状，少数有咯血、声音嘶哑、呼吸困难，最终出现心力衰竭症状。左心衰竭症状较小儿明显，严重者因急性左心衰竭可突然死亡。

（2）慢性高原性心脏病　多见于移居高原多年的成人，常合并有红细胞增多症或高原高血压。其病理基础主要为慢性长期缺氧，常分为心功能代偿期和失代偿期两个阶段。

①心功能代偿期：患者可长期耐受，无任何自觉症状和体征，也可在某些诱因作用下出现心力衰竭，如过度疲劳、精神紧张、感染、或由高原转往更高的海拔地区、或由平原重返高原等。多数患者心脏轻度扩大，心尖部可闻及2/6级收缩期吹风样杂音，肺动脉瓣区第二心音亢进，肺部有少许湿啰音。平时可无明显症状，间或出现头痛、胸闷、心前区不适、心悸、气促、疲乏无力等症状。

②心功能失代偿期：病情逐渐加重，出现心悸、呼吸困难、气喘、发绀，继而出现颈静脉怒张，心界向两侧扩大，心尖区可闻及2/6~3/6级收缩期吹风样杂音，个别患者有舒张期杂音，肺动脉瓣区第二心音亢进，或伴分裂。肺部可有干、湿啰音。当右心衰竭明显时，肝脏肿大，肝颈静脉反流征明显，下肢浮肿，严重者出现腹水，部分患者可并发上消化道出血、血栓或栓塞。

2.相关检查

（1）实验室检查　①血常规：红细胞增多，一般为 6×10^{12}/L 左右，血红蛋白超过20g/L，红细胞压积多在0.6以上，白细胞基本正常，网织红细胞增高（＞1.5%）。

②尿常规：可出现少量蛋白，也可见红细胞。③肝功能：可出现轻度异常，天门冬氨酸氨基转移酶升高，长期缺氧可致肝细胞损害。④动脉血氧饱和度：均有不同程度的降低，因海拔高度不同而有显著差异，如在海拔3658m处测定正常人为90.27%，成人患者为84.26%。

（2）X线检查　高原性心脏病X线检查主要表现为动脉段突出，圆锥膨隆，有的甚至呈动脉瘤样隆突，突出之肺动脉段搏动增强，右肺下动脉干扩张，有中央肺动脉扩张而外周血管分支细小，呈现截断现象或残根状改变。肺门影扩大，肺纹理增多、增粗或呈网状。心脏扩大者占66.3%~95%，主要以右心增大为主，心尖上翘成圆突，也有以右心为主的全心扩大，单纯表现为右心增大者甚少。小儿心脏常呈球形增大，搏动减弱。

（3）心电图　高原性心脏病心电图主要特征为电轴右偏，极度顺钟向转位（$V_5R/S < 1$），肺型P波或呈尖峰形，可有右心室肥厚，或伴心肌劳损。或完全性或不完全性右束支传导阻滞，仅少数病例呈双侧心室肥厚。也可出现下述变化：①呈S_I、S_{II}、S_{III}型，一般反映右心室肥厚；②"假性"电轴左偏，实际上也是QRS电轴极度右偏；③V_1~V_8呈QS型，待病情好转或转往海拔较低地区后可为Rs或rs；Ⅱ、Ⅲ、aVF及右胸前导联可出现T波倒置、低平及双向，颇似"冠状T"；⑤少数有期前收缩，PR间期、QT间期延长，低电压等。

（4）超声心动图　超声心动图主要有肺动脉高压及右心受累的改变表达，肺动脉瓣α波 < 2mm，B-C斜率增大，右心室射血前期（RPEP）延长及RPEP/RVET比值增加，可支持高原性心脏病的诊断。

（5）肺功能检查　肺功能检查对高心病与肺心病较易鉴别，高心病患者仅轻度小气道功能障碍，主要表现在用力呼气中段流量（FEF25%~75%）、闭合气量（CV/VC%）等降低。

（二）辨证诊断

1. 心气虚弱型

临床证候：疲乏无力，气短懒言，心中空虚，悸动不安，面色㿠白，自汗。舌淡，苔薄白，脉大无力。

辨证要点：心中空虚，悸动不安，气短乏力。脉大无力。

2. 心血不足型

临床证候：心悸不安，头晕目眩，面色不华，食少纳呆，肢体困乏。舌淡红，脉细弱；血虚甚者，脉结代。

辨证要点：心悸，头晕，面色不华。脉细弱。

3. 心阳不振型

临床证候：心悸头晕，胸满气短，神疲乏力，形寒肢冷，小便短少，肢体浮肿，甚则气短而喘，唇甲青紫。舌淡，苔白滑，脉沉细。

辨证要点：心悸，神疲，形寒肢冷，小便短少，肢体浮肿。

4. 气滞血瘀型

临床证候：心悸不安，胸闷不适，心痛阵作，面唇青紫；气虚血瘀者多兼有疲乏气短等。舌紫暗、有瘀点或瘀斑，苔薄白，脉弦细或结代。

辨证要点：心悸，心痛，面唇青。舌紫暗、有瘀点或瘀斑，脉弦细或结代。

5. 气阴两虚型

临床证候：心悸气短，肢体困乏，汗出口干，舌淡红，苔薄白而干，脉沉细或弦细；若阴虚火旺，则烦躁易怒，头晕失眠，耳鸣，小便短赤，舌红，脉细数。

辨证要点：心悸，气短汗出，肢体困乏，口干，脉沉细或弦数；或烦躁，失眠，耳鸣，小便短赤，脉细数。

三、鉴别诊断

1. 小儿高原性心脏病与动脉导管未闭鉴别

高原性心脏病是高原地区最常见的先天性心脏病，其杂音在肺动脉压力过高或出现心力衰竭时可不典型，有时只发生在收缩期，或无明显的杂音，易与动脉导管未闭混淆。①高原性心脏病表现为右心室增大、肺动脉压明显升高、右心功能不全，而动脉导管未闭主要以左心室增大为主。②动脉导管未闭主要表现为体力活动能力下降，易疲劳、喜蹲，运动后发绀，而高原性心脏病主要是右心室扩张、颈静脉充盈、肝大等右心功能不全表现。③动脉导管未闭的杂音位置高，在胸骨左缘第2肋间或锁骨下最为响亮，性质粗糙，伴有心力衰竭者在心力衰竭纠正后杂音增强；高原性心脏病的杂音主要在心尖区，性质柔和，心力衰竭纠正后杂音减弱或消失。极少数鉴别困难的患儿应尽早转至低海拔处治疗。

2. 小儿高原性心脏病与心内膜弹力纤维增生症鉴别

心内膜弹力纤维增生症有2/3的患儿发病年龄都在1岁以内，与小儿高原性心脏病相似。但心内膜弹力纤维增生症发病率较低，病变以左心增大为主，表现为顽固的左心衰竭，X线、心电图及超声心动图可见左心房、右心室扩大，特别在胸透左前斜位观察时可见左心室搏动消失而右心室搏动正常；小儿高原性心脏病主要表现为右心室扩大、肺动脉高压。极少数鉴别诊断困难的患儿，如以右心室肥大为主的缩窄型患者，应尽早转至低海拔处治疗。

3. 小儿高原性心脏病与脚气性心脏病鉴别

脚气性心脏病的临床表现与高原性心脏病十分相似，临床鉴别有一定困难。脚气性心脏病较为罕见，是长期严重缺乏维生素 B_1 所致，可引起对称性周围神经炎，查体可见脉压增大，大动脉出现水冲脉、枪击音及毛细血管搏动，用大剂量的维生素 B_1 治疗可以纠正心力衰竭，转至低海拔处治疗难以改善，故可与小儿高原性心脏病鉴别。

4. 小儿高原性心脏病与克山病鉴别

克山病是一种地方性心肌病，在高原地区时有发生，需与小儿高原性心脏病鉴别。①克山病有十分明显的流行病学特征，几乎都发生在自给自足的农业人群中，且常呈局部地区的小流行；而高原性心脏病患儿多为移居高原者或移居高原的父母所生。②儿童克山病大多数呈亚急性起病，年龄偏大，以2~5岁多见，高原性心脏病患儿则为急性起病，发病年龄大多在3岁以内。③克山病常累及全心，左、右心室均扩大，但无明显的肺动脉圆锥突出。④克山病患儿转至低海拔处治疗无明显改善。

5. 成人高原性心脏病与生理性肺动脉高压鉴别

进入高原的居民都会因高原低氧环境产生肺动脉高压，这是机体的生理反应，以下几点有助于诊断：

（1）肺动脉压多轻度升高，平均肺动脉压一般小于4kPa。

（2）X线示右肺下动脉直径多小于17mm，其与气管横径的比值多小于1。

（3）心电图电轴右偏多小于120度，$R_{V1}+S_{V5} < 12mV$。

（4）超声心动图示右心室流出道内径多小于17mm，或右心室流出道内径与左心房内径比值小于1.6。超过上述指标时先考虑为病理性肺动脉高压，若同时伴有明显的低氧血症、红细胞增多，并有相应的临床表现则支持高原性心脏病的诊断。

6. 成人高原性心脏病与慢性肺源性心脏病鉴别

世界卫生组织已将高原性心脏病归属于肺心病中，可见两病极为相似，很难区别。但肺心病在病因、临床表现、预后和治疗等方面都与高原性心脏病不同。

（1）肺心病大多数有慢性肺部疾病史，红细胞增多者较高原性心脏病少见，即使有红细胞增多，其程度也较高原性心脏病轻。

（2）肺心病多为中老年患者；高原性心脏病一般不受年龄限制，其发病与移居高原的时间长短成正比。

（3）肺心病有长期呼吸道感染史，临床上以咳嗽、咳痰为主；高原性心脏病起病隐匿，除心脏症状及体征，常伴有高原适应不全等一系列临床表现。

（4）肺心病X线检查可见明显的肺气肿及弥漫性肺实质病变的征象及右肺下动脉横径增宽；高原性心脏病则无或仅有轻度的肺实质变化，肺动脉圆锥的突出较右肺动脉的增宽明显，且有心影的明显增大。

（5）转至低海拔处治疗，高原性心脏病的临床表现及体征大多可以消失，而肺心病患者虽临床表现有所改善，但固有的征象仍然存在。

7. 成人高原性心脏病与冠心病鉴别

冠心病与高原性心脏病均可出现心前区疼痛、心脏扩大，尤其是高原性心脏病左心受累的患者，可出现急性左心功能不全，此时二者的鉴别较为困难。但冠心病患者常有易患因素（高血脂、高血压及糖尿病等）及典型的心绞痛发病史，心电图有心肌缺血的表现，且很少有右心肥大、肺动脉高压等表现。

四、临床治疗

（一）提高临床疗效的要素

1. 中医辨证准确

本病辨证以标实本虚为纲，标实辨证有两个要点，一是辨寒饮还是痰热；二是辨血瘀、水停，还是痰蒙神窍。本虚辨证，一辨脏腑，即心、肺、脾、肾诸脏之虚；二辨阴阳，是气阳虚衰还是气阴两虚。分清主次，综合判断，确定主攻方向。

2. 急性加重期的治疗

本病急性加重期的治疗关键是通过细菌培养、药物实验，选择有效抗生素，迅速、有效地控制呼吸道感染，畅通呼吸道，纠正缺氧和二氧化碳潴留，控制心力衰竭，以及处理好酸碱平衡失调和电解质紊乱。

（二）辨病治疗

1. 一般治疗

凡确诊为高原性心脏病者，原则上应先在高原就地积极治疗，待病情稳定后转往低海拔处，但对于病程长且反复发作，在高原地区治疗后疗效不佳者，宜转至海拔较低的地区治疗；应安排合理的生活制度，减少体力活动，保证睡眠时间及睡眠质量，多食用高热量、高蛋白食物及新鲜蔬菜水果，重者需卧床休息；积极预防、控制呼吸道感染，以去除诱因，帮助患者建立康复的信念。

纠正缺氧、提高血氧分压是抢救高原性心脏病心力衰竭的关键和首要措施，并要求早期、及时、充分。给氧原则：一般采用鼻导管持续吸氧，症状好转后仍应再继续供氧1个周期，如过早停氧，病情易再度恶化。无合并呼吸道感染而发绀较轻者，可在白天间断吸氧，夜间最好持续吸氧。有呼吸道并发症的以持续给氧为佳。给氧方法包括：①无控制性氧疗法，多应用于肺水肿发生时；②控制性氧疗法，即高原性心脏病常用的低流量持续给氧，使血氧分压大于6.7kPa或血氧饱和度大于85%。

2. 药物治疗

（1）心力衰竭的治疗　参见"心力衰竭"等相关章节。

（2）心肌能量代谢药物　高原性心脏病由于心肌慢性缺氧，能量代谢障碍，可影响心泵功能。1,6-二磷酸果糖能促进细胞内高能基因的重建，还能促进葡萄糖代谢，可营养心肌，促进心肌存活，增强心肌细胞抗缺血、抗缺氧及抗损伤能力，促进心肌细胞修复，增加心排血量。

（3）激素　对于缺氧较重，心力衰竭顽固，并发肺水肿或感染中毒症状较重者，均可应用肾上腺皮质激素。

（4）抗生素　冬、春季的高原地区气候寒冷、干燥、风沙大、日温差大，易引发呼吸道感染，使缺氧加剧，加重病情，应酌情选用广谱抗生素积极控制感染。

（5）支持疗法　适量补充维生素，特别是补充维生素 B_1 和维生素 C。维生素 B_1 缺乏，可引起心肌能量释放减少、心肌收缩力减弱而发生心力衰竭。

（三）辨证治疗

1. 辨证论治

（1）心气虚弱型

治法：益气养心。

方药：补中益气汤加减。炙黄芪15g，白术10g，广陈皮6g，党参10g，当归10g，柴胡3g，炙远志、石菖蒲、茯苓各10g，炙甘草5g。

加减：汗出甚者，加龙骨、牡蛎；心悸失眠者，加珍珠母、酸枣仁、五味子；心阳不足者，加桂枝。

（2）心血不足型

治法：健脾补血，养心安神。

方药：归脾汤加减。白术30g，茯神

30g，炙黄芪30g，龙眼肉30g，酸枣仁30g，党参15g，当归3g，广木香15g，紫丹参10g，生姜10g，大枣3~5枚。

加减：夜眠不安者，加珍珠母、夜交藤；脉结代者，加炙甘草、桂枝、阿胶。

（3）心阳不振型

治法：振奋心阳，益气行水。

方药：苓桂术甘汤加减。茯苓15g，桂枝10g，白术、炙甘草各6g，制附子10g，龙骨、牡蛎各5g，黄芪10g。

加减：唇甲青紫者，加人参、红花；水气上逆，见咳嗽气喘、痰多者，去龙骨、牡蛎，加葶苈子、白芥子；浮肿、腹胀、尿少者，去龙骨、牡蛎，加马鞭草、车前子、泽泻、木防己。

（4）气滞血瘀型

治法：理气活血，化瘀通络。

方药：枳实薤白桂枝汤合失笑散加减。枳实12g，薤白9g，川桂枝6g，瓜蒌12g，五灵脂、生蒲黄各等份。

加减：气虚者，重用黄芪；阳虚，苔白腻者，加半夏、橘红；气滞重者，加广郁金；血瘀重者，加紫丹参、赤芍、桃仁、红花。

（5）气阴两虚型

治法：补气益阴，活血通络。

方药：生脉散加减。人参10g，麦冬10g，五味子6g，黄芪10g，何首乌5g，紫丹参、川芎各10g。

加减：阴虚火旺者，加生地黄、玄参、龟甲、地骨皮；烦躁失眠者，送服朱砂安神丸。

2. 外治疗法

针刺疗法　①心气（阳）虚：取心俞、巨阙、内关、神门、脾俞、气海俞等穴。心俞穴斜刺0.5~0.8寸，行捻转补法；巨阙穴向下斜刺0.5~1寸，行捻转补法；内关穴直刺0.5~1寸，针感以麻胀感沿手臂上行为好；神门穴直刺0.3~0.5寸，手法同内

关穴；脾俞穴直刺 0.5~0.8 寸、气海穴直刺
0.8~1 寸，行提插捻转补法。

②心血（阴）虚：取神门、三阴交、
心俞、脾俞、太溪穴。神门穴直刺 0.3~0.5
寸，三阴交穴直刺 1~1.5 寸，行捻转提插补
法，使酸麻胀感略重；心俞穴直刺 0.5~0.8
寸，脾俞穴向里针刺 0.5~0.8 寸；太溪穴直
刺 0.5~0.8 寸，向足或脚趾传导为佳。

③心脾两虚：取脾俞、心俞、中脘、
内关、足三里、三阴交穴。脾俞穴直刺
0.5~0.8 寸、心俞穴斜刺 0.5~1 寸，均行捻
转补法；中脘穴直刺 0.5~1 寸，行提插补
法；内关穴直刺 0.5~1 寸；足三里穴直刺
0.5~2 寸，行提插补法，使针感向上沿大腿
传至腹部为佳；三阴交直刺 1~1.5 寸。

（四）其他疗法

藏医疗法

早在公元前 246 年，藏医药便形成了
较为完整的理论体系。藏医理论表示人体
存在三大因素"龙"（气）、"赤巴"（胆）、
"培根"（涎），七大物质基础（即饮食精
微、血、肉、脂肪、骨、骨髓、精），三种
排泄物（大便、小便、汗）。三大因素支配
着七大物质基础及三种排泄物的运动变化，
他们之间相互协调转化，促进彼此的动态
发展，因而保持平衡。与中医理论类似，
藏医也将高原性疾病的产生归因于三大因
素与七大物质功能失调，脏腑失和。

在高原特有的寒冷干旱、海拔高、日
照时间长的条件下，藏医因地制宜，就地
取材，逐渐发现了高原药材具有独特的生
物学效应与疗效。其中藏药狭叶红景天、
唐古特青兰、藏红花、油菜花粉等对高原
性疾病有确切的疗效。除了药物治疗外，
藏医在饮食、起居上也和中医理论一致提
出了顺应四时，劳逸结合，饮食适宜等要
求，如清淡饮食，减少糌粑、酥油摄入
量等。

五、预后转归

本病的首要治疗是就地氧疗。由于绝
大多数小儿病例呈亚急性经过，及时转移
内地者预后良好，但是因各种原因不能脱
离高原环境者病程迁延或反复发作，病死
率 9.9%~15.1%。

六、预防调护

1. 积极进行健康宣教

西藏处于我国西部地区，人们的生活
水平及健康意识不强。据统计，医院中首
次就诊心功能达 Ⅲ 级以上者可高达 23%，
可见大力进行健康宣教非常必要和紧迫，
可以通过广播电视、新闻媒体等进行宣传，
提高人们的卫生保健意识。

2. 改变生活方式，控制危险因素

（1）戒除烟酒　西藏地区居民，普遍
有抽烟饮酒的习惯，而嗜烟、嗜酒是心血
管系统的重要危险因素，尤其在高原缺氧
地区，能够加剧支气管平滑肌痉挛，加重
心肌缺氧。

（2）劳逸结合　据统计，重体力、脑
力劳动者心脏病发病率最高，可能由于长
期从事高强度劳动，缺少充分休息，加之
生活环境、饮食条件差，使耗氧量增加，
心脏进一步缺氧，导致心脏代偿性肥大，
最终引起心功能不全。尤其是有高血压等
心血管基础疾病者，发病率更高。

（3）少食多餐　高原缺氧，消化系统
功能下降，少食多餐可减轻消化系统的负
担，改善心血管功能。

（4）参加体育锻炼，控制体重，松弛
紧张情绪，低盐饮食。

（5）积极治疗高血压、糖尿病、高脂
血症、高尿酸血症等基础疾病。

参考文献

[1] 李刚，罗勇军，陈祖林. 高原肺动脉高压

治疗进展［J］. 人民军医, 2014, 57（6）:
693-694.

［2］刘杰, 刘川川, 刘辉琦等. 低压低氧对 SD
大鼠肺动脉压及肺组织骨桥蛋白表达的影
响［J］. 中国动脉硬化杂志, 2016, 24（1）:
29-33.

［3］Fediuk J, Sikarwar AS, Lizotte PP, et
al. Hypoxia increases pulmonary arterial
thromboxane receptor internalization
independent of receptor sensitization［J］.
Pulm Pharmacol Ther, 2015, 30: 1-10.

［4］Pugliese SC, Poth JM, Fini MA, et al. The
role of inflammation in hypoxic pulmonary
hypertension: from cellular mechanisms to
clinical phenotypes［J］. Am J Physiol Lung
Cell Mol Physiol, 2015, 308（3）: 229-252.

［5］Golombek S, Suttner D, Ehrlich R, et al.
Target versus actual oxygenation index at
initiation of inhaled nitric oxide in neonates
with hypoxic respiratory failure: survey results
from 128 patient cases［J］. J Perinat Med,
2014, 42（6）: 685-692.

［6］李尚师, 李素芝, 郑必海. 高原性心脏病
与肺血管结构重建的研究进展［J］. 华南国
防医学杂志, 2012, 26（4）: 392-394.

［7］包政权, 刘永梅, 胡进明, 等. 灯盏花素治
疗高原低氧性肺动脉高压的临床分析［J］.
高原医学杂志, 2010, 20（2）: 43-45.

［8］桑葵, 周英, 李明霞. 缺氧性肺动脉高压
新生大鼠肺血管重塑的研究［J］. 中国当代
儿科杂志, 2012, 14（3）: 210-214.

［9］刘斌, 彭军. 氧化应激和肺动脉高压血管
重构［J］. 中国动脉硬化杂志, 2011, 19
（6）: 539-542.

［10］董莉, 朱海萍, 李云雷, 等. 5-羟基癸酸
盐对低氧肺动脉高压大鼠肺血管重建的影
响及其机制［J］. 温州医学院学报, 2010,
40（5）: 445-449.

［11］杨海涛, 孙立红. 缺氧性肺动脉高压患者
NO 及 CGRP 的变化与意义［J］. 山东医
药, 2011, 51（21）: 49-50.

第十七章 心脏肿瘤

心脏肿瘤是指由肿瘤细胞侵袭心脏引起的，以心脏表现为主的一类全身性疾病，发病率不高。心脏肿瘤在临床中以心脏症状为主，并伴见发热、乏力、食欲减退、雷诺现象、关节疼痛、贫血等非特异性表现。

一、病因病机

（一）西医学认识

心脏肿瘤类型复杂，病因尚不明确。继发性心脏肿瘤均为恶性，系由其他部位恶性肿瘤转移至心肌组织引起；心脏黏液瘤可能与家族遗传性有关，好发于有家族遗传因素的人群、恶性肿瘤患者、饮食不健康人群、长期焦虑人群及长期患有慢性疾病者。

1. 原发性心脏良性肿瘤

（1）黏液瘤 心脏黏液瘤在心脏肿瘤中发病率最高，多见于女性，可发生于任何年龄，但以30~60岁及70~79岁多见。有家族史的患者约占10%，其余为散发病例。心脏黏液瘤一般不会多部位生长，病变位于左心房者约占75%，位于右心房者占15%~20%，病变位于左、右心室者分别约占3%和4%。瘤体形态多样，质软易碎，内含有大量黏液，外观呈胶冻状，表面可形成血栓，或有出血、坏死、囊变、钙化。心脏黏液瘤多起源于卵圆窝，由瘤蒂相连，易阻塞二尖瓣或三尖瓣口，导致血流障碍、瓣膜狭窄。

（2）良性横纹肌瘤 心脏良性横纹肌瘤多发生于胎儿、婴幼儿，约有3/4的患者在1岁前被发现，产前诊断的胎儿心脏肿瘤约60%为横纹肌瘤。主要发生在心室及室间隔心肌内，大部分为多发性实性结节，易引起心律失常、传导阻滞甚至猝死。横纹肌瘤患儿常合并结节性硬化症，由于结节性硬化症在新生儿期很难诊断出来，所以结节性硬化合并横纹肌瘤的比例可能更高。横纹肌瘤还可能同时与唐氏综合征等遗传性疾病或先天性心脏病（如房间隔缺损、法洛四联症、左心发育不良综合征等）并存，更增加了其诊断和治疗的复杂性。

有学者发现横纹肌瘤的肿瘤细胞无有丝分裂能力，可以随时间退化，有自然消失的倾向。因此，对于无症状或轻微症状者不主张手术治疗。

（3）纤维瘤 心脏纤维瘤是儿童心脏肿瘤中继横纹肌瘤后第二高发的单发肿瘤。瘤体常位于左心室和室间隔，常无包膜、灰黄、实性、略呈编织状、质韧，部分区域因钙化而变硬；肿瘤细胞浸润性生长，与心肌组织相互交错，表达波形蛋白（Vimentin），不表达平滑肌肌动蛋白、肌红蛋白、中枢神经特异性抗原（S-100）、间变性淋巴瘤激酶（ALK），核增殖指数（ki-67）<5%。心脏纤维瘤可引起心脏传导阻滞和心律失常，患儿出生后常因恶性心律失常（室性心动过速及心室颤动）猝死。

（4）脂肪瘤 心脏脂肪瘤多见于老年患者，尤其是肥胖老年人，可发生于心脏任何部位，但以心腔外多见。一般无临床症状，较小的瘤体常于尸检时被偶然发现，瘤体较大时可影响心脏泵血功能，侵害心脏传导系统时可导致心律失常，甚至导致猝死。

（5）畸胎瘤 心脏畸胎瘤发病率极低，来源于生殖细胞，有包膜，约2/3发生于儿童，其性质由细胞分化程度决定。肿瘤一般由蒂附着于主动脉或肺动脉根部，多生长于心包，极少出现在心肌内或心腔内。瘤体生长较快、体积大，易引起心脏受压及邻近的肺动脉、主动脉、上腔静脉梗阻。

（6）血管瘤　心脏血管瘤较为罕见，在心脏肿瘤中不超过5%，可发生于各个年龄阶段，近年来患者数量有上升趋势，多数在体检或尸检中无意发现。毛细血管瘤呈局限性，而海绵状血管瘤和蔓状血管瘤呈浸润性生长，心脏血管瘤组织学表现与其他血管瘤相同。由于其多血管性和黏液基质存在，病理检查时有时被误诊为黏液瘤。

（7）心肌错构瘤　心肌错构瘤又称浦肯野细胞瘤，通常含有大量线粒体病变的小肿块，透明细胞内含糖原，过碘酸希夫反应（PAS反应）阳性。瘤体呈黄色结节，直径多为0.1~1.5cm，可含坏死组织、脂肪、肌肉、骨化组织等，常引起难治性心动过速（如室性心动过速）。

（8）其他　心脏副神经细胞瘤、神经鞘瘤、粒细胞瘤、炎性假瘤等较罕见，仅见于个案。

2. 原发性恶性肿瘤

（1）血管肉瘤　心脏血管肉瘤在心脏恶性肿瘤中发病率最高，多起源于右心房及房间隔，右心室及左心系统亦可见，仅占心脏肉瘤的5%~12%，男性发病率高于女性。作为未分化型多形性肉瘤的亚型，有证据提示血管肉瘤MDM2癌基因过表达，可将其解释为血管分化。瘤体多带蒂，外观分叶状，大小不等，中央可见出血及坏死，典型的进展期血管肉瘤完全侵袭心房壁，可将整个心腔填满，并易侵袭邻近的结构，最常累及心包。光镜检查可见瘤细胞呈多形性，呈实性条索、团块状排列，或围成不规则的、相互吻合的管腔。低分化肿瘤细胞呈弥漫性、条索状、巢状排列，血管腔不明显或不典型；而高分化肿瘤细胞似正常内皮细胞，核分裂少见；在肿瘤内低分化及高分化组织构象往往并存。

（2）横纹肌肉瘤　心脏横纹肌肉瘤也是心脏常见恶性肿瘤之一，约占10%，并可增加女性乳腺癌患者患软组织肉瘤的风险；可出现在心室和心房，容易出现瓣膜口堵塞现象，预后极差。

（3）淋巴瘤　心脏淋巴瘤常见于免疫缺陷者，男女比例（2~3）：1，占心脏原发性肿瘤的1.3%，常起源于右心系统。患者常见临床表现有呼吸困难、充血性心力衰竭、心包积液或胸膜腔积液、胸痛，及发热、寒战、体重减轻等其他非特异性症状，有罕见病例报道患者同时存在淋巴瘤和黏液瘤，表现为外周动脉栓塞等。

（4）其他　心脏恶性间皮瘤、混杂瘤、骨肉瘤等较为罕见，临床症状多不典型，易漏诊和误诊，预后极差。

（二）中医学认识

中医学现存文献中虽没有关于心脏肿瘤的专门记载，但根据其临床主要表现，可归入"积聚"范畴。

1. 虚乃肿瘤形成的内因

《素问·刺法论篇》曰："正气存内，邪不可干。"《素问·评热病论篇》曰："邪之所凑，其气必虚。"《灵枢·百病始生》亦云："此必因虚邪之风，与其身形，两虚相得，乃客其形。"后世医家也多有论述发挥。明代李中梓在《医宗必读》中讲述了积的成因："积之成也，正气不足，而后邪气居之。"清代顾世澄在《疡医大全》中说："故积之为积，本于气虚血弱之人，故曰壮人无积，虚则有之。"可见，正气不足是肿瘤形成的内因。

2. 外感寒邪乃肿瘤发生的重要病因

《灵枢·五变》曰："余闻百疾之始期也，必生于风雨寒暑，循毫毛而入腠理，或复还，或留止，或为风肿汗出……或为积聚。"明确指出了积聚始于外感，同时也讲述了积的初始原因及形成机制。又如《灵枢·百病始生》中写道："积之始生，得寒乃生，厥乃成积也。"又曰："厥气生足悗，悗生胫寒，胫寒则血脉凝涩……日以成积。卒然多食饮，则肠满，起居不节……则并合凝聚不得散，而积成矣。卒然外中于寒，若内伤于忧怒，则气上逆……着而不去，而积皆成矣。"这里讲述了3条成积的途径，均和外感寒邪有关。巢元方《诸病源候论》也指出："积聚者，由阴阳不和，脏腑虚弱，受于风邪，搏于脏腑之气所为也。"《疮疡经验全书》认为岩的形成，是阴极而阳衰，阴虚积聚，血无阳不敛所致。多项研究显示，临床上运用温阳法治疗中晚期肿瘤疗效显著。由此可见，得寒乃生是肿瘤生成的重要原因。寒主收引，性凝滞，能使气血津液和痰饮、瘀血等病理产物相互搏结而生成癥瘕积聚。

3. 痰和瘀既是病因，又是表现

中医学对痰的认识，最早见于张仲景《金匮要略·痰饮咳嗽病脉证并治》，而后诸家提出百病兼痰学说。朱丹溪指出："怪疾多属痰，痰火生异证。"张介宾认为："痰生百病，百病多兼有痰。"清代林佩琴所著《类证治裁》则更具体地提出有"痰核瘰疬之痰"。中医学认为，多种疾病的发生、发展均与痰邪的凝结和阻滞有关，肿瘤的发生更是如此。痰既是病理产物，又是致病因素，不仅指有形可见的痰液，还包括瘰疬、痰核和停滞在脏腑、经络中未被排出的痰，即"无形之痰"。痰阻气机，气血运行不畅，壅遏阻滞脉络，就会导致肿瘤的形成。痰可致瘤，瘤也常表现为痰证，因此肿瘤从痰论治常收获很好的疗效。

二、临床诊断

（一）辨病诊断

1. 临床表现

（1）全身表现　继发性肿瘤与恶性肿瘤全身表现明显，常有发热、乏力、食欲减退、雷诺现象、关节疼痛、皮疹，以及红细胞沉降率加快、高γ球蛋白、白细胞增高、贫血，或红细胞增多、血小板增多或减少等非特异性表现，晚期出现恶病质。心脏肿瘤的全身表现可能是机体对肿瘤所分泌的物质或肿瘤坏死部分的反应，肿瘤切除后即消失。

（2）心脏表现　心脏肿瘤特异性的症状、体征与瘤体大小和部位密切相关。

①心肌肿瘤：A.心律失常。可依肿瘤部位的不同而产生各类心律失常，如心房颤动、心房扑动、阵发性心动过速等；累及传导系统的肿瘤可产生不同程度的束支、分支或房室传导阻滞，严重者可发生阿-斯综合征，甚至猝死。以血管瘤和间皮瘤为多见。B.心肌功能受损。肿瘤侵犯心肌后，临床上可出现类似扩张型、限制型、肥厚型心肌病的表现，严重者可引起心力衰竭。心电图上有ST-T改变，可出现病理性Q波。C.心脏破裂。偶可见到由于肿瘤细胞浸润心肌导致心脏破裂的现象。

②左心房肿瘤：常可活动，有蒂。肿瘤较小者可无症状，较大者可阻碍血流、阻塞二尖瓣口或充填整个心房，当肿瘤干扰瓣膜关闭或损伤瓣膜时，可产生二尖瓣关闭不全，其症状和体征与二尖瓣病变相似，特点为突然性、间歇性和体位性，常发生于坐位或立位，改为卧位时可以消除。随着二尖瓣口的堵塞，常出现心尖区舒张期雷鸣样杂音，可伴有收缩期吹风样杂音。左心房压力增高，容积增大伴肺淤血时，二尖瓣关闭延迟，出现第四心音及增强的

第一心音。左心室充盈时间缩短，主动脉瓣提前关闭，导致第二心音分裂增宽。有时在第二心音后可听到低调的肿瘤扑落音，出现时间晚于二尖瓣开瓣音，早于第三心音，一般认为是由肿瘤撞击心壁或落入心室的肿瘤蒂突然拉紧所致。

③右心房肿瘤：通常导致进展较快的右心衰竭，体检时发现颈静脉充盈、周围性水肿、上腔静脉综合征、肝大、腹水等。三尖瓣区可闻及新出现的舒张期和（或）收缩期杂音，且随呼吸和体位而变化，这是由于肿瘤堵塞三尖瓣口血流及影响瓣膜关闭所致。与左心房肿瘤相似，也可产生舒张期肿瘤扑落音，发生肺栓塞和肺动脉高压。当右心房高压使卵圆窝开放时，产生右向左分流，出现缺氧、缩窄性心包炎、三尖瓣狭窄、上腔静脉综合征和心肌病等。

④右心室肿瘤：通常由于阻碍右室充盈和（或）射血导致右心衰竭，临床表现为周围性水肿、气促、晕厥，甚至猝死。胸骨左缘可闻及收缩期喷射音、舒张期雷鸣音和第三心音，肺动脉瓣第二心音延迟，可见肺栓塞和肺动脉高压。当肿瘤累及肺动脉瓣时，出现肺动脉瓣关闭不全。右心室肿瘤需与肺动脉瓣狭窄、限制型心肌病及三尖瓣关闭不全鉴别。肺动脉瓣狭窄的症状隐匿，进展缓慢；而右心室肿瘤进展较快，常无狭窄后扩张及收缩期喷射音。

⑤左心室肿瘤：限于左室壁内的肿瘤可无症状，亦可出现心律失常及左室功能受损的表现。肿瘤可达左心室腔内，阻塞左心室流出道，导致晕厥及左心衰竭。胸痛可能由左心室肿瘤侵入冠状动脉或肿瘤栓子栓塞冠状动脉所致。血压和心前区收缩期杂音常随体位而改变。左心室肿瘤的临床表现可与主动脉狭窄、肥厚型心肌病、心内膜弹力纤维增生症和冠状动脉疾病相似。

⑥心包受侵表现：侵及心包的肿瘤主要为转移性肿瘤或原发性心脏恶性肿瘤。心包摩擦音很少听到，心包积液时心浊音界逐渐增大、心音降低，出现奇脉和颈静脉怒张，心电图示 ST-T 改变和低电压。积液量多时可有气急、端坐呼吸、咳嗽、胸痛、肺充血、肝大和下肢浮肿，积液越多，症状越明显。肿瘤侵入心脏可造成急剧发生的心包填塞，致血压下降、昏厥和休克。心包穿刺时，从穿刺的心包液中可找到肿瘤细胞。抽液不久，积液又增多，被浸润的心包逐渐增厚。心包肿瘤逐渐增大，使心包腔闭塞，引起心包缩窄。常同时累及胸膜，合并胸水。肿瘤刺激心包和胸膜，可引起心前区疼痛。

（3）栓塞　瘤体碎块或附于肿瘤上的血栓可导致栓塞，以黏液瘤常见。栓塞的分布取决于肿瘤的部位，以及有无心内分流。左心腔肿瘤可引起体循环栓塞，到达脑、肾、腹内器官、四肢，甚至冠状动脉；右心室肿瘤和伴左向右分流的心腔肿瘤可引起肺栓塞，反复多次肺栓塞可造成肺动脉高压和肺源性心脏病。

2. 相关检查

（1）X 线检查　胸片上心脏外形改变无特征性，可以正常，轮廓可以不规则，也可以普遍增大或某一心腔增大，X 线心影改变是首见异常征象，应引起注意。心影不规则者常属心包或心肌肿瘤，透视下心影突出部分并不呈反常搏动，此有别于室壁瘤，心腔内钙化点在早年出现。左房黏液瘤 X 线表现频似二尖瓣病变；转移性肿瘤常伴心包积液、胸腔积液、肺内阴影、纵隔地宽、肺门或纵隔旁淋巴结肿大。经心导管做心房或心室选择性心血管造影可显示心腔内肿瘤，但需要注意有并发栓塞的可能。此外，由于左房黏液瘤的蒂通常附着在卵圆窝上，因此，穿透房间隔的心导管检查不宜进行。

（2）心电图　心电图多有非特异性改

变，可发现心房或心室肥大，出现各种心律失常。

（3）超声心动图　应尽可能对每一例疑似心脏肿瘤的患者进行超声心动图检查，不仅可以显示心包、心肌和心腔内肿瘤大小、形态、附着点、活动状况，而且多普勒频谱图和多普勒彩色血液显像技术可以显示肿瘤所致的血流受阻和（或）反流的存在与程度、心腔和大血管内的压力变化、心功能等。

（4）放射性核素显像　核素心腔造影有助于诊断心腔内肿瘤。计算机体层摄影（CT）分辨率已不断提高，可显示心脏肿瘤与大血管、纵隔的毗邻关系，有助于早期发现心外种植或鉴别转移瘤，也可根据CT值来推断肿瘤的血液供应及组织学特性（钙化、脂肪组织等）。双源CT的应用使临床发现肿瘤供血血管成为可能，有助于指导临床治疗。MRI是综合评价原发性心脏肿瘤的最佳影像学检查方法，其能够准确显示心脏肿瘤的位置、形态、大小，判断肿瘤的良恶性和浸润程度，对纤维瘤、黏液瘤、脂肪瘤及血管瘤的诊断价值较高。此外，心肌灌注和延迟强化检查可鉴别心脏肿瘤与肿瘤样病变，是常规检查的必要的有效补充。

（二）辨证诊断

1.阳虚寒盛型

临床证候：胸痛彻背，感寒痛甚，伴有胸闷，气短，心悸，动则喘息，不能平卧，面色苍白，四肢厥冷。舌紫暗，苔白，脉沉紧。

辨证要点：胸痛彻背，感寒痛甚，四肢厥冷，脉沉紧。

2.气滞血瘀型

临床证候：胸胁胀痛，咳嗽气短，咳痰不爽。舌暗或有瘀斑、瘀点，苔薄腻，脉弦。

辨证要点：胸胁胀痛。舌暗，或有瘀斑、瘀点，脉弦。

3.痰湿阻滞型

临床证候：胸骨后闷痛，痰多，喘促，形体肥胖，肢体沉重，头重如裹。舌暗，苔白厚腻，脉滑。

辨证要点：胸背后闷痛，肢体沉重，头重如裹。舌暗，苔白厚腻，脉滑。

4.痰气凝结型

临床证候：胸背作痛，胸闷胀痛，咳嗽气短，咳痰不畅，胃纳欠佳。苔腻，脉弦滑。

辨证要点：胸闷胀痛，咳痰不畅。苔腻，脉弦滑。

5.气虚血瘀型

临床证候：面色微黄，心悸气短，咳声低怯，乏力自汗，胸闷胀痛。舌淡暗、有瘀斑，苔薄白，脉沉细涩。

辨证要点：气短乏力。舌有瘀斑，苔薄白，脉沉细涩。

6.气血双亏型

临床证候：面黄或苍白，身体瘦弱，神疲纳呆，声低气短，头晕自汗，贫血。舌淡，脉沉细。

辨证要点：身体瘦弱，声低气短，头晕自汗。舌淡，脉沉细。

三、鉴别诊断

由于心脏肿瘤的临床表现不一，可类似各种心脏病，因而诊断较困难。临床上有难以解释的心脏病症状和体征者，应考虑到心脏肿瘤的可能性。已知恶性肿瘤患者出现心脏病症状和体征时，应警惕转移到心脏的可能性。临床上主要是对常见的心脏肿瘤与心脏病进行鉴别。

1.左心房黏液瘤与风湿性二尖瓣狭窄鉴别

左心房黏液瘤患者无风湿热史，症状和体征具有体位性、间歇性，无开瓣音，常为窦性心律，有昏厥史，可资鉴别。

2. 左心房黏液瘤与感染性心内膜炎鉴别

黏液瘤患者全身发热症状明显者与感染性心内膜炎相似，主要鉴别点为黏液瘤患者多次血培养阴性，用抗生素治疗无效。

3. 与心内血栓鉴别

心内血栓的发生主要见于风湿性心脏病二尖瓣病变患者，左心房增大，出现左房附壁血栓。心脏的冠状动脉内可以发生血栓，导致冠脉狭窄或闭塞，引起心绞痛甚至心肌梗死。

四、临床治疗

（一）提高临床疗效的要素

1. 扶正培本

心脏肿瘤是机体全身性疾病的局部表现，中医学对肿瘤的认识更重视整体性。癌症的发生与发展，是一个正邪相争的过程，患者整体多表现为正虚，病灶局部则多表现为邪实，各种外因多在人体正虚的情况下侵袭机体而引发本病。运用扶正培本法治疗肿瘤是中医学的一大特色，是用扶持正气、培植本元的方法来调节人体阴阳气血、脏腑经络的生理功能，提高患者的抗病能力，增强免疫力。近年来，通过对扶正培本法进行大量的临床研究，发现其临床效果主要有：①提高生存率；②减轻放化疗产生的不良反应；③提高手术效果；④预防肿瘤和治疗癌前病变。故扶正培本法是临床上的重要治则。

2. 清热解毒

毒热是恶性肿瘤的主要病因病理之一，恶性肿瘤患者常有邪热瘀毒蕴结体内，临床上表现为邪热壅盛。中、晚期患者在病情不断发展时，常见发热、疼痛、肿块增大、局部灼热疼痛、口渴、便秘、苔黄、舌质红绛、脉数等热性证候，治疗当以解毒为法则。炎症和感染往往是促使肿瘤发展和病情恶化的因素之一，清热解毒药能控制和消除肿瘤周围的炎症和感染，所以能减轻症状，在一定程度上控制肿瘤发展。同时，大量经筛选出来的有抗肿瘤作用的中药大多属于清热解毒药，所以清热解毒法是心脏肿瘤最常用的治法之一。经现代药理研究证实，许多清热解毒的抗肿瘤药物对机体免疫功能有较大影响，能增强机体非特异性免疫功能、细胞免疫功能、体液免疫功能等，并对造血干细胞的造血功能、干扰素的诱生等具有促进作用。因此，临床灵活、正确地使用清热解毒药物，能更好地发挥其抑菌、抗肿瘤作用，有利于患者的康复。

3. 活血化瘀

活血化瘀法是中医学应用活血化瘀药物治疗瘀血证的一种方法，中医学对肿瘤病理、病因的认识，瘀血为其中之一，因此，活血化瘀法是治疗心脏肿瘤的重要法则之一。目前，经药理学研究证实，多种活血化瘀药物均具有抗肿瘤作用。另经临床血液流变学证明，癌症患者血液高黏状态是比较严重的，用活血化瘀药物治疗的疗效肯定。活血化瘀药具有改善结缔组织代谢的作用，在临床上，活血化瘀药物合并放射疗法，可增强放疗的敏感性，对肺部肿瘤放疗后的并发症——放射性肺炎及肺纤维化亦有一定疗效。活血化瘀法在肿瘤临床上的应用，应根据中医理论及辨证施治，有瘀血证或有一些瘀血证的客观指标异常（如血液流变学异常、舌及甲皱微循环的改变、结缔组织纤维化改变等）时就可以应用。未见瘀血证的患者如果任意滥用活血化瘀药可伤正气，对患者极为不利，有促进癌细胞转移的危险。

4. 化痰祛湿

痰湿均为人体内的病理产物，又可作为病因作用于人体。中医学认为许多肿瘤是由痰湿凝聚所致，通过化痰祛湿法，不但可以减轻症状，某些肿瘤亦可得到有效控制。通过现代实验研究及药物筛选，更进一步证明某些化痰、祛痰药物本身就有抗肿瘤作用，所以结合中医的辨证施治原则，合理地运用化痰祛湿法，将有助于提高心脏肿瘤患者的治疗效果。

（二）辨病治疗

1. 药物治疗

在常见的心脏肿瘤中，黏液瘤和乳头状纤维瘤以手术切除为主，肉瘤与继发性肿瘤以放射治疗和化学治疗为主。常见的用于治疗心脏恶性肿瘤的化疗药物有：环磷酰胺、氮芥、长春新碱、长春碱、阿霉素、达卡巴嗪、顺铂、依托泊苷、丙卡巴肼、甲氨蝶呤、洛莫司汀、司莫司汀、泼尼松等。

2. 手术治疗

手术治疗在心脏肿瘤中占据一定的位置。原发性心脏肿瘤不论是良性或恶性，一旦发现，如无手术禁忌都应争取及早手术切除。主要由于：①原发性心脏肿瘤有一定的恶变率；②心脏肿瘤良性与恶性在临床上有时难以鉴别，所以不管是良性或恶性，若能及早切除，可防恶变；③心脏肿瘤不断增大，可堵塞心腔血流而引起严重的心、肺、神经、血管等组织或系统的生理功能紊乱；④心脏肿瘤合并感染或自发性溃破常引起不良并发症。

3. 放射治疗

放射治疗在心脏肿瘤的治疗中也常被采用，主要适用于：①对放疗敏感的心脏恶性肿瘤；②手术后或无手术指征的心脏恶性肿瘤。

（三）辨证治疗

1. 辨证论治

基本方：白花蛇舌草30g，紫河车30g，天南星30g，海藻30g，土茯苓30g。

（1）阳虚寒盛型

治法：温通胸阳，散寒止痛。

方药：基本方合瓜蒌薤白白酒汤化裁。桂枝、附片、薤白各10g，瓜蒌皮、茯苓、丹参、赤芍各15g，枳实、延胡索、檀香、杏仁各10g，炙甘草5g。

（2）气滞血瘀型

治法：宽胸理气，活血化瘀。

方药：基本方合血府逐瘀汤加减。当归12g，桃仁10g，红花12g，赤芍15g，枳实12g，川芎15g，香附15g，夏枯草20g，白花蛇舌草30g，海藻15g，甘草6g。

（3）痰湿阻滞型

治法：化痰祛湿，散结止痛。

方药：基本方合瓜蒌薤白半夏汤化裁。瓜蒌、茯苓、夏枯草各20g，海藻、昆布、丹参各15g，法半夏、土贝母、薤白、陈皮、延胡索、杏仁、桔梗、葶苈子各10g，炙甘草5g。

（4）痰气凝结型

治法：理气化痰，软坚散结。

方药：基本方合涤痰汤加减。半夏、胆南星各15g，橘红10g，枳实12g，茯苓20g，菖蒲12g，海藻15g，昆布20g，白花蛇舌草30g，夏枯草20g，甘草6g。

（5）气虚血瘀型

治法：益气活血。

方药：基本方合补阳还五汤加减。黄芪30g，党参15g，当归12g，赤芍15g，桃仁10g，川芎15g，红花11g，夏枯草20g，白花蛇舌草、海藻、制南星各30g，甘草6g。

（6）气血双亏型

治法：补益气血。

方药：基本方合八珍汤加减。党参20g，白术15g，茯苓30g，熟地黄20g，当归12g，川芎10g，白芍15g，阿胶12g，白花蛇舌草30g，紫河车20g，海藻30g，炙甘草 10g。

2. 外治疗法

贴敷疗法　蟾酥膏：由蟾酥、生川乌、两面针、公丁香、肉桂、细辛、重楼、红花等 18 种中药组成，制成中药皮膏，外贴于癌性疼痛区，每 24 小时换药 1 次，7 天为 1 个疗程。

五、预后转归

虽然心脏肿瘤发病率低，但常较其他器官肿瘤更严重，尚无有效预防方法。原发性心脏肿瘤的临床表现、治疗方法、预后与肿瘤发生部位和病理组织类型有关。因此，早期诊断、积极治疗是基本策略。手术切除仍然是原发性心脏肿瘤患者的首选治疗方法，尤其对于病理结果呈阴性的 R0 期患者，手术切除可使其中位生存期延长至 27 个月；手术切除可降低瘤体较大者猝死、发生血流动力学异常及栓塞的风险。对于部分难以早期诊断的恶性肿瘤，基因检测在未来可能会发挥相对重要的作用。

六、预防调护

（1）树立战胜疾病的信心，消除对疾病的恐惧感。

（2）注意防寒保暖，避免感冒，保持口腔、皮肤清洁，少去公共场所。

（3）合理安排休息，适当运动，增强机体抵抗力。运动疗法通过自我身心锻炼以疏通气血、通经活络、调节脏腑，能提高机体的自身免疫功能，促进机体的修复。目前临床常用的功法有八段锦、五禽戏、太极拳等。

（4）根据病情恢复情况逐步从流质饮食过渡到普食，给予高蛋白、高热量、高维生素、易消化的饮食，注意营养均衡。

（5）定期复查，跟踪随访。

七、专方选要

1. 心脏肿瘤方 1

组成：夏枯草 30g，昆布 12g，煅牡蛎、川贝母、苦桔梗各 15g，橘叶 9g，丹皮 15g，赤芍 9g，生地黄 12g。并冲服龙华丸（壁虎 15g，地龙 9g，僵蚕 6g）2g。

用法：每日 2 次，共服 130 天，用药过程中可出现血尿，但无血块及炎症现象。

功效：化痰祛湿，软坚散结，活血化瘀。

适应证：痰湿阻滞型心脏肿瘤。

2. 心脏肿瘤方 2

组成：土茯苓 30g，紫河车 30g，紫藤瘤 9g，诃子 9g，菱角 9g，薏苡仁 60g。

用法：水煎服，早、中、晚各服 1 次。

功效：补益气血，清热利湿。

适应证：气血双亏兼痰热瘀阻型心脏肿瘤。

3. 心脏肿瘤方 3

组成：干漆 6g，干蟾蜍 20 个，鳖甲 60g，黄精 30g，丹参 30g，三棱 150g，莪术 150g，白花蛇舌草 300g，僵蚕 300g，青蒿 300g。

用法：共为细末，以代赭石为衣，每次服 30~60g，每日 3 次。

功效：清热解毒，破痰行气，软坚散结。

适应证：气郁痰阻型心脏肿瘤。

4. 心脏肿瘤方 4

组成：黄药子、半枝莲、白花蛇舌草、蟾蜍、薏苡仁、全瓜蒌、猕猴桃根、野葡萄根、白茅根各等份。

用法：研末为丸，每丸 9g，每日 3 次，每次 1 丸。

功效：清热解毒，健脾除湿。

适应证：痰气凝结型心脏肿瘤。

5. 神农丸

组成：马钱子 6g，甘草 15g，川芎 3g，雄黄 3g，穿山甲 30g，当归 9g，犀角 6g，全蝎 6g，蜈蚣 6g。

用法：马钱子用油炸黄，与上药共为末，炼蜜为丸，每丸 1~2g，每日 2 次，每次 1 丸。

功效：活血止痛，软坚散结。

适应证：瘀血阻滞型心脏肿瘤。

6.西黄丸

组成：牛黄、麝香、乳香、没药各等份。

用法：炼蜜为丸，每丸 3g。每日 2 次，每次 1 丸。

功效：活血止痛，消肿生肌。

适应证：经络不通型心脏肿瘤。

参考文献

［1］Yin L，Yu SS，Wu HL，et al. An atypical right atrial myxoma with spontaneous rupture［J］. Int Heart J，2016，（2）：262-264.

［2］Kwiatkowska J，Wałdoch A，Meyer-Szary J，et al. Cardiac tumors in children：A 20-year review of clinical presentation，diagnostics and treatment［J］. Adv Clin Exp Med，2017，26（2）：319-326.

［3］Nassr AA，Shazly SA，Morris SA，et al. Prenatal management of fetal intrapericardial teratoma：a systematic review［J］. Prenat Diagn，2017，37（9）：849-863.

［4］Kayançiçek H，Khalil E，Keskin G，et al. Ten years' clinical experience of cardiac myxoma：diagnosis，treatment，and clinical outcomes［J］. Anatol J Cardiol，2018，19（2）：157-158.

［5］Saito Y，Aizawa Y，Monno K，et al. Small，smooth，nonmobile cardiac myxoma detected by transesophageal echocardiography following recurrent cerebral infarction：a case report［J］. J Med Case Rep，2017，11（1）：131.

［6］Rose D，Papa A，Tomao S，et al. Cerebral metastases in patients with left atrial myxoma［J］. J Card Surg，2016，31（5）：289-293.

［7］Nguyen A，Awad WI. Cardiac sarcoma arising from malignant transformation of a preexisting atrial myxoma［J］. Ann Thorac Surg，2016，101（4）：1571-1573.

［8］Heath M，Hajar T，Korcheva V，et al. Spontaneous involution（regression）of a solitary cutaneous myofibroma in an adult patient［J］. J Cutan Pathol，2018，45（2）：159-161.

［9］Coulier B，Colin GC，Tourmous H，et al. Imaging features of primary cardiac lymphoma［J］. Diagn Interv Imaging，2018，99（2）：115-117.

［10］Jonavicius K，Salcius K，Meskauskas R，et al. Primary cardiac lymphoma：two cases and a review of literature［J］. J Cardiothorac Surg，2015，10：138.

［11］Park CK，Cho YA，Kim M，et al. Malignant lymphoma arising in cardiac myxoma，presenting with peripheral arterial emboli［J］. Cardiovasc Pathol，2018，32：26-29.

［12］Gatti G，Maraldo O，Benussi B，et al. Early and late survival of on-pump cardiac surgery patients formerly affected by lymphoma［J］. Heart Lung Circ，2019，28（2）：334-341.

［13］Wang JG，Wang B，Hu Y，et al. Clinicopathologic features and outcomes of primary cardiac tumors：a 16-year-experience with 212 patients at a Chinese medical center［J］. Cardiovasc Pathol，2018，33：45-54.

第十八章 原发性低血压

血压常受多种因素影响而有一定生理范围的波动。一般而言，健康人收缩压变化不超过 2.67kPa（20mmHg），舒张压变化不超过 0.67kPa（5mmHg）。若收缩压 ≤ 12.0kPa（90mmHg），舒张压 ≤ 8.0kPa（60mmHg），即为低血压。低血压根据其产生的原因不同，大致上可分为生理性低血压状态和病理性低血压。生理性低血压状态是指在部分健康人群中，其血压测量值已达到低血压标准，但无任何自觉症状，经长期随访可发现，除血压偏低外，人体各系统、器官无缺血和缺氧等异常表现，也不影响寿命。生理性低血压状态一般无须特殊治疗，但应定期随访，因为某些生理性低血压状态在一定条件下，有可能转变为病理性低血压，也可能原属病理性低血压，只是早期未能发现有关病理改变，而被误认为只是生理性低血压状态。病理性低血压，除血压降低外，常伴有不同程度的缺血缺氧症状或同时患有其他疾病，可分为原发性低血压和继发性低血压两类。因体位改变而发生低血压者，称为体位性低血压，亦可分为原发性与继发性。本章主要论述原发性低血压相关内容。

一、病因病机

（一）西医学认识

原发性低血压的发病机制尚不明确，目前医学界比较认可的主流学说有以下几种：①大脑皮质血管舒缩的兴奋与抑制平衡破坏；②神经细胞张力障碍；③自主神经功能紊乱；④心输出量减少；⑤周围血管阻力过低等。

（1）压力感受器和反射弧的阻断 反射的丧失可能由于传入神经、血管运动中枢、肾上腺素能传出神经或小动脉壁本身的病变。血管运动中枢的受累可能继发于脑干的血管性病变、肿瘤或血管运动中枢周围的肿胀、中枢神经系统的脱髓鞘病变或变性疾病。某些药物，如镇静剂、安眠药、抗抑郁药通过直接抑制血管运动中枢也能产生低血压反应。

（2）自主神经功能紊乱 当自主神经功能不全阻断了压力感受器的反射弧，不能增高循环周围血管阻力，心排血量显著减少，引起低血压的发生。感应颈动脉窦和主动脉弓感受器发放到血管运动中枢的抑制性冲动的速率和频率减少，肾上腺交感神经张力增高，作用于周围血管和心脏导致小动脉收缩和心率增加。

（3）低血容量 有效循环血容量是维持血压的基本条件。有效循环血容量低下时交感神经兴奋性增强，静脉血充盈减少使心排血量急剧下降，超越自主神经系统的代偿性反射，使动态血压难以维持，同时引起心室壁张力增高，刺激心脏内压力感受器触发降压反射。此外，大量利尿、液体大量丢失或胃肠道出血后血容量都会减少，下肢静脉曲张或某些药物（如亚硝酸盐）的影响，均可导致有效血容量减少。

（4）血浆 NO、ET 等因子 有研究发现，低血压患者室间隔厚度、左室重量、左室重量指数及平均舒张期室壁厚度均较正常者明显减少，左室收缩末期及舒张末期内径均较正常者明显增加；低血压患者的心室射血分数、左室短轴缩短率、左室收缩末期室壁应力降低，提示原发性低血压患者心脏收缩功能降低。NO 是一种非常活跃的物质，能够升高靶细胞中 cGMP 水平，并作为信息调节因子在细胞间传递信息，松弛平滑肌、抑制血小板聚集和血栓形成，拮抗自由基和参与神经传递，从而在血流动力学和血管的病理生理学方面起到重要作用。eNOS过度表达会使得NO生成过多，舒张血管并降低血管对缩血管物质反应性，使血压降低，造成低血压。此外，亦可造成心肌细胞收缩功能减退，抑制心肌细胞钙离子内流，发挥负性肌力作用。ET是迄今为止发现的作用最强的缩血管物质，对血压的复杂影响至今尚未阐明。有研究认为，ET能够参与全身血管阻力及容量的调节，在整体水平上降低血压，亦参与了低血压的发病。NO/ET比值升高表明血管舒缩功能失衡。

（5）其他　内分泌功能失调、维生素缺乏，以及遗传、职业、气候、生活习惯等，对低血压的产生也可能发挥一定作用。

（二）中医学认识

中医学并未记载原发性低血压的病名，但根据其临床症状大致可归属于"眩晕""虚劳"等范畴。"虚劳"的症候虽多，但无外乎气血阴阳虚衰、脏腑亏损。眩晕分虚实两端，属虚者居多，如气血两虚、肾精不足、阴阳两虚等。其中属于虚证的临床证候则属于原发性低血压的范畴。从中医病因病机分析，老年人脏腑功能衰退，容易出现气虚、阴虚，使气之推动、阴之滋润能力下降。阴血亏虚，脉道无以充盈，筋脉无以濡养；阴血虚，阴损及阳，阳气不足，在心则胸闷心慌，在肺则气短乏力，在肾则腰酸尿频，在脾则纳差腹泻。阴血不足，不能上荣，故而头晕，重则晕厥；阳气亏虚，不能升清，故而血压下降，清窍失养。低血压的中医病机在于"虚"，虚之关键在于"气"。结合老年人生理特点，易夹杂阴血不足，阳气亏虚，日久气阴两虚、阴阳两虚。

原发性低血压的中医病机，由于其临床症状繁多，不同医家根据不同患者的临床症状进行不同的辨证施治，加之患者对该病知之甚少，缺乏重视，目前尚无大规模、系统性的临床研究，证型分类亦尚无统一的标准。《灵枢·口问》云："故上气不足，脑为之不满，耳为之苦鸣，头为之苦倾，目为之眩。"《灵枢·海论》记载："髓海不足，则脑转耳鸣，胫酸眩冒，目无所见，懈怠安卧。"彭崇俊等将其中医病机归纳为气阴两虚、气血亏虚、肝肾阴虚、阳气不足等，总体认为低血压以"虚"为主。祝光礼认为心与本病密切相关，心气虚为本，夹杂痰浊、血瘀、水饮等。谢英彪将其证型分为阴阳两虚型、中气不足型、心肾两虚型、肝肾阴虚型、痰湿内蕴型等。综上可知，原发性低血压病的中医病机以气血阴阳虚衰、脏腑亏损为主。初期多为气虚、阴虚、血虚之证，病久不愈，阴损及阳，终致阴阳两虚。高龄患者多见阴阳两虚型。

二、临床诊断

（一）辨病诊断

详细了解病史、患者使用药物的情况，尤其是利尿剂、降压药、镇静剂的服用时间与剂量，血压与体位改变的关系，全面了解可能引起低血压的病因。

1. 临床表现

（1）凡血压低于12.0/8.0kPa（90/60mmHg），老年人血压低于13.33/8.0kPa（100/60mmHg），特别是脉压在2.67kPa（20mmHg）以下者。

（2）有头昏乏力、视物模糊，甚或晕厥等脑缺血症状，常伴有体位性动脉血压收缩压或舒张压下降超过4/2.67kPa（30/20mmHg）者。

（3）除（2）之外，伴有自主神经系统或（和）中枢神经系统的体征者。

3 条中，具有其中 1 条者，即可诊断为低血压，有（3）者可诊断为原发性体位性低血压。

2. 相关检查

低血压往往为一些原发疾病的并发症。可通过了解原发疾病的病史、临床表现、病情明确低血压的病因。用现代仪器诊断低血压的目的主要是为了明确其发病原因。

（1）实验室检查　血常规、尿常规、血糖、电解质、尿酮体等实验室检查结果可为低血压的原发病因提供线索。贫血引起的低血压可见血常规异常，低血糖引起的低血压可见血糖水平降低，中枢神经系统受累的梅毒患者出现体位性低血压时，可见血清、脑脊液华氏反应阳性；血清钠降低、钾升高、尿 17- 酮类固醇水平低下者，提示肾上腺功能不全，可产生体位性低血压；低血容量、低血钾及其他电解质紊乱者，亦可产生低血压。此外，血浆中去甲肾上腺素水平的测定，有助于原发性体位性低血压中枢型与周围型的鉴别。

（2）X 线检查　胸部 X 线检查常有助于确定或排除低血压的心脏因素，如主动脉瓣钙化提示钙化性主动脉瓣狭窄，可产生体位性低血压。

（3）超声心动图、心血管造影　当心房内有血栓或带蒂肿瘤造成二尖瓣机械阻塞时，患者往往在改变体位时发生体位性低血压，甚至晕厥，超声心动图、心血管造影有助于确诊。

（4）动态心电图　动态心电图有助于排除或确定各种类型的心律失常，如传导阻滞、心脏停搏及无症状型心肌梗死引起的低血压。

（5）脑电图、脑 CT、ECT、MRI 检查　脑血管疾病及其他原因导致的局灶性癫痫可引起低血压；脑卒中等亦可引起低血压，故脑电图、脑 CT、发射计算机断层显像（ECT）、MRI 等检查有助于明确或排除引起低血压的有关脑部疾患。

（二）辨证诊断

1. 心阳不足型

临床证候：起立时头昏眼花，胸闷心慌，手指发凉，平时或有畏寒、短气、乏力、怔忡。舌淡嫩，苔白嫩润，脉沉缓无力。

辨证要点：胸闷心慌，头昏眼花，畏寒、短气、乏力、怔忡。舌淡嫩，脉沉缓。

2. 清阳不升型

临床证候：头目晕眩，视物昏花，四肢无力，食少便溏。舌淡苔白，脉沉弱。

辨证要点：头目晕眩，乏力，食少便溏。

3. 气血亏虚型

临床证候：面色苍白或萎黄，心悸怔忡，少气懒言，神疲乏力，头晕目眩，动则加剧，劳累即发，纳差，失眠。舌淡而胖嫩，苔少或厚，脉细或虚大。

辨证要点：面色苍白或萎黄，少气懒言，神疲乏力，头晕目眩。

4. 气阴两虚型

临床证候：头晕心悸，神疲乏力，心烦失眠，健忘多梦，胸闷气短，口干，尿黄。舌红少苔，脉细数。

辨证要点：头晕心悸，神疲乏力，心烦失眠，口干。舌红少苔。

5. 肾气亏虚型

临床证候：头晕目眩，脑转耳鸣，腰膝酸软，夜尿增多，性欲减退。舌淡苔白，脉沉细。

辨证要点：脑转耳鸣，腰膝酸软，夜尿增多。舌淡苔白，脉沉细。

6. 心肾阳虚型

临床证候：头晕心悸，气短胸闷，神疲乏力，畏寒肢冷，腰膝酸软，小便清长，大便不实。舌淡，苔薄白，脉沉。

辨证要点：头晕心悸，畏寒肢冷，腰膝酸软。舌淡，脉沉。

7. 心阳暴脱型

临床证候：起立时突然昏倒，不省人事，面色苍白，口唇青紫，气短息微，四肢厥冷，大汗淋漓，二便失禁。脉微欲绝。

辨证要点：起立时突然昏倒，面色苍白，气短息微，四肢厥冷，大汗淋漓。脉微欲绝。

三、鉴别诊断

（一）西医学鉴别诊断

1. 与其他心血管疾病鉴别

冠状动脉堵塞、心肌梗死、心律失常、充血性心力衰竭、心脏瓣膜病、心包炎、心房黏液瘤等心血管系统疾病都可引起低血压。可根据病史、临床体征、心肌酶谱、心电图、超声心动图、心导管造影、X线检查鉴别。

2. 与中枢神经系统疾病鉴别

脑血管疾病、帕金森病、慢性酒精中毒等均可表现为低血压，可根据病史、临床表现、血液生化检查、脑 CT 等鉴别。

3. 与内分泌系统疾病鉴别

甲状腺功能减退、甲状腺功能亢进、糖尿病、肾上腺皮质功能减退症、嗜铬细胞瘤等皆可引起低血压，可根据病史、临床表现、血尿及有关检查进行鉴别，如 T_3、T_4、血糖、尿 -17 酮类固醇等。

（二）中医学鉴别诊断

与晕厥鉴别

厥证以突然昏扑、不省人事、四肢厥冷为特征，发作后可在短时间内苏醒，严重者可一厥不复而死亡。眩晕严重者也有欲仆或晕眩仆倒的表现，但眩晕患者无昏迷、不省人事的表现。

四、临床治疗

（一）提高临床疗效的要素

1. 知常达变，活用补法

低血压的病因病机在于病后失调，脏腑亏损，或禀赋不足，气血本虚，再加上劳损内伤，久虚不复，造成元气虚弱，心阳虚衰，肾精不足，脾阳不升，导致血压不升。因而在治疗时应根据病情，灵活选用补法，如温阳补心、益肾填髓、补中升阳。

2. 谨守病机，关注先后天

肾为先天之本，主骨生髓，充于脑，肾精不足，不能上充于脑，则发生眩晕。脾为后天之本，为营血生化之源，人体生命的维持必须依靠后天水谷之精微来滋养，血本源于先天之精，但其再生来源于饮食的精华，只有脾胃功能健全，维持血压的物质基础方有保证，因而治疗低血压的重点应在补益脾胃方面。

3. 中西合璧，以中医治疗为主

目前，西医对原发性低血压尚无良好的治疗措施，而中医药却有着独特的优势。据研究表明，桂枝、黄芪、肉桂、甘草等药物可增加心肌收缩力和心脏每搏输出量，提高机体免疫力，改善血液循环和全身情况，且不良反应远低于同类西药。

（二）辨病治疗

1. 原发性低血压

（1）应给予高营养、易消化和富含维生素的饮食，适当补充维生素 C、B 族等；适当饮用咖啡、可可和浓茶，有助于提高中枢神经系统的兴奋性；改善调节血管舒缩的中枢功能，有利于提升血压和改善临床症状。此外，饮用蜂蜜或蜂王浆也有裨益。

（2）适当运动和进行医疗保健，如医

疗体操、保健操、太极拳、按摩等有助于改善心肺功能，提升血压。

（3）对于一般治疗无效，且临床症状严重者，可酌用小剂量激素，如9α-氟氢可的松，以每日0.1mg开始，根据治疗后的反应逐渐增加剂量，本药具有水钠潴留作用，通过增加血容量来提高血压。必要时可辅以咖啡因、麻黄碱（麻黄素）（15~30mg，每日1~3次）和盐酸士的宁肌内注射。此外，根据临床症状可予以对症治疗。

2. 原发性体位性低血压

治疗体位性低血压，开始时必须矫正任何循环血容量的急性改变（如失水等），并停止使用所有治疗精神病的药物、抗高血压的药物，以及其他能引起体位性低血压的药物。

先用机械性支持疗法：轻症患者可捆扎缚腿绷带，更有效的可用针织的弹力尼龙紧身长裤或长裤，以减少下肢静脉淤血。长期不活动的患者应逐渐加强散步、太极拳等体育疗法。必要时可采用下述的药物治疗。

（1）氟氢可的松和食盐　矫正并扩充血浆容量和体内钠的储存量是治疗的基础。饮食中摄取的钠每日应超过150mmol/L，或给予高盐饮食，达到患者能耐受的最高水平。如果高盐饮食无效，必须给予氟氢可的松，剂量每天为0.2~0.5mg，分2~3次服。因它可引起低血钾，故同时应摄入含高钾盐的食物。

（2）吲哚美辛　吲哚美辛可抑制前列腺素的合成，降低前列腺素介导的血管扩张作用。

（3）拟交感胺类　可用麻黄碱治疗，每日口服150~400mg，间断使用为宜。麻黄碱既能直接兴奋肾上腺素受体，又能促使肾上腺素能神经末梢释放去甲肾上腺素以激动肾上腺素受体而发挥间接作用。

（4）普萘洛尔　对于外周交感神经严重变性的患者，普萘洛尔可使卧位及立位时的血压上升，一般只需小剂量治疗（每日30~120mg，分3~4次服），故患者多能耐受。反复应用后升压作用逐渐减弱，但仍可作为长期治疗。

（5）麦角胺　麦角胺能收缩静脉与动脉而使血压升高，每次1~4mg，每日1~2次，维持4~8小时。长期给药时每日剂量限于6mg以内，下午6时后不宜再给药物，以免引起卧位时血压过高。

（6）赖氨酸加压素　患者外周交感神经有严重功能障碍者，用加压素治疗有价值。

（三）辨证治疗

1. 辨证论治

（1）心阳不足型

治法：温补心阳。

方药：桂枝甘草汤加减。桂枝、炙甘草、党参、炙黄芪、全当归。

加减：肢冷畏寒较甚者，加肉桂；气短、乏力显著者，加红参、党参。

（2）清阳不升型

治法：补中升阳。

方药：补中益气汤加减。党参、炙黄芪、生白术、炙甘草、全当归、升麻、北柴胡、广陈皮。

加减：脘腹疼痛者，加干姜；胸脘痞闷，痰多苔腻者，去当归，加半夏、石菖蒲；食欲不振，食后脘腹胀满者，改用香砂六君子汤；兼心悸健忘、少寐多梦者，改用归脾汤。

（3）气血亏虚型

治法：益气养血。

方药：八珍汤加减。党参、白术、茯苓、炙甘草、熟地黄、全当归、白芍、川芎、大枣、生姜。

加减：形寒肢冷者，加肉桂；气阴两

虚，咽干口燥，舌红少津者，去当归、川芎，加麦冬、北沙参、五味子。

（4）气阴两虚型

治法：益气滋阴。

方药：生脉饮合炙甘草汤加减。党参、阿胶（烊化）、白芍、制何首乌、生地黄、麦冬、当归、枳壳、炙甘草、夜交藤、茯苓、黄芪、五味子。

加减：若兼血瘀，症见胸闷疼痛、口唇紫暗者加丹参、桂枝、檀香；气虚及阳，形寒肢冷者加制附片、肉桂；心阴不足，虚火内盛，见口干咽燥者加玄参、知母。

（5）肾气亏虚型

治法：益肾填精。

方药：左归丸加减。熟地黄、山药、枸杞子、山茱萸、川牛膝、菟丝子、鹿角胶、龟甲胶。

加减：偏阳虚而畏寒肢冷、阳痿、早泄者，加附子、肉桂、淫羊藿；兼脾虚气弱、食少便溏者，加党参、黄芪、白术、炙甘草；偏阴虚，症见五心烦热、遗精、盗汗者，去菟丝子，加生地黄、牡丹皮、女贞子、墨旱莲。

（6）心肾阳虚型

治法：温补心肾。

方药：养心汤合肾气丸加减。党参、当归、远志、制附片、山茱萸、枸杞子、山药、炙甘草、茯苓、酸枣仁、黄芪、肉桂、干地黄。

加减：若夜尿多者，加益智仁、菟丝子；下肢浮肿、小便不利者加泽泻、车前子；唇绀、舌紫暗，属心血瘀阻者加丹参、红花。

（7）心阳暴脱型

治法：回阳救脱。

方药：参附汤加减。人参、制附子、炙甘草。

注意：每味药剂量均需用至10~12g以上，昏迷不醒者可煎汤鼻饲。该型多在低血压日久失治，又遇疲劳、紧张时出现，治疗时应立即让患者取头低足高位平卧，急刺人中、内关，灸关元、气海。平时应服参茸王浆等中成药以养心温肾。

2. 外治疗法

（1）针灸疗法　针刺足三里、内关、素髎穴，用补法；可兼取百会、神阙、关元、涌泉艾灸治疗。

（2）耳针疗法　取皮质下、神门、交感、肾上腺、内分泌、心、肾、脾等穴，每次取穴1~3个，用皮肤针针刺，或穴位埋针，或将王不留行籽用胶布固定穴位上进行耳穴压豆。

（3）拔罐疗法　沿督脉、膀胱经在背、腰、骶部全部穴位，以走、摇、闪、留罐等手法，上下行走10~30次。每日或隔日1次。

五、预防调护

1. 体质性低血压

加强营养，适当锻炼，使整体状态改善，增强神经系统调节血压的能力。

2. 体位性低血压

目前国内外尚无治疗体位性低血压的特效药物，其治疗主要是避免可能引起低血压的因素，如避免变换体位时动作过快、过猛，避免长时间站立。起立前可先做一些主动或被动活动，改善血液循环，增加肌肉收缩力。

3. 餐后低血压

养成良好的饮食习惯，不要过饱，餐后不进行大量活动，可休息或取卧位休息。

4. 排尿性低血压

容易发生夜间排尿性低血压的患者，可限制夜间饮水，以达到减少去厕所的目的，还要注意起夜时动作尽量缓慢，有条件的话可在床旁备便盆或在他人的陪同下去厕所，以防意外发生。

5. 特发性直立性低血压

与体位性低血压防治相似。外出锻炼或出行宜结伴同行，避免从事危险性高的工作。

六、专方选要

1. 黄精升压汤

组成：黄精30g，党参30g，炮附子10g，甘草15g。

加减：血虚加熟地黄、当归；阴虚加麦冬、龟甲；失眠加制何首乌、炒枣仁。

用法：水煎，每日1剂，早晚分服。

适应证：阳气亏虚型低血压。

2. 升压煎

组成：黄芪60g，麦冬、葛根各20g，党参30g，五味子、桂枝、阿胶（烊化）、炙甘草各10g，当归6g，附子3g，玉竹40g。

用法：水煎服，每日1剂。

适应证：气阴两虚型低血压。

3. 参芪双桂汤

组成：党参、黄芪各30g，肉桂3g，桂枝、五味子、麦冬、炙甘草10g，炙麻黄6g。

用法：每日1剂，水煎，分早晚服，服后卧床休息30分钟。服药10剂为1个疗程。

适应证：脾阳亏虚型低血压。

4. 升压汤方

组成：人参、当归、何首乌、鹿角胶（烊化）、茯苓、附子、甘草各10g，黄芪30g。

用法：水煎，每日1剂，早晚分服，7天为1个疗程，用1~3个疗程。

功效：益气温阳，养血健脾。

适应证：肾阳不足型低血压。

5. 益肾升压汤方

组成：枸杞子、熟地黄、山茱萸、鹿角霜、山药、女贞子、制何首乌、黄芪各

20g，菟丝子15g，升麻10g。

加减：气虚甚加党参、白术；血虚甚加黄精、白芍；阳虚者加熟附子。

用法：每日1剂，水煎服，15天为1个疗程。

功效：温阳益气，滋补肝肾。

适应证：肝肾两虚型低血压。

七、研究进展

（一）西医发病机制

1. 遗传

多项流行病学调查研究均提示原发性低血压有明显的家族遗传倾向或家族聚集趋势。奚慧峰等在8个低血压家系中进行基因扫描和连锁分析发现，2号染色体上D2S112-117区域表现出较为显著的连锁信号，可能存在造成原发性低血压的血压调控基因。

2. 营养不良

张庆对70例原发性低血压患者进行问卷调查，对相关危险因素的多因素logistic分析显示，BMI是原发性低血压患病的独立危险因素（OR=10.77，95%CI=2.779~41.704，$P < 0.001$）。关冬梅研究原发性低血压与糖代谢间的关系发现，低血压组血糖及空腹血清胰岛素水平均显著低于正常对照组，糖代谢可能在原发性低血压的发病过程中起到一定作用。

3. 心输出量减少

李翠云借助心脏彩超观察原发性低血压患者心脏功能发现其心脏的舒缩功能均有降低。乔红元对250例老年慢性低血压患者进行心脏功能测定发现，左室射血分数、心肌收缩力等心功能指标较健康对照组均有下降，可能参与了低血压的形成。

4. 中枢神经调节功能紊乱

1995年杨为国等采用3项紧张刺激方法进行测试发现，原发性低血压患者交感

神经系统兴奋性减弱，相对呈现副交感神经系统兴奋性增高的机体代偿状态。随后杨林等人对与原发性低血压患者的血压昼夜变化和心率变异性进行检测并比较二者相关性发现，低血压组的24小时心率变异性明显高于正常组，其自主神经调节表现为以迷走神经为优势的失衡状态。有学者通过观察原发性低血压患者睡眠阶段的心血管自主神经活动情况再次证实，低血压患者存在心脏交感神经张力降低合并副交感神经兴奋增强的特征。

5. 血管舒缩功能失调

胡观涛通过观察84例原发性低血压患者的血流动力学变化发现，低血压患者动脉壁的柔顺度增大，阻抗减少，心脏后负荷及其射血所做功低于正常人。李翠云对比测定原发性低血压患者与健康组血浆 NO 与 ET 水平，发现原发性低血压组 NO/ET 水平较对照组明显升高，血浆 NO、ET 的改变导致血管舒缩功能失调可能参与了原发性低血压的发生。关冬梅对50例原发性低血压患者血浆 NO 及 ET 水平进行检测，得到相同结论。有学者对年龄、胆固醇等指标进行调整后发现，原发性低血压的平均钠流出量显著低于正常血压者，低血压的形成可能与钠钾低转运相关。郑小璞使用小剂量美托洛尔治疗原发性低血压患者24例，患者血压升高、心率下降，由此推测原发性低血压发病机制可能与外周血管 β1 受体数量增加或敏感度增强，从而使血管张力降低有关。

（二）中医病因病机研究

根据原发性低血压的临床表现，可将其归属中医学"眩晕""虚劳"等范畴。根据古籍记载及相关文献研究，从虚、实两方面对原发性低血压的病因病机进行简单梳理。

1. 因虚致病

《景岳全书·眩运》曰："眩运一证，虚者居其八九，而兼火、兼痰者，不过十中一二耳。"强调了"无虚不作眩"。张锡纯提出"大气下陷"理论，指出"此气能撑持全身，振作精神，以及心思脑力、官骸动作，莫不赖于此气，此气一虚，呼吸即觉不利，而且肢体懒，精神昏愦，脑力心思为之顿减"。这里的"气"指"宗气"，宗气不足，先天责之于肾，后天责之以脾、肺，脏腑虚损亦为低血压发生的病机关键。毛静远梳理近10年文献，归纳各医家对病机的认识及选方遣药规律，提出原发性低血压病机以气血亏虚及脏腑虚损为主，治疗无不以"补"为法。无独有偶，海兴华整合各医家对原发性低血压病因病机的认识，发现虽着眼点各有不同，但根本都以"虚"为因，多责之脏腑虚弱或气血阴阳亏虚两个方面，治疗上也皆以补虚为主。

2. 因实致病

张子和提出："凡夫人头风眩晕，登车乘船，眩晕眼涩，手麻发脱，健忘喜怒，皆胸中宿疾所致。"痰浊中阻，上蒙清窍，清阳不升，脑失所养。《丹溪心法》强调"无痰不作眩"，《医学正传·眩运》云："大抵人肥白而作眩者，治宜清痰降火为先，而兼补气之药；人黑瘦而作眩者，治宜滋阴降火为要，而带抑肝之剂。"指出眩晕的发病有真水亏虚和痰湿之分。李享通过整理相关古籍记载发现，当代医家多以"虚"论治低血压，一定程度上忽略了"实证"的意义。

在低血压的病变过程中，各个证候之间相互兼夹或转化，例如脾虚可聚湿生痰，痰湿进一步困遏脾阳，痰湿郁久化热，火盛亦可伤阴等，临证时还需灵活八纲辨证、脏腑辨证、气血津液辨证等方法，根据具体情况综合分析。

八、评价与瞻望

低血压是临床上比较常见的疾病，危害性不比高血压低，发病率亦不低于高血压，但其受重视程度却远不如高血压，有关低血压的相关报道也不如高血压多。低血压的病因及发病机制尚不明确，诊断标准也不统一，在治疗上西医多予以西药对症处理，但远期疗效不佳、易反复，且不良反应明显、成本高。经临床研究发现，中药汤剂、针灸及穴位按摩疗效颇佳，但调查研究的样本量、随机对照、疗效标准有待完善，试验结果的准确性和可重复性仍有待考证。另外，有研究指出低血压的发生多在夜间，由此推测是否调整服药时间及服药次数可以提高疗效，针灸的取穴、针刺方法及针刺角度的差异是否也对疗效有一定的影响，针药合用、针灸并用是否能提高治疗效果。上述问题都值得进一步探索。要把握中医药治疗的独特优势，同时要将中医学与西医学有机结合，实现对低血压的科学研究和临床治疗的更大突破。

参考文献

[1]李翠云，林松波，周国英，等. 原发性低血压心功能指标与血浆内皮素、一氧化氮关系的研究[J]. 实用临床医学，2005（2）：7-10.

[2]奚慧峰，柯越海，肖君华，等. 原发性低血压家系2号染色体扫描和连锁分析[J]. 科学通报，2002，47（13）：1007-1009.

[3]彭崇俊，宋阿苗，刘勇. 原发性低血压病的中医病因病机及治疗进展[J]. 中医临床研究，2015，7（4）：134-136.

[4]孟伟康，陈铁龙，祝光礼，等. 治疗原发性低血压经验介绍[J]. 新中医，2017，49（11）：167-168.

[5]谢英彪. 慢性低血压病的中医治疗[M]. 北京：人民军医出版社，2007：29-30.

[6]张庆. 原发性低血压病与血清钠离子浓度的相关性研究及中医证候分析[D]. 成都：成都中医药大学，2019.

[7]乔红元. 老年慢性低血压患者中医证候分布与心功能指标关系研究[J]. 浙江中西医结合杂志，2015，25（11）：1014-1016.

[8]毛静远，王恒和. 原发性低血压病的病因病机及其辨证分型[J]. 中医药学刊，2003，21（2）：173-175+180.

[9]海兴华. 原发性低血压病病因病机研究[J]. 河南中医，2013，33（12）：2063-2064.

附 录

临床常用检查参考值

一、血液学检查

指标			标本类型	参考区间
红细胞（RBC）	男			$（4.0{\sim}5.5）\times10^{12}/L$
	女			$（3.5{\sim}5.0）\times10^{12}/L$
血红蛋白（Hb）	新生儿			170~200g/L
	成人	男		120~160g/L
		女		110~150g/L
平均红细胞血红蛋白（MCV）				80~100fl
平均红细胞血红蛋白（MCH）				27~34pg
平均红细胞血红蛋白浓度（MCHC）				320~360g/L
红细胞比容（Hct）（温氏法）	男		全血	0.40~0.50L/L
	女			0.37~0.48L/L
红细胞沉降率（ESR）（Westergren 法）	男			0~15mm/h
	女			0~20mm/h
网织红细胞百分数（Ret%）	新生儿			3%~6%
	儿童及成人			0.5%~1.5%
白细胞（WBC）	新生儿			$（15.0{\sim}20.0）\times10^{9}/L$
	6 个月至 2 岁时			$（11.0{\sim}12.0）\times10^{9}/L$
	成人			$（4.0{\sim}10.0）\times10^{9}/L$
白细胞分类计数百分率	嗜中性粒细胞			50%~70%
	嗜酸性粒细胞（EOS%）			0.5%~5%
	嗜碱性粒细胞（BASO%）			0~1%
	淋巴细胞（LYMPH%）			20%~40%
	单核细胞（MONO%）			3%~8%
血小板计数（PLT）				$（100{\sim}300）\times10^{9}/L$

二、电解质

指标		标本类型	参考区间
二氧化碳结合力（CO₂-CP）	成人	血清	22~31mmol/L
钾（K）			3.5~5.5mmol/L
钠（Na）			135~145mmol/L
氯（Cl）			95~105mmol/L
钙（Ca）			2.25~2.58mmol/L
无机磷（P）			0.97~1.61mmol/L

三、血脂血糖

指标		标本类型	参考区间
血清总胆固醇（TC）	成人	血清	2.9~6.0mmol/L
低密度脂蛋白胆固醇（LDL-C）（沉淀法）			2.07~3.12mmol/L
血清三酰甘油（TG）			0.56~1.70mmol/L
高密度脂蛋白胆固醇（HDL-C）（沉淀法）			0.94~2.0mmol/L
血清磷脂			1.4~2.7mmol/L
α-脂蛋白			男性（517±106）mg/L
			女性（547±125）mg/L
血清总脂			4~7g/L
血糖（空腹）（葡萄糖氧化酶法）			3.9~6.1mmol/L
口服葡萄糖耐量试验服糖后2小时血糖			< 7.8mmol/L

四、肝功能检查

指标		标本类型	参考区间
总脂酸		血清	1.9~4.2g/L
胆碱酯酶测定（ChE）（比色法）	乙酰胆碱酯酶（AChE）		80000~120000U/L
	假性胆碱酯酶（PChE）		30000~80000U/L
铜蓝蛋白（成人）			0.2~0.6g/L
丙酮酸（成人）			0.06~0.1mmol/L
酸性磷酸酶（ACP）			0.9~1.90U/L
γ-谷氨酰转移酶（γ-GGT）	男		11~50U/L
	女		7~32U/L

指标			标本类型	参考区间
蛋白质类	蛋白组分	清蛋白（A）	血清	40~55g/L
		球蛋白（G）		20~30g/L
		清蛋白 / 球蛋白比值		（1.5~2.5）∶1
	总蛋白（TP）	新生儿		46.0~70.0g/L
		＞3 岁		62.0~76.0g/L
		成人		60.0~80.0g/L
	蛋白电泳（醋酸纤维膜法）	α_1 球蛋白		3%~4%
		α_2 球蛋白		6%~10%
		β 球蛋白		7%~11%
		γ 球蛋白		9%~18%
乳酸脱氢酶同工酶（LDiso）（圆盘电泳法）		LD_1		（32.7 ± 4.60）%
		LD_2		（45.1 ± 3.53）%
		LD_3		（18.5 ± 2.96）%
		LD_4		（2.90 ± 0.89）%
		LD_5		（0.85 ± 0.55）%
肌酸激酶（CK）（速率法）		男		50~310U/L
		女		40~200U/L
肌酸激酶同工酶		CK–BB		阴性或微量
		CK–MB		＜ 0.05（5%）
		CK–MM		0.94~0.96（94%~96%）
		CK–MT		阴性或微量

五、血清学检查

指标	标本类型	参考区间
甲胎蛋白（AFP，αFP）	血清	＜ 25ng/ml（25μg/L）
小儿（3 周~6 个月）		＜ 39ng/ml（39μg/L）
包囊虫病补体结合试验		阴性
嗜异性凝集反应		（0~1）∶7
布鲁斯凝集试验		（0~1）∶40
冷凝集素试验		（0~1）∶10
梅毒补体结合反应		阴性

指标		标本类型	参考区间
补体	总补体活性（CH50）（试管法）	血浆	50~100kU/L
补体经典途径成分	C1q（ELISA法）	血清	0.18~0.19g/L
	C3（成人）		0.8~1.5g/L
	C4（成人）		0.2~0.6g/L
免疫球蛋白	成人		700~3500mg/L
IgD（ELISA法）	成人		0.6~1.2mg/L
IgE（ELISA法）			0.1~0.9mg/L
IgG	成人		7~16.6g/L
IgG/白蛋白比值			0.3~0.7
IgG/合成率			−9.9~3.3mg/24h
IgM	成人		500~2600mg/L
E-玫瑰花环形成率		淋巴细胞	0.40~0.70
EAC-玫瑰花环形成率			0.15~0.30
红斑狼疮细胞（LEC）		全血	阴性
类风湿因子（RF）（乳胶凝集法或浊度分析法）		血清	＜20U/ml
外斐反应	OX19		低于1∶160
Widal反应（直接凝集法）	O		低于1∶80
	H		低于1∶160
	A		低于1∶80
	B		低于1∶80
	C		低于1∶80
结核抗体（TB-G）			阴性
抗酸性核蛋白抗体和抗核糖核蛋白抗体			阴性
抗干燥综合征A抗体和抗干燥综合征B抗体			阴性
甲状腺胶体和微粒体胶原自身抗体			阴性
骨骼肌自身抗体（ASA）			阴性
乙型肝炎病毒表面抗原（HBsAg）			阴性
乙型肝炎病毒表面抗体（HBsAb）			阴性
乙型肝炎病毒核心抗原（HBcAg）			阴性

指标	标本类型	参考区间
乙型肝炎病毒 e 抗原（HBeAg）		阴性
乙型肝炎病毒 e 抗体（HBeAb）		阴性
免疫扩散法	血清	阴性
植物血凝素皮内试验（PHA）		阴性
平滑肌自身抗体（SMA）		阴性
结核菌素皮内试验（PPD）		阴性

六、骨髓细胞的正常值

指标		标本类型	参考区间
增生程度			增生活跃（即成熟红细胞与有核细胞之比约为 20∶1）
粒系细胞分类	原始粒细胞		0~1.8%
	早幼粒细胞		0.4%~3.9%
	中性中幼粒细胞		2.2%~12.2%
	中性晚幼粒细胞		3.5%~13.2%
	中性杆状核粒细胞		16.4%~32.1%
	中性分叶核粒细胞		4.2%~21.2%
	嗜酸性中幼粒细胞		0~1.4%
	嗜酸性晚幼粒细胞	骨髓	0~1.8%
	嗜酸性杆状核粒细胞		0.2%~3.9%
	嗜酸性分叶核粒细胞		0~4.2%
	嗜碱性中幼粒细胞		0~0.2%
	嗜碱性晚幼粒细胞		0~0.3%
	嗜碱性杆状核粒细胞		0~0.4%
	嗜碱性分叶核粒细胞		0~0.2%
红细胞分类	原始红细胞		0~1.9%
	早幼红细胞		0.2%~2.6%
	中幼红细胞		2.6%~10.7%
	晚幼红细胞		5.2%~17.5%

指标		标本类型	参考区间
淋巴细胞分类	原始淋巴细胞	骨髓	0~0.4%
	幼稚淋巴细胞		0~2.1%
	淋巴细胞		10.7%~43.1%
单核细胞分类	原始单核细胞		0~0.3%
	幼稚单核细胞		0~0.6%
	单核细胞		0~6.2%
浆细胞分类	原始浆细胞		0~0.1%
	幼稚浆细胞		0~0.7%
	浆细胞		0~2.1%
其他细胞	巨核细胞		0~0.3%
	网状细胞		0~1.0%
	内皮细胞		0~0.4%
	吞噬细胞		0~0.4%
	组织嗜碱细胞		0~0.5%
	组织嗜酸细胞		0~0.2%
	脂肪细胞		0~0.1%
分类不明细胞			0~0.1%

七、血小板功能检查

指标		标本类型	参考区间
血小板聚集试验（PAgT）	连续稀释法	血浆	第五管及以上凝聚
	简易法		10~15s 内出现大聚集颗粒
血小板黏附试验（PAdT）	转动法	全血	58%~75%
	玻璃珠法		53.9%~71.1%
血小板第 3 因子		血浆	33~57s

八、凝血机制检查

指标		标本类型	参考区间
凝血活酶生成试验		全血	9~14s
简易凝血活酶生成试验（STGT）			10~14s
凝血酶时间延长的纠正试验		血浆	加甲苯胺蓝后，延长的凝血时间恢复正常或缩短 5s 以上
凝血酶原时间（PT）		全血	30~42s
凝血酶原消耗时间（PCT）	儿童		> 35s
	成人		> 20s
出血时间（BT）		刺皮血	（6.9±2.1）min，超过 9min 为异常
凝血时间（CT）	毛细管法（室温）	全血	3~7min
	玻璃试管法（室温）		4~12min
	塑料管法		10~19min
	硅试管法（37℃）		15~32min
纤维蛋白原（FIB）		血浆	2~4g/L
纤维蛋白原降解产物（PDP）（乳胶凝聚法）			0~5mg/L
活化部分凝血活酶时间（APTT）			30~42s

九、溶血性贫血的检查

指标		标本类型	参考区间
酸化溶血试验（Ham 试验）		全血	阴性
蔗糖水试验			阴性
抗人球蛋白试验（Coombs 试验）	直接法	血清	阴性
	间接法		阴性
游离血红蛋白			< 0.05g/L
红细胞脆性试验	开始溶血	全血	4.2~4.6g/L NaCl 溶液
	完全溶血		2.8~3.4g/L NaCl 溶液
热变性试验（HIT）		Hb 液	< 0.005
异丙醇沉淀试验		全血	30min 内不沉淀
自身溶血试验			阴性
高铁血红蛋白（MetHb）			0.3~1.3g/L
血红蛋白溶解度试验			0.88~1.02

十、其他检查

指标		标本类型	参考区间
溶菌酶（lysozyme）		血清	0~2mg/L
铁（Fe）	男（成人）		10.6~36.7μmol/L
	女（成人）		7.8~32.2μmol/L
铁蛋白（FER）	男（成人）		15~200μg/L
	女（成人）		12~150μg/L
淀粉酶（AMY）（麦芽七糖法）			35~135U/L
		尿	80~300U/L
尿卟啉		24h 尿	0~36nmol/24h
维生素 B_{12}（VitB$_{12}$）		血清	180~914pmol/L
叶酸（FOL）			5.21~20ng/ml

十一、尿液检查

指标			标本类型	参考区间
比重（SG）			尿	1.015~1.025
蛋白定性	磺基水杨酸			阴性
	加热乙酸法			阴性
蛋白定量（PRO）	儿童		24h 尿	＜ 40mg/24h
	成人			0~80mg/24h
尿沉渣检查	白细胞（LEU）		尿	＜ 5 个 /HP
	红细胞（RBC）			0~3 个 /HP
	扁平或大圆上皮细胞（EC）			少量 /HP
	透明管型（CAST）			偶见 /HP
尿沉渣 3h 计数	白细胞（WBC）	男	3h 尿	＜ 7 万 /h
		女		＜ 14 万 /h
	红细胞（RBC）	男		＜ 3 万 /h
		女		＜ 4 万 /h
	管型			0/h

指标			标本类型	参考区间
尿沉渣 12h 计数	白细胞及上皮细胞		12h 尿	< 100 万
	红细胞（RBC）			< 50 万
	透明管型（CAST）			< 5 千
	酸度（pH）			4.5~8.0
中段尿细菌培养计数			尿	< 10^6 菌落 /L
尿胆红素定性				阴性
尿胆素定性				阴性
尿胆原定性（UBG）				阴性或弱阳性
尿胆原定量			24h 尿	0.84~4.2μmol/（L·24h）
肌酐（CREA）	成人	男		7~18mmol/24h
		女		5.3~16mmol/24h
肌酸（creatine）	成人	男		0~304μmol/24h
		女		0~456μmol/24h
尿素氮（BUN）				357~535mmol/24h
尿酸（UA）				2.4~5.9 mmol/24h
氯化物（Cl）	成人	以 Cl⁻ 计		170~255mmol/24h
		以 NaCl 计		170~255mmol/24h
钾（K）	成人			51~102mmol/24h
钠（Na）	成人			130~260mmol/24h
钙（Ca）	成人			2.5~7.5mmol/24h
磷（P）	成人			22~48mmol/24h
氨氮				20~70mmol/24h
淀粉酶（Somogyi 法）			尿	< 1000U/L

十二、肾功能检查

指标			标本类型	参考区间
尿素（UREA）			血清	1.7~8.3mmol/L
尿酸（UA）（成人酶法）	成人	男		150~416μmol/L
		女		89~357μmol/L

指标			标本类型	参考区间
肌酐（CREA）	成人	男	血清	53~106μmol/L
		女		44~97μmol/L
浓缩试验	成人		尿	禁止饮水 12h 内每次尿量 20~25ml，尿比重迅速增至 1.026~1.035
	儿童			至少有一次比重在 1.018 或以上
稀释试验				4h 排出所饮水量的 0.8~1.0，而尿的比重降至 1.003 或以下
尿比重 3 小时试验			尿	最高尿比重应达 1.025 或以上，最低比重达 1.003，白天尿量占 24 小时总尿量的 2/3~3/4
昼夜尿比重试验				最高比重＞1.018，最高与最低比重差≥0.009，夜尿量＜750ml，日尿量与夜尿量之比为（3~4）∶1
酚磺肽（酚红）试验（FH 试验）	静脉滴注法			15min 排出量＞0.25
				120min 排出量＞0.55
	肌内注射法			15min 排出量＞0.25
				120min 排出量＞0.05
内生肌酐清除率（Ccr）	成人		24h 尿	80~120ml/min
	新生儿			40~65ml/min

十三、妇产科妊娠检查

指标			标本类型	参考区间
绒毛膜促性腺激素（hCG）			尿或血清	阴性
绒毛膜促性腺激素（HCG STAT）（快速法）	男（成人）		血清，血浆	无发现
	女（成人）	妊娠 3 周		5.4~7.2IU/L
		妊娠 4 周		10.2~708IU/L
		妊娠 7 周		4059~153767IU/L
		妊娠 10 周		44186~170409IU/L
		妊娠 12 周		27107~201615IU/L
		妊娠 14 月		24302~93646IU/L
		妊娠 15 周		12540~69747IU/L
		妊娠 16 周		8904~55332IU/L
		妊娠 17 周		8240~51793IU/L
		妊娠 18 周		9649~55271IU/L

十四、粪便检查

指标	标本类型	参考区间
胆红素（IBL）	粪便	阴性
氮总量		< 1.7g/24h
蛋白质定量（PRO）		极少
粪胆素		阴性
粪胆原定量	粪便	68~473μmol/24h
粪重量		100~300g/24h
细胞		上皮细胞或白细胞偶见 /HP
潜血		阴性

十五、胃液分析

指标		标本类型	参考区间
胃液分泌总量（空腹）		胃液	1.5~2.5L/24h
胃液酸度（pH）			0.9~1.8
五肽胃泌素胃液分析	空腹胃液量		0.01~0.10L
	空腹排酸量		0~5mmol/h
	最大排酸量		3~23mmol/L
细胞			白细胞和上皮细胞少量
细菌			阴性
性状			清晰无色，有轻度酸味含少量黏液
潜血			阴性
乳酸（LACT）			阴性

十六、脑脊液检查

指标		标本类型	参考区间
压力（卧位）	成人	脑脊液	80~180mmH$_2$O
	儿童		40~100mmH$_2$O
性状			无色或淡黄色
细胞计数			（0~8）× 10^6/L（成人）
葡萄糖（GLU）			2.5~4.4mmol/L
蛋白定性（PRO）			阴性

指标		标本类型	参考区间
蛋白定量（腰椎穿刺）		脑脊液	0.2~0.4g/L
氯化物（以氯化钠计）	成人		120~130mmol/L
	儿童		111~123mmol/L
细菌			阴性

十七、内分泌腺体功能检查

指标			标本类型	参考区间
血促甲状腺激素（TSH）（放免法）			血清	2~10mU/L
促甲状腺激素释放激素（TRH）				14~168pmol/L
促卵泡成熟激素（FSH）	男		24h尿	3~25mU/L
	女	卵泡期		5~20IU/24h
		排卵期		15~16IU/24h
		黄体期		5~15IU/24h
		月经期		50~100IU/24h
促卵泡成熟激素（FSH）	男		血清	1.27~19.26IU/L
	女	卵泡期		3.85~8.78IU/L
		排卵期		4.54~22.51IU/L
		黄体期		1.79~5.12IU/L
		绝经期		16.74~113.59IU/L
促肾上腺皮质激素（ACTH）	上午8:00		血浆	25~100ng/L
	下午18:00			10~80ng/L
催乳激素（PRL）	男		血清	2.64~13.13μg/L
	女	绝经前（＜50岁）		3.34~26.72μg/L
		黄体期（＞50岁）		2.74~19.64μg/L
黄体生成素（LH）	男		血清	1.24~8.62IU/L
	女	卵泡期		2.12~10.89IU/L
		排卵期		19.18~103.03IU/L
		黄体期		1.2~12.86IU/L
		绝经期		10.87~58.64IU/L

指标			标本类型	参考区间
抗利尿激素（ADH）（放免）			血浆	1.4~5.6pmol/L
生长激素（GH）（放免法）	成人	男	血清	< 2.0μg/L
		女		< 10.0μg/L
	儿童			< 20.0μg/L
反三碘甲腺原氨酸（rT$_3$）（放免法）				0.2~0.8nmol/L
基础代谢率（BMR）			—	−0.10~+0.10（−10%~+10%）
甲状旁腺激素（PTH）（免疫化学发光法）			血浆	12~88ng/L
甲状腺 ^{131}I 吸收率	3h ^{131}I 吸收率		—	5.7%~24.5%
	24h ^{131}I 吸收率		—	15.1%~47.1%
总三碘甲腺原氨酸（TT$_3$）			血清	1.6~3.0nmol/L
血游离三碘甲腺原氨酸（FT$_3$）				6.0~11.4pmol/L
总甲状腺素（TT$_4$）				65~155nmol/L
游离甲状腺素（FT$_4$）（放免法）				10.3~25.7pmol/L
儿茶酚胺总量			24h 尿	71.0~229.5nmol/24h
香草扁桃酸	成人			5~45μmol/24h
游离儿茶酚胺	多巴胺		血浆	血浆中很少被检测到
	去甲肾上腺素（NE）			0.177~2.36pmol/L
	肾上腺素（AD）			0.164~0.546pmol/L
血皮质醇总量	上午 8:00			140~630nmol/L
	下午 16:00			80~410nmol/L
5- 羟吲哚乙酸（5-HIAA）	定性		新鲜尿	阴性
	定量		24h 尿	10.5~42μmol/24h
尿醛固酮（ALD）				普通饮食：9.4~35.2nmol/24h
血醛固酮（ALD）	普通饮食（早6时）	卧位	血浆	（238.6 ± 104.0）pmol/L
		立位		（418.9 ± 245.0）pmol/L
	低钠饮食	卧位		（646.6 ± 333.4）pmol/L
		立位		（945.6 ± 491.0）pmol/L
肾小管磷重吸收率			血清 / 尿	0.84~0.96
肾素	普通饮食	立位	血浆	0.30~1.90ng/（ml·h）
		卧位		0.05~0.79ng/（ml·h）
	低钠饮食	卧位		1.14~6.13ng/（ml·h）

指标			标本类型	参考区间
17- 生酮类固醇	成人	男	24h 尿	34.7~69.4μmol/24h
		女		17.5~52.5μmol/24h
17- 酮类固醇总量（17-KS）	成人	男		34.7~69.4μmol/24h
		女		17.5~52.5μmol/24h
血管紧张素Ⅱ（AT-Ⅱ）		立位	血浆	10~99ng/L
		卧位		9~39ng/L
血清素（5- 羟色胺）（5-HT）			血清	0.22~2.06μmol/L
游离皮质醇			尿	36~137μg/24h
（肠）促胰液素			血清、血浆	（4.4±0.38）mg/L
胰高血糖素	空腹		血浆	空腹：17.2~31.6pmol/L
葡萄糖耐量试验（OGTT）	口服法	空腹	血清	3.9~6.1mmol/L
		60min		7.8~9.0mmol/L
		120min		＜7.8mmol/L
		180min		3.9~6.1mmol/L
C 肽（C-P）	空腹			1.1~5.0ng/ml
胃泌素			血浆空腹	15~105ng/L

十八、肺功能

指标		参考区间
潮气量（TC）	成人	500ml
深吸气量（IC）	男性	2600ml
	女性	1900ml
补呼气容积（ERV）	男性	910ml
	女性	560ml
肺活量（VC）	男性	3470ml
	女性	2440ml
功能残气量（FRC）	男性	（2270±809）ml
	女性	（1858±552）ml
残气容积（RV）	男性	（1380±631）ml
	女性	（1301±486）ml

指标		参考区间
静息通气量（VE）	男性	（6663±200）ml/min
	女性	（4217±160）ml/min
最大通气量（MVV）	男性	（104±2.71）L/min
	女性	（82.5±2.17）L/min
肺泡通气量（VA）		4L/min
肺血流量		5L/min
通气/血流（V/Q）比值		0.8
无效腔气/潮气容积（VD/VT）		0.3~0.4
弥散功能（CO吸入法）		198.5~276.9ml/（kPa·min）
气道阻力		1~3cmH$_2$O/（L·s）

十九、前列腺液及前列腺素

指标			标本类型	参考区间
性状			前列腺液	淡乳白色，半透明，稀薄液状
细胞	白细胞（WBC）			＜10个/HP
	红细胞（RBC）			＜5个/HP
	上皮细胞			少量
淀粉样小体				老年人易见到，约为白细胞的10倍
卵磷脂小体				多量，或可布满视野
量				数滴至1ml
前列腺素（PG）（放射免疫法）	PGA	男	血清	13.3±2.8nmol/L
		女		11.5±2.1nmol/L
	PGE	男		4.0±0.77nmol/L
		女		3.3±0.38nmol/L
	PGF	男		0.8±0.16nmol/L
		女		1.6±0.36nmol/L

二十、精液

指标	标本类型	参考区间
白细胞	精液	< 5 个 /HP
活动精子百分率		射精后 30~60min 内精子活动率为 80%~90%，至少 > 60%
精子数		39×10^6/ 次
正常形态精子		> 4%
量		每次 1.5~6.0ml
黏稠度		呈胶冻状，30min 后完全液化呈半透明状
色		灰白色或乳白色，久未排精液者可为淡黄色
酸碱度（pH）		7.2~8.0

《当代中医专科专病诊疗大系》
参 编 单 位

总主编单位

开封市中医院

海南省中医院

河南中医药大学

广州中医药大学第一附属医院

广东省中医院

四川省第二中医医院

执行总主编单位

首都医科大学附属北京中医医院

中国中医科学院广安门医院

安阳职业技术学院

北京中医药大学深圳医院（龙岗）

北京中医药大学

云南省中医医院

常务副总主编单位

中国中医科学院西苑医院

吉林省辽源市中医院

江苏省中西医结合医院

中国中医科学院眼科医院

北京中医药大学东方医院

山西省中医院

沈阳药科大学

中国中医科学院望京医院

河南中医药大学第一附属医院

山东中医药大学第二附属医院

四川省中医药科学院中医研究所

北京中医药大学厦门医院

副总主编单位

辽宁中医药大学附属第二医院

河南大学中医院

浙江中医药大学附属第三医院

新疆哈密市中医院（维吾尔医医院）

河南省中医糖尿病医院

包头市蒙医中医医院

重庆中医药学院

天水市中医医院

中国中医科学院西苑医院济宁医院

黄冈市中医医院

贵州中医药大学

广西中医药大学第一附属医院

辽宁中医药大学第一附属医院

南京中医药大学

三亚市中医院

辽宁中医药大学

辽宁省中医药科学院

青海大学

黑龙江省中医药科学院

湖北中医药大学附属医院

湖北省中医院

安徽中医药大学第一附属医院

汝州市中西医结合医院

湖南中医药大学附属醴陵医院

湖南医药学院

湖南中医药大学

咸宁市中医医院

中国中医科学院

南阳理工学院张仲景国医国药学院

长垣中西医结合医院

成都中医药大学附属医院

成都中医药大学第二附属医院

兰州市中医医院

扬州市中医院

高安市中医医院

馆陶县中医医院

江西中医药大学

辽宁中医药大学附属第三医院

盐城市中医院

河南省人民医院

云南中医药大学

常务编委单位
（按首字拼音排序）

安钢职工总医院

安徽中医药大学第二附属医院

安阳市中西医结合医院

安阳市中医院

安阳市肿瘤医院

百色市中医医院

北海市中医医院

北京市昌平区中西医结合医院

北京市平谷区中医医院

北京中医药大学第三附属医院

澄迈县中医院

赤水市中医医院

重庆市北碚区中医院

重庆市中医院

重庆医科大学中医药学院

重庆医药高等专科学校

重庆中医药学院第一临床学院

德江县民族中医医院

防城港市中医医院

福建中医药大学附属康复医院

广西中医药大学

广西中医药大学第一附属医院（仙葫院区）

广元市中医医院

桂林市中医医院

海口市中医医院

河南省骨科医院
河南省洛阳正骨医院
河南省中西医结合儿童医院
河南省中医药研究院
河南省中医院
河南中医药大学第二附属医院
河南中医药大学第三附属医院
南昌市洪都中医院
南京市中医院
黑龙江省中医医院
湖北省妇幼保健院
湖北省中医院
湖南中医药大学第一附属医院
黄河科技学院附属医院
江苏省中西医结合医院
焦作市中医院
开封市第二中医院
开封市儿童医院
开封市光明医院
开封市中心医院
来宾市中医医院
兰州市西固区中医院
梨树县中医院
辽宁省肛肠医院
聊城市中医医院
洛阳市中医院
南京市溧水区中医院
南京中医药大学苏州附属医院
南阳市骨科医院
南阳张仲景健康养生研究院
南阳仲景书院
内蒙古医科大学

宁波市中医院
宁夏回族自治区中医医院暨中医研究院
宁夏医科大学附属银川市中医医院
平顶山市第二人民医院
平顶山市中医医院
钦州市中医医院
青海大学医学院
山西中医药大学
陕西省中医药研究院
陕西省中医医院
陕西中医药大学第二附属医院
上海市浦东新区光明中医医院
上海中医药大学附属岳阳中西医结合医院
上海中医药大学附属上海市中西医结合医院
上海中医药大学针灸推拿学院
深圳市中医院
沈阳市第二中医医院
苏州市中西医结合医院
天津市中医药研究院附属医院
天津武清泉达医院
天津医科大学总医院
田东县中医医院
温州市中西医结合医院
梧州市中医医院
武穴市中医医院
徐州市中医院
义乌市中医医院
银川市中医医院
英山县人民医院
张家港市中医医院

长春中医药大学附属医院

浙江省中医药研究院基础研究所

镇江市中医院

郑州大学第二附属医院

郑州大学第三附属医院

郑州大学第一附属医院

郑州市中医院

中国疾病预防控制中心传染病预防控制所

中国中医科学院针灸研究所

编委单位
（按首字拼音排序）

安阳市人民医院

鞍山市中医院

白城中医院

北海市人民医院

北京市海淀区医疗资源统筹服务中心

重庆两江新区中医院

重庆市江津区中医院

东港市中医院

福建省立医院

福建中医药大学附属第三人民医院

福建中医药大学附属人民医院

福建中医药大学国医堂

福建中医药大学中医学院

广西中医药大学第一附属医院仁爱分院

广西中医药大学附属国际壮医医院

贵州省第二人民医院

合浦县中医医院

河南科技大学第一附属医院

河南省立眼科医院

河南省眼科研究所

河南省职业病医院

河南医药健康技师学院

鹤壁职业技术学院医学院

滑县中医院

滑县第三人民医院

焦作市儿童医院

焦作市妇女儿童医院

焦作市妇幼保健院

开封市妇幼保健院

开封市苹果园卫生服务中心

开封市中医肛肠病医院

林州市中医院

灵山县中医医院

隆安县中医医院

那坡县中医医院

南乐县中医院

南乐益民医院

南乐中医肛肠医院

南宁市武鸣区中医医院

南阳名仁中医院

南阳市中医院

宁夏回族自治区中医医院

平顶山市第一人民医院

平南县中医医院

濮阳市第五人民医院

濮阳市中医医院

日照市中医医院

融安县中医医院

三门峡市中医院　　　　　　　　邢台市中医院

厦门市中医院　　　　　　　　　兴安界首骨伤医院

陕西省中医药研究院　　　　　　兴化市人民医院

商水县中医院　　　　　　　　　沂源县中医医院

上海仁爱医院　　　　　　　　　长治市上党区中医院

石家庄市中医院　　　　　　　　昭通市中医医院

天门市中医医院　　　　　　　　郑州大学第五附属医院

尉氏县中医院　　　　　　　　　郑州市金水区总医院

温县中医院　　　　　　　　　　郑州澍青医学高等专科学校

温州市中医院　　　　　　　　　中国人民解放军陆军第 83 集团军医院

湘潭市中医医院　　　　　　　　中国中医科学院中医临床基础医学研究所

新乡市中医院　　　　　　　　　珠海市中西医结合医院

新乡医学院第三附属医院